ストレス対処力 SOC

―― 健康を生成し健康に生きる力とその応用

山崎喜比古
YAMAZAKI Yoshihiko

戸ヶ里泰典 編
TOGARI Taisuke

坂野純子
SAKANO Junko

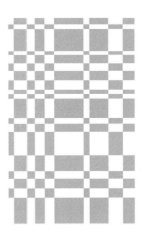

有信堂

改訂版　まえがき

　健康社会学者アーロン・アントノフスキーにより健康生成論と sense of coherence（SOC）概念を世に出した "Health, Stress, and Coping" の刊行より間もなく40年が過ぎようとしている。そして2008年に『ストレス対処能力SOC』が刊行されて10年の歳月が過ぎた。この10年間における健康生成論とSOCに関する研究の発展は、10年前と比べて信じがたいほど目覚ましいもので、タイトルに "sense of coherence" を含む学術論文だけでも2000本を優に超える。

　昨今の研究の流れの特徴として編者らが肌で感じるのは、研究領域の広がりである。かつては教育学、心理学、社会学、あるいは社会疫学といった、どちらかといえば社会科学系分野における基礎研究として取り扱われることが多かったが、昨今では臨床医学、歯学、看護学をはじめとし、作業療法学や理学療法学、管理栄養学、社会福祉学など、自然科学系も含む応用研究領域における指標として扱われる傾向が大きくなっている。

　こうしたSOC研究の活況の理由は、初版まえがきにおいて編者の山崎が「こうした力が実証研究の俎上に乗せられるようになったこと自体、世界的に著名な未来評論家ネイスビッツが21世紀をハイテクとともにハイタッチが渇望される時代と予言した、まさにそのハイタッチを象徴し、しかもそれがいよいよ本格的に科学されようとしているという科学史上も人類史上も画期的なことと思われるのである」と記している状況が、よりいっそう現実味を帯びてきていることの表れでもあろう。

　むしろ日本国内のほうが研究の拡大の動きは大きく、この動きに対して本書が大きな役割を果たしてきたことは間違いない。実際に、保健・看護・福祉系をはじめとする様々な研究領域でSOCを扱った修士論文や博士論文に取り組む大学院生が増えている。そして、SOCに関する基礎的な理解を助けるべく、

難解なアントノフスキーの原書を咀嚼し、研究実施に役立つ実用書および参考書としての性格をもつ本書の役割はますます大きくなってきていることを、われわれは肌で感じてきた。

　そこで初版の執筆メンバーに呼びかけ、2017年夏より改訂作業を開始した。一部の章で、気鋭の若手・中堅の研究者に著者の入れ替えはあったが、基本的にオリジナルメンバーで作業を行ったのは、いずれの執筆者メンバーもこの10年の間で、それぞれの方面でSOC研究をリードし、学問的にも、また、啓蒙・普及の面でも最先端で活躍をされている方々になったからである。それぞれの立場で、健康生成論とSOCに関する一連の理論に対する思索的な深化が進んでいるだろう、それをぜひ紹介したい、という編者らの期待もあった。その全貌については、本書共著の各先生の著作物をご一読いただければと思うが、上梓された本改訂版からもその一端をあちらこちらから読み取ることができるのではないだろうか。

　また、昨今の研究成果の増大を鑑みて、網羅的なレビューを行うのではなく、その領域でキーとなりうる論文を選択し引用すること、次に研究ハンドブックとしての色彩を強め、研究初心者がより興味をもち、リサーチクエスチョンの設定に大きく役立つような情報の紹介に努めること、なども改訂方針として挙げた。およそ1年の改訂作業期間には、著者同士が繰り返し顔を合わせる機会を作り、また、度々のメールでも議論を重ねることになった。

　かくして、改訂版は初版よりも、より初学者に馴染みやすく、深みが増し、研究ハンドブックとして傍らに読み応えのあるもの、となったのではないかと編者らは自負している。なお、本改訂版でも初版同様に執筆者ごとに表現方法や形式にいささかバラツキが生じている。内容としては、先述のように編者著者間での検討のもとでの執筆となっているが、編集段階でどこまで著者の個性に手を入れるか、悩ましい問題であった。しかし、むしろ個性あふれる執筆者陣を改訂版でも維持し執筆いただけたことは何よりも代えがたく、それを読者にお届けできることは最上の喜びとも考えた。ついては、表現方法や形式の相違は、執筆者の個性の範囲としてどうかご理解、ご容赦いただきたい。

　最後に、本書タイトルの修正について若干の説明を加えたい。初版が刊行さ

れて以降、SOCは能力概念とは大きく異なることが編者らの間で議論された。『思春期のストレス対処力SOC』（2011年、有信堂刊）の序章における議論を一部紹介すると、次のようになる。いわゆる「体力」の分類においては、大きく行動体力と防衛体力の二つに分かれるとされる。SOCは心理社会的次元における防衛体力系の概念に近いといえる。他方、心理社会的次元の行動体力（課題・目標達成系の体力）はセルフエフィカシー（自己効力感）やヘルスコンピテンス（健康管理能力）などが挙げられる。後者の行動体力概念はむしろ英語では"ability（能力）"に相当する。しかし、SOCは、力（power）、エネルギー（energy）、気（spirit）という概念に近い性質であるとされ、能力とは一線を画する概念である。このことから、「能力」という語は改めて「ストレス対処力」とするのが適当であるという結論に至った。

また、『健康生成力SOCと人生・社会』（2017年、有信堂刊）においては、「健康生成力」とした。このまえがきにおいては次のように議論されている。SOCはストレス理論の影響を受けて構築された概念であることは間違いなく、実際にストレス対処機能を有している。しかし、その発想の源は健康生成論にある。つまり健康を生成し、「健康（health-ease）―健康破綻（dis-ease）連続体」と呼ばれる連続体上の健康における位置を決定する力、究極のサリュタリーファクター（健康要因）として概念化されたものでもある。そこで、健康生成力という形容も必須であるという結論に至った。

そこで本改訂書ではタイトルが長大となることを避け、サブタイトルにその意味を配して「ストレス対処力SOC―健康を生成し健康に生きる力とその応用」（英題：Introduction to the Sense of Coherence and Salutogenesis ―Mechanism and application of Salutogenic model and approach）とした。

では、各章の改訂の概要について紹介していきたい。第1章「ストレス対処・健康生成力SOCとは」については、山崎と戸ヶ里との共著の体制をとり、この10年の間でSOCに関する理解や解釈の深化を含めるとともに、新しい健康観や健康の定義とSOCの位置づけに関する世界的な潮流を意識して加筆修正を行っている。健康生成論とSOCに関する今日的な理解についてその基礎をわかりやすく記しており、初学者にはまずこの章を読むことをお勧めしたい。

第2章「SOCはどのように測ることができるのか」では、2017年に刊行した「健康生成力SOCと人生・社会」において紹介した全国代表サンプル調査の結果実現したSOCスケールの標準化の内容と使用方法について加筆を行った。第3章「SOCの形成要因」については、2011年に刊行した「思春期のストレス対処力SOC」において紹介した高校生の縦断調査の結果や、2007年より2012年にかけて実施した一般成人の大規模追跡調査の結果を踏まえて明らかになった新たな知見について加筆している。

　第4章「成人のSOCは変えられるか」は内容を刷新した。世界的にも先端を行く健康生成論的アプローチを用いた「サルートジェニック・カフェ」プログラム開発に携わってきた筑波大学産業精神医学・宇宙医学グループの笹原と大井を著者に迎え、SOCへの介入プログラム開発の糸口やその可能性についてかなり踏み込んだ、読み応えがある内容を書き下ろしていただいた。

　第5章「SOCと健康」は初版では系統的レビューの様相であったが、これを全面的に改め、重要な研究成果の紹介にとどめた。他方、この10年でコホート調査によるSOCの余命への影響に関する報告が相次ぎ、その紹介に紙面を割いた。第6章「SOCと社会」については、文脈上必要ではあったが初版では言及までにはいたらなかった国際比較の課題と期待について新たに加筆した。第7章「家族のSOC」はいまだ今日的意義が強い内容であることから最低限の修正にとどめている。

　第8章「戦争とSOC」は、構成を維持しつつ、幼少期の家庭の安定性に関する考察、心的外傷後成長に関する仮説と考察など、より内容的ブラッシュアップと深化を計るべく加筆修正を行い、高度のストレス下に生きざるをえない人々のSOCを生き生きと描き出すことに成功した。第9章「患者のSOC」については病いの経験について前面に押し出す形で全体修正を行った。特に病いの経験がSOCにどのように影響するのかという観点での研究紹介や考察を追加したほか、この観点で医療職、特に看護師は何ができるのか、という点に言及をした。第10章「病気の子どものSOC」は、石橋と横山の共著の体制とし、サルートジェニック・マトリクスの邦訳を試みるとともに、副題である「病気の子どものSOCは病気でない」ことが読者によりいっそう伝わるよう各所表現面の改善を試みた。第11章「高齢者のSOC」では構成は維持しつつも重要

文献の紹介と、より深化した考察内容を加筆した。

　第12章「思春期のSOC」は今回新たに設けた章である。小中学生のSOCに関する調査研究を進めている人間総合科学大学の朴峠を著者に迎え、乳幼児期から思春期にいたる時期のSOCの形成と機能に関する考え方について、特に生活習慣との関係について整理と研究の紹介を行った。また、問い合わせが多かった児童用SOCスケールは本章で紹介している。養護教諭や看護師などの専門職種にとっては様々な業務・援助上のヒントを多く見つけることができる必読の章であろう。第13章「職場のSOC」は河合による執筆部分について修正を行った。過労死に関する新たな研究の展開を踏まえつつSOCへの着眼の重要性についてILO（国際労働機関）のDecent Work（ディーセントワーク：働きがいのある人間らしい仕事）の観点からも整理した。

　最後に、第14章「今後の課題」については当初、10年間のSOC研究の進展を鑑みて刷新が必要な章と考えていた。しかし再度読み直すと実はそれほど課題に変化がないことに気づき愕然とした。課題を一言で言うなら、人類は健康生成論とSOCにどのように向き合っていけばよいのかという探究とアクション、であろうか。この10年間のわれわれの研究的怠慢を反省しつつも、しかし安易な答えを出すことは避けなければならない様々な課題を含む命題のようにも思えてならない。少なくとも欧州では向き合い始めているところも各所あるように見聞きしている。ただし、日本では向き合い始めたか、始めていないか、まだそのあたりではないだろうか。

　次に再改訂の機会が与えられるとすればこの「今後の課題」を大幅刷新できるべく、編者著者一同は研究的努力をさらに積み重ねていきたいと切に考えている。また、われわれだけでなく、本書読者の手によりそれがなされることを心より願ってやまない。

2019年1月吉日

編者一同

目次

改訂版　まえがき　　i

第 1 章　ストレス対処・健康生成力 SOC とは ———————— 3
第 2 章　SOC はどのように測ることができるのか ———————— 25
第 3 章　SOC の形成要因——SOC はいかにして育まれるのか ———— 39
第 4 章　成人の SOC は変えられるか ———————— 55
第 5 章　SOC と健康 ———————— 77
第 6 章　SOC と社会 ———————— 99
第 7 章　家族の SOC ———————— 109
第 8 章　戦争と SOC ———————— 127
第 9 章　患者の SOC ———————— 143
第 10 章　病気の子どもの SOC
　　　　——病気の子どもの SOC は病気ではない ———————— 159
第 11 章　高齢者の SOC ———————— 177
第 12 章　思春期の SOC ———————— 193
第 13 章　労働者の SOC ———————— 207
第 14 章　今後の課題 ———————— 233

改訂版　あとがき　　243
索　引　　247

ストレス対処力 SOC ／精細目次

改訂版　まえがき　　i

第1章　ストレス対処・健康生成力 SOC とは ─────── 3
1. はじめに──アントノフスキー博士の健康生成論と SOC　3
2. 健康生成論と SOC 概念の関係　4
1) 極限のストレスに打ち克った女性たちをヒントに生まれた理論と概念（4）　2)「健康への力」となる健康要因への着眼を促した健康生成論（5）　3) 新しい健康概念と SOC（7）　4) 人生の究極の健康要因として見出された SOC（9）　5) 健康生成論は世界のヒューマンサービス分野に大きなインパクト（9）

3. SOC の概念と定義　11
1) SOC はその人の生活世界への見方・向き合い方──把握可能感・処理可能感・有意味感からなる（11）　2) 人生への志向性に関する質問票に見る SOC（12）　3) SOC はどのような機能をもつのか──SOC の外延的意味（12）　4) SOC は前向きに明るくたくましく「生きる力」（14）

4. SOC と対処・資源　16
1) SOC の強い人はストレッサーにしなやかに対処する（16）　2) SOC は対処資源の動員力（17）　3) SOC では信頼のおける他者や環境もエネルギー源（18）

5. SOC と健康生成モデル　19
1) SOC に関する二つの部分理論からなる健康生成モデル（19）　2) SOC は生涯発達する（21）

6. おわりに　23

第2章　SOC はどのように測ることができるのか ─────── 25
1. アントノフスキーによる SOC スケールの開発　25
1) 尺度開発のためにどのような理論と方法を用いたのか（25）　2) 実際にはどのように作業を進めていったのか──インタビューとマッピング（26）　3) スケールの信頼性と妥当性はどのようにして確かめられたのか（27）　4) 日本語版の SOC-29、SOC-13 スケール（32）

2. そのほかの SOC スケール　33
1) 短縮版 SOC スケール（33）　2) SOC3-UTHS（33）　3) 小児用 SOC スケール（35）　4) 高校生に対する SOC スケールの適用について（36）

3. まとめ　36

第3章　SOC の形成要因──SOC はいかにして育まれるのか ── 39
1. SOC を育む3種の人生経験と SOC の関係　40
2. 汎抵抗資源とその役割　40
3. ストレッサーである汎抵抗欠損と SOC の形成・強化との関係　41
4. SOC の形成・発達とその時期──アントノフスキーの仮説　42
　　1）乳幼児期における SOC の発達（42）　2）思春期における SOC の発達（44）　3）成人期以降の SOC の発達（45）
5. SOC の形成・発達を促す心理社会的な環境要因に関する実証研究　46
　　1）SOC の発達曲線（46）　2）家庭（47）　3）学校における SOC の形成・発達（49）　4）職場における SOC のつくられ方（50）
6. SOC の形成・発達に関するまとめ　52

第4章　成人の SOC は変えられるか ── 55
1. 成人の SOC の特徴　55
　　1）SOC の形成・発達に関する仮説の理解の仕方（55）　2）SOC の変動に関する仮説（57）
2. 人生経験による SOC の向上と介入に向けた理論的枠組み　59
　　1）SOC の発達・向上と人生経験のインパクト（59）　2）意図的に SOC を修正することはできるのか（62）
3. 効果が認められた SOC への介入プログラムの特徴　64
　　1）コフート（Kohut）らの高齢者への有酸素運動療法（64）　2）ランゲランド（Langeland）らの精神疾患患者への健康生成論的コーピング治療法（65）　3）フォルスベルグ（Forsberg）らの精神疾患ホーム在住者へのダイエットと運動についての集団サークル活動（67）　4）アルビズドッター（Arvidsdotter）らの精神的苦痛を訴えるプライマリケア患者への鍼治療、鍼治療と健康生成的対話を統合した方法（68）　5）SOC の意図的修正に向けてのポイント（68）
4. 日本での SOC の意図的修正を目指した取り組み～サルトジェニック・カフェ　69
　　1）"サルトジェニック・カフェ"開発の経緯（69）　2）サルトジェニック・カフェの効果とそのメカニズム（71）
5. まとめ　74

第5章　SOC と健康 ── 77
1. 健康生成・ストレス対処力としての SOC　78
　　1）健康生成論における健康の考え方（78）　2）SOC は客観的

健康を予測するのか（79）　　3）　SOCと免疫機能はどのように関係するのか（84）　　4）　SOCとストレスプロセスモデル（85）
　　　5）　SOCのストレッサー緩衝効果に関する研究（88）
　　　6）　まとめと今後の課題（88）
　2. SOCは健康関連行動に対してどのように関与するのか　　89
　　　1）　SOCと健康関連行動への関心（89）　　2）　SOCと健康関連行動を検討した研究（90）　　3）　SOCと健康関連行動との関係性をどう考えるか（93）

第6章　SOCと社会 ―― 99

　1. 男女によってSOCは異なるのだろうか　　100
　　　1）　性差（gender）への注目（100）　　2）　SOC得点、対処資源、SOCの効果に性差はあるだろうか（100）　　3）　SOCの性差をどう考えるか（102）
　2. 地域によるSOCの特徴とはどのようなものだろうか　　102
　　　1）　地域に着目する重要さと魅力は何だろうか（102）　　2）　都市地域と農村地域の2地域間比較研究からわかること（103）
　　　3）　SOCの地域差が意味するもの（105）
　3. 国際比較研究の課題と期待　　106
　　　1）　国際比較研究の可能性（106）　　2）　国際比較研究の課題（106）

第7章　家族のSOC ―― 109

　1. 親のSOC　　109
　　　1）　親のSOCと養育機能（109）　　2）　親のSOCと関連する社会・心理的要因（111）
　2. 家族集団のSOC　　116
　　　1）　FSOCの定義と尺度（116）　　2）　日本の大学生のFSOCと精神健康度との関連性（120）
　3. 遺族のSOC　　120
　　　1）　遺族のSOC（120）　　2）　薬害HIV感染被害者遺族とは（121）
　　　3）　きわめてトラウマティックな状況を経験した遺族のSOC（122）
　　　4）　SOCスコアの平均値とPTSD様症状、精神健康との関係（123）
　　　5）　SOCの高低に影響を与えると考えられる要因（123）
　　　6）　本研究の意義と今後の課題（124）

第8章　戦争とSOC ―― 127

　1. クロアチア紛争生存女性とSOC　　128
　　　1）　調査方法（129）　　2）　SOCを育むストレス対処の特徴と状況（131）

2. 戦争を健康生成的に生き抜くために　135
　　1) 幼少期の家庭やコミュニティ内の安定性が重要な理由（135）
　　2) 幼少期の安定が得られない場合どうしたらいいのか（136）
　　3) 自分の存在価値を激動の社会に委ねる危険性（137）
　　4) 心的外傷後成長とSOC（138）

第9章　患者のSOC ―― 143
　1. 患者におけるSOCの機能・効果　144
　2. 病いとともに生きる経験とSOCとの関係　146
　　1) 病いの経験とSOCの強化に関する研究の例（147）　2) SOCの形成・強化に対して看護師が果たす役割（149）
　3. 薬害HIV感染患者のSOC　150
　　1)「この先、生きていくうえで何が一番大事？」という当事者からの問いに応えて設けたSOC（150）　2) 薬害HIV感染事件後10年から20年を経た生存患者のSOC（152）　3) 98年生存患者の05年までの7年間におけるSOCと健康および生活との相互関係（153）

第10章　病気の子どものSOC
　　　　　――病気の子どものSOCは病気ではない ―― 159
　1. 病気をもつ子どもとその親のSOC　159
　　1) 高い傾向にある病気の子どものSOC（159）　2) 病気をもつ子どもの親のSOC（164）
　2. 小児がんの子どものストレスへの対処力、弾力性を支える人生経験とは　165
　　1) 診断時期（166）　2) 入院時期（167）　3) 退院（169）
　3. 再発と末期　171
　4. 親が病気の子どもから得た経験　173
　おわりに　174

第11章　高齢者のSOC ―― 177
　1. 高齢者のSOCとは　177
　　1) 健康生成論による高齢者のSOC（177）　2) 高齢者のSOCは衰えないのか（178）　3) 高齢者のSOC研究におけるカオス理論の応用可能性（179）
　2. 高齢者のSOCの関連要因の調査　181
　　1) 通常の社会生活を営んでいる高齢者のSOCの関連要因（181）
　　2) SOCの高い高齢者の生き方とは（185）
　3. 高齢期をどのように生きるか　189

第12章　思春期のSOC ──────────── 193

1. 思春期におけるSOCと健康　193
   1) 思春期の青少年が抱くSOC（193）　2) 思春期の健康（194）
   3) 思春期のストレス対処とSOC（195）　4) 思春期の生活習慣とSOC（197）
2. 思春期におけるSOCの形成　198
   1) 思春期のSOCの変動（198）　2) 思春期のSOCの形成を促す要因（199）　3) 思春期のSOCを高める経験（200）
3. 思春期におけるSOCの測定　201
   1) 幼少の子どもから中学生を対象としたSOCの測定尺度（201）
   2) 児童用SOCスケール日本語版の解説（201）　3) 思春期の青少年に適用するSOCの測定尺度（201）
4. まとめ　204

第13章　労働者のSOC ──────────── 207

1. 働く人々とSOC　207
   1) あなたの職場のストレッサーは何ですか？（207）　2) 職場でSOCが果たす役目とは？（212）　3) 上司の資質は部下のSOCに影響するのか？（219）
2. 看護職・福祉職のSOC　221
   1) SOCは看護職・福祉職の職務ストレスやメンタルヘルスを予測・説明できるのか（222）　2) どのような要因が看護職・福祉職のSOCと関連があるのか（224）　3) SOCは看護職・福祉職の患者への態度・援助にどのようは効果や影響があるのか（226）

第14章　今後の課題 ──────────── 233

1. 健康生成論的な発想法やアプローチの普及・適用　233
2. SOCを向上させる要因探索とプログラムの開発　234
   1) 健康生成論とSOCに関する研究の今後（234）　2) SOCの形成・発達・向上の要因の探索（234）　3) 多種多様な介入プログラムの開発の必要性（235）
3. SOCの臨床的な活用に向けて　236
   1) SOCの向上につながった症例報告を蓄積していく（236）
   2) SOCスケールの活用と開発の必要性（236）　3) スクリーニングツールとしてのSOCスケールの活用可能性（237）
4. SOCの機能・効果に関する検証　239
5. 集団レベルのSOCの検討　240

改訂版　あとがき　243
索　引　247

ストレス対処力 SOC

健康を生成し健康に生きる力とその応用

第1章　ストレス対処・健康生成力 SOC とは

1. はじめに——アントノフスキー博士の健康生成論と SOC

　SOC は Sense of Coherence の省略形である。センスオブコヒアレンス（Sense of Coherence）は、直訳すれば、首尾一貫感覚、つまり、自分の生きている世界は首尾一貫している、もう少し平たく表現すれば筋道だっている、納得できる、腑に落ちる、という感覚である。この SOC がストレス対処・健康成生力概念として、その背景理論である健康生成論とともに、1970年代から1980年代にかけて、健康社会学者を自認するユダヤ系アメリカ人のアーロン・アントノフスキー（Aaron Antonovsky, 1923～1994）博士（社会学）によって着想され、その二大著作において発表された。
　1冊目は『健康、ストレス、そして対処：心身健康の新しい見方』（*Health, Stress, and Coping: New Perspective on Mental and Physical Well-being.* 1979）[1]であり、それによって、健康生成論と SOC 概念が提唱された。2冊目は『健康の謎を解く：ストレス対処と健康保持のメカニズム』（*Unraveling the Mystery of Health: How People Manage Stress and Stay Well.* 1987）[2]で、SOC 尺度の提案と SOC 概念の深化が図られた。
　健康生成論はサルートジェネシス（salutogenesis）の訳語であり、パソジェネシス（pathogenesis）すなわち疾病生成論の対語である。サルート（saluto-）は、「有益な、健全な」あるいは「健康に良い」という意味で用いられるサリュタリー（salutary）と語源的に同じであり、ジェネシス（genesis）は「起源、発生の由来」という意味の語である。つまり、健康生成論は、健康はいかにして生成されるのか、すなわち、健康はいかにして回復され維持され増進されるのかという、従来の医学がとってきた疾病生成論とは180度転換した新しい発想と観点から

得られた知見・知識に基づく仮説的理論体系である。

健康生成論の新しい発想法と見方・考え方は、その後、世界の保健・医療・看護・心理といったヒューマンサービス分野に限らず、さらに広範な学問と社会にインパクトをもたらしている。同時に、ストレス対処・健康生成力概念SOCも、2作目の著作『健康の謎を解く』[2] でSOCのスケール（尺度）が提案された1987年以降、SOCスケールを用いた実証研究論文は幾何級数的に増加し続けている。30年数後の今日までに、累計で3,000を優に超えるSOCの実証研究論文が発表され、各分野で議論の活性化が起こっている。

以下、本章では、SOCとは何なのか、どういう概念であるのか、健康生成論とはどのような理論で、SOCと健康生成論とはどのような関係にあるのかということについて、アントノフスキー博士の上記二大著作で提唱した理論および概念とその画期性を中心に、筆者らの問題提起も含めて紹介・概説してみたい。

2. 健康生成論とSOC概念の関係

1) 極限のストレスに打ち克った女性たちをヒントに生まれた理論と概念

健康生成論とSOCがどういう理論であり概念なのかを理解するうえで、アントノフスキー博士がそれらを着想するきっかけとなった研究上の出来事が一番の助けになる。

アントノフスキー博士は、1970年代の初頭、イスラエルの更年期の女性を対象に、若い頃の強制収容所でのユダヤ人皆殺しという極度に過酷な経験がトラウマという心の深い傷となって更年期の心身の健康に及ぼすネガティブな影響について検討する研究プロジェクトに参加していた。調査・分析の結果は、表1-1に示した通り、更年期女性で心身の健康を良好に保っている者の割合は、強制収容所からの生還群では約3割と、それを経験しなかった群での5割に比べて明らかに悪いという、予想どおりの結果が得られた。しかし、このとき彼の興味を引いたのは、その結果よりも、全員がトラウマとしてその影響を更年期にまで引きずっても何らおかしくないほど極限的なストレスを経験した強制収容所からの生還群の女性で、なお3割もの女性たちが心身の健康を良好に

表 1-1　イスラエルの更年期女性における強制収容所経験群と非経験群の比較
　　　　──過酷な経験が心身の健康に及ぼす影響（模式図）[注]

	更年期における心身の健康		
	良好	不良	計
強制収容所からの生還群	30%	70%	100%
そういう経験のない群	50%	50%	100%

注）アントノフスキー博士の研究紹介文をもとに筆者が作成。上記の用語も数値も、わかりやすくするため、概数にするなど、少し書き換えてある。

保っていたという事実のほうだった。

　極度に過酷なストレッサーに曝され極限のストレスを経験しながら、心身の健康を守れているばかりか、その経験を人間的な成長や成熟の糧にさえして明るく前向きに生きている、こうした人々に共通する特性は一体何なのか。アントノフスキー博士は、そういう問題意識から、その後、過酷な経験を余儀なくされた人々に対するインタビュー調査を行うとともに、先行する関連研究[a]や古今東西の著名な学者の理論[b]のレビュー（再検討）を行った。その結果発見・提唱にいたった特性がSOCであり、その発見・提唱を導いた上述のユニークな問いの立て方が健康生成論的発想だったのである。

2)　「健康への力」となる健康要因への着眼を促した健康生成論

　アントノフスキー博士によれば、従来の医学は、予防医学や公衆衛生も、基本的には、疾病生成論的な観点から、疾病を発生させ増悪させる危険因子（リスクファクター、risk factor）と、その軽減もしくは除去の方策について膨大な知識と実践を蓄積してきた。それに対して、健康生成論では、健康はいかにして回復され保持され増進されるのかという観点から、そのための因子を健康要因（サリュタリーファクター、salutary factor）と呼び、そうした健康要因の解明と支援・強化が目指される。

　博士は、人々の健康を守り改善するためには、疾病生成論と健康生成論が相

---

a）『健康の謎を解く』[2]では、第3章において、コバサ（Kobasa）、ボイス（Boyce）ら、ムース（Moos）、ワーナー（Werner）、ライス（Reiss）の研究と類似概念を紹介している。
b）『健康の謎を解く』[2]では、エリクソン（Ericson）、ラザルス（Lazarus）、フランクル（Frankl）、デュボス（Dubos）、ボウルビィ（Bowlby）をはじめとする多数の著名な学者の理論を引用や参考にしている。

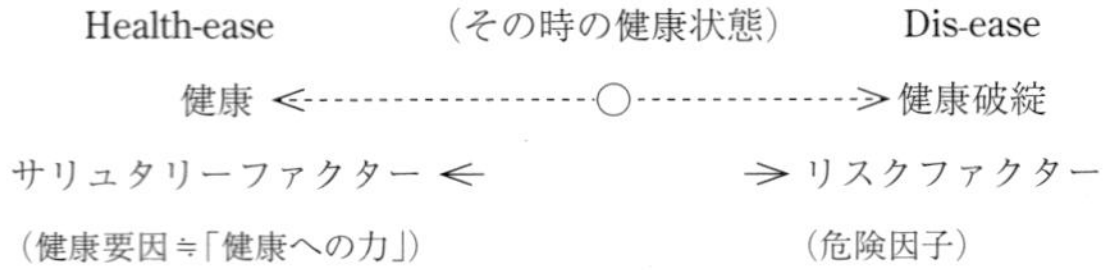

互補完的に、車の両輪のように発展させられなくてはならない、にもかかわらず、健康生成論は、疾病

```
       Health-ease        (その時の健康状態)        Dis-ease
          健康 <·············○·············> 健康破綻
    サリュタリーファクター <─        ─> リスクファクター
    (健康要因≒「健康への力」)              (危険因子)
```
図1-1　健康—健康破綻の連続体上の健康状態と二つの拮抗的作用因

生成論に比べてあまりにも大きく立ち遅れてきたという。

健康生成論において、健康は、1946年のWHO（世界保健機関）の保健大憲章[3]で謳われ、その後発展させられた健康の定義を踏まえた概念、すなわち、疾病がないこととか虚弱でないことといった病弱の単なる残余概念ではなく、身体的のみならず、精神心理的、社会的、さらにスピリッチュアル（霊的とも訳される）にも良好な状態にあることとされ、人々の健康状態は、そのような健康（ヘルス・イーズ、health-ease）と健康破綻（ディス-イーズ、dis-ease）[c]を両極とする連続体上のどこかに位置するものと見なされる（図1-1）。

健康—健康破綻の連続体上に一見静止しているかのように見えるそのときどきの健康状態にも、実際には、それを健康の極側に移動させる力と健康破綻の極側に移動させる力が拮抗するように作用しており、どちらかが優位になれば、その方向へと健康状態は動く。健康破綻の極側へと移動させる力をもつ因子がリスクファクター（危険因子）であり、健康の極側へと移動させる力をもつ要因がサリュタリーファクター（健康要因）である。筆者は、この健康の極側に移動させる力を「健康への力」とも呼んでいる。それについては本章で後述する。

この健康要因に着眼し、それを支援強化しようという見地から対象に接近するのが健康生成論的アプローチ（接近）である。それは、健康—健康破綻の連続体上のどこに位置する人々にも、言い換えれば、どのような健康レベルにある人々にも適用可能であり、否、むしろ病いに日々悩まされながら生活を送る人々にこそ必要不可欠のアプローチなのである。

---

　c）イーズ（ease）の訳語は「安心、安楽、安寧」。ヘルス・イーズは、穏やか・平和・安泰を意味する安寧が健康面で得られている状態のことで、本書では、単に「健康」と呼んでいる。ディス-イーズは、「健康」にディス（dis-）がついて、「その反対の、それが欠如した」状態を意味し、それには「健康破綻」の用語をあてている。ディス-イーズ（dis-ease、健康破綻）は、生物医学的概念のディジーズ（disease、疾患または疾病）よりも広い、より一般化された概念である。それによって、個々の疾患よりは、人が病むことに伴い疾患の種類を超えて共通に現れる現象のほうに目が注がれる。

3) 新しい健康概念とSOC

　WHOの健康の考え方はきわめて画期的な考えとされ、ヘルスプロモーション活動をはじめとした各所で常に参照されているものである。しかし、昨今ではいくつかの点で限界があるといわれている。その一つは身体的、精神・心理的、社会的、スピリチュアルの4側面において「最高の状態」という点であり、1946年当時に比べて人口構造や疾病構造が変化し、慢性疾患とともに老いていくことが当然であるような現代社会では、このような人は少数派であること[4,5]、また、こうした最高の状態という定義のもとでは「医療化」が進んでいくこと（医療技術や製薬産業の発展を支持する治療中心の考え方、医療産業が入り込みやすい方向でスクリーニングの閾値が低下していく恐れなど）も挙げられている[5]。また、静的な健康ではなく、より動的に健康に再定義する動きが進んでいる。フーバー（Huber, M.）らは、動的な健康を定義するにあたり「レジリアンスやストレス対処力に基礎を置き、統合、均衡、ウェルビーイングの感覚を維持・拡大すること」[5]がその方向性としてふさわしく、"the ability to adapt and to self manage（適応し自己管理する能力）"と健康を定義し、身体、精神、社会の各側面について整理を行った[5]。ここでは精神的健康を構成する一つの要素としてSOC概念が整理されている[5]。健康を動的に捉えることは、健康・健康破綻連続体におけるどこかに位置づくとする健康生成論における健康の考え方ときわめて近いといえる。ストレス対処・健康生成力概念であるSOCとメンタルヘルス関連指標との強い関連性が明らかになっている現在の実証研究の到達点からすると、このような整理を提唱する説があることも納得できる。

　しかし、SOC自体は健康ではなく、後で述べるように究極の健康要因として定式化された概念である。また、必ずしも精神的なメカニズムのみではなく、身体的にも社会的にも健康の極側に移動させるために機能することが健康生成モデルにおいて示されている。さらに、この定義の場合、例えば環境適応や自己管理がままならない重症心身障害児・者は健康でないと言ってしまってよいのだろうか。こうした疾患や障害を抱えている人にとっての健康、いわば「価値としての健康」はどのように見ていくことができるだろうか。こうした点から振り返れば、新しい健康概念の検討の中では十分かつ慎重な整理にいたっていないようにも見える。そこで本書においては、健康生成論的健康の整

理、つまり健康—健康破綻連続体としての健康、そして究極の健康要因としてのSOCを基礎に置き、アントノフスキー博士が連続体上の「極」として位置づけた"Health-ease"とは何かについて整理していきたい。

ここでカギとなる表現が、高齢者を対象とした取り組みにおいてよく表現される「生き生き」である。この「生き生き」は単純な「元気」とは違う。「生き生き」であるから、本人だけでなく誰かが見て何かが輝いているという状態、生命体・生活体として輝いている状態、つまり間主観的に良好な状態を指す。岩永俊博博士は「健康な生活」と称して、その定義を三つの段階とともに提示した[4]。

(1) 病気や機能障害、悩みなどがなく、主観的にも客観的にも快適な生活を送ることができる。
(2) 病気や機能障害、悩みなどがあっても、自分自身で対処することができ社会的にも適応した生活を送ることができる
(3) 病気や機能障害、悩みなどがあり、自分自身で対処することができなくても周囲が支えてくれることにより生活していくことができる。

この(2)、(3)の段階では、医学が問題とする客観的な病気や機能障害、悩みの有無を問題にしていない。病気や機能障害、悩みがあったとしても、それに伴う生活支障や苦痛が緩和されたり解消されたりしてコントロールでき、それが自力であるか他力であるかは問わない。本人が快適な、適応した、また、生き生きとした生活を享受できていれば「健康な生活」状態が保たれていると見なしている。この岩永博士の「健康な生活」は、アントノフスキー博士の健康の定義の"Health-ease"という状態にきわめて近い概念であるといえよう。

つまり、"Health-ease"概念は生活概念を含むものでもあり、"Quality of Life（QOL）"概念とも大きく重なるのではなかろうか。小児科医である藤岡一郎氏によると、重症心身障害児・者の医療的ケアは、重症児・者のQOLの実現において必要不可欠のものとしている[6]。この目指すQOLとは、①生命の質、②生活の質、③人生の質の順に、①生き生きと命を輝かせて生きること、②毎日を快適に楽しく送ること、③その人が豊かで幸せと思えるような人生を送ること、とされている[6]。これらは重症心身障害児・者のみならず一般の人々にも通用するものである。アントノフスキー博士の"Health-ease"概念はこの

藤岡氏の QOL 概念にも近いものといえるだろう。そして、この"Health-ease"の極側に押し上げる力は一言で表現するならば「健康に生きる力」となるだろう。

4) 人生の究極の健康要因として見出された SOC

アントノフスキー博士は、健康生成論の発想と観点から、きわめて強烈なストレッサーやトラウマに耐えて心身の健康を保持し対処に成功している (successful coping) 一群の人々の中核に共通して存在する健康要因として、ストレス対処・健康生成力概念 SOC（Sense of Coherence）を見出した。さらに、博士は、この SOC を、人生においてまれにしか経験しないようなトラウマや逆境への対処能力という枠を越えて、一般の人々の人生にあまねく存在するストレッサー[d]や危機（クライシス）への対処能力として、先行研究や類似概念等を入念に踏まえて一般化、概念化したのである。

博士のストレス論や健康生成論の基底には、ストレッサーは生きていくうえで一般に避けられないもの、それどころか、「嵐は若木を鍛える」など多くの格言に見られ、ストレス理論でも常識のストレッサーや危機に対する見方、すなわち、それらは疾病発現可能性とともに成長促進可能性をもっているという見地や、それらと向きあうことなしに人間の成長はないという見地がある。SOC は、万人の人生にあまねく存在するストレッサーや危機から自らを守るだけではなく、それらを自らの成長や発達の糧、また喜怒哀楽のある豊かな人生の糧にさえしていくストレス対処・健康生成力であり、それこそ人生の究極の健康要因であると、アントノフスキー博士は考えたのである。

5) 健康生成論は世界のヒューマンサービス分野に大きなインパクト

健康生成論の新しい発想は、健康要因と SOC 概念を生み、ストレス研究に新しい考え方をもち込んだばかりではない。それは、世界の保健、医療、看護、

---

[d] ストレッサーとは、ストレスを引き起こす因子のこと。このときのストレスは狭義に使われているストレスで、生活体側に生じる反応や影響のこと。他方、ストレス対処能力でいうストレスは広義のストレスで、ストレッサーと狭義のストレスをひっくるめて使われている。世間一般には、ストレスは、広義に使われることが圧倒的に多い。本書では、狭義・広義の両方を使っているが、前後関係から、どちらの意味で使っているのかがわかるような書き方に努めた。

福祉、心理、教育といったヒューマンサービス分野の広範な学問と実践に、人々がもつネガティブ（否定的）な面に着目してそれをなくすことよりも、ポジティブ（肯定的）な面に着目しそれを伸ばすことをいっそう重要視するというパラダイムシフト[7)e)]ともいうべきインパクトをもたらした。

WHOの1986年オタワ憲章[8)]で宣言されたヘルスプロモーションは、21世紀に向けた世界の新しい健康戦略（Health for All 2000）として、特に先進国における新しい公衆衛生ムーブメント（運動）をリードし、わが国では「健康日本21」[9)]として具体化されている壮大な取り組みである。アントノフスキー博士の健康生成論は、ヘルスプロモーションのリーダーであるキックブッシュ博士によって、ヘルスプロモーションに哲学的基礎を提供したと讃えられた[10)]。また、日本における健康支援学会発足にも大きな影響を与えた[11)]。

1990年に発刊されたアメリカ医療社会学の有名な教科書[12)]には、70年代にはすでに日本でもよく知られていたルネ・デュボス博士の『健康という幻想』[13)f)]とともに、アントノフスキー博士の健康生成論とSOCが新しい健康理論として紹介された。1990年代には、ドイツ心身医学会によって健康生成論というタイトルの本が編纂され、2004年には、その一部が和訳されて日本に紹介された[14)]。

保健・医療以外に、看護や心理・福祉の分野にも、健康生成論の影響は及び、あるいは影響し合う関係が生まれた。看護では、レジリアンス（resilience、弾力性）[15)]などのSOC類似概念やストレス関連成長（stress-related growth）[16)]の概念、心理学では、ポジティブな人間の機能にも着眼することを強調するポジティブ心理学[17,18)]、社会福祉学では、障害者や問題当事者の強さ・強み・長所への働きかけを重要視するストレングスモデル[19)]などが健康生成論と並行して興隆・

---

e) パラダイムとは、ものごとに対する見方・考え方の基本的な枠組み、理論枠組みである。パラダイムシフト（パラダイム変化）は、ものごとのある程度大きな変化や新しいものごとの発見に伴い、従来のパラダイムではそれらを捉えにくい、説明しにくいことが気づかれ、それらを捉えるのに適した新しいパラダイムが必要とされ提案されてくるという、通常何年、何十年にもわたる変化のことをいう。

f) デュボス博士（生物学）は、その著で、人々は疾患や障害から完全に自由であることはほとんどありえない、したがって疾患や障害がないことをもって健康と定義するのは不適当だ、人々がしたいと思っていることを行える能力と理解するのがよかろうということなど、示唆に富む数々の問題提起を行っている。

3. SOCの概念と定義

1) SOCはその人の生活世界への見方・向き合い方
——把握可能感・処理可能感・有意味感からなる

　SOCは、文字通りには、自分の生活世界（生きている世界）はコヒアレント（coherent）である、つまり首尾一貫している、筋道が通っている、訳がわかる、腑に落ちるという知覚（perception）・感覚（sense）のことである。それは、次の三つの感覚からなるという。第一は、自分の置かれている、あるいは置かれるであろう状況がある程度予測でき、または理解できるという把握可能感（sense of comprehensibility）、第二は、何とかなる、何とかやっていけるという処理可能感（sense of manageability）、第三は、ストレッサーへの対処のしがいも含め、日々の営みにやりがいや生きる意味が感じられるという有意味感（meaningfulness）、である。

　アントノフスキー博士は、2作目の『健康の謎を解く』[2]において、SOCを次のように定義している。「SOCとは、その人に浸みわたる、動的ではあるが持続的な次の三つの確信の感覚の程度によって表現される、その人の生活世界全般への志向性（orientation）のことである。それは、第一に、自分の内外で生じる環境刺激は、秩序づけられ、予測と説明が可能なものであるという確信、第二に、その刺激がもたらす要求に対応するための資源はいつでも得られるという確信、第三に、そうした要求は挑戦であり、心身を投入しかかわるに値するという確信、からなる」[2]（一部は訳書から筆者が若干意訳・変更）、と。

　ここで重要なのは、こうした確信の感覚が、環境と主体である人との相互作用からなる生活世界へのその人の志向性、質問票の表題でいえばその人の人生への志向性（orientation to life）、言い換えれば生活世界に対するその人の見方・向き合い方の表現なのであって、単なる主観や心模様ではないし、ましてや思い込みや思い入れではないという点である。そして、生活世界に対するこうした確信の感覚や向き合い方をもつことができている人ほど、ストレッサーやストレスフルな状況に耐え、そのうえ、うまく対処することができる、つまり、

ストレス対処力が高いというのである。

2) 人生への志向性に関する質問票に見るSOC

一般に、抽象的な概念を実証的に研究していこうという場合に、概念を客観的に、可能な限り定量的に測定把握することが必要で、そのために尺度（スケール、ものさし）が作られ用いられる。こうした尺度は、通常、多数の質問項目で構成され、概念は各項目への回答の合計得点で表される。

アントノフスキー博士は、1979年の著作『健康、ストレス、そして対処』[1]を発表後、SOC尺度の作成に取り組み、1987年の著作『健康の謎を解く』[2]で29項目尺度とそのうちの13項目からつくった短縮版を提案した。質問票の表題は、「人生への志向性に関する質問票」である。そのおよそ10年後、私たち東京大学大学院健康社会学教室の研究グループは、その日本語版を作成した[2,20]。

このようなSOC尺度について、詳しくは第2章を参照していただくとして、以下では、前述した三つの感覚を具体的にイメージしていただくのに役立つ限りで、私たちが作成した13項目短縮版SOCスケール日本語版を表1-2に示す。

類似する他の自己概念や能力概念、例えば、自分を価値ある存在と思う気持ちを意味するセルフエスティーム（self-esteem、自尊感情）[21]や、必要とされている行動を自分は実行できるという確信を意味するセルフエフィカシー（self-efficacy、自己効力感）[22]といった概念の尺度構成項目は、基本的に「あなたは、自分をどう見ていますか」というトーンの質問であるのに対し、SOCでは、「あなたは、自分の生活世界をどう見ていますか」と問うている。SOCが、性格でも自己イメージや自己意識でもなく、やはり定義にあるとおり、環境と自己や主体との相互作用からなる生活世界に対するその人の感覚や向き合い方であることがうかがえよう。

3) SOCはどのような機能をもつのか──SOCの外延的意味

SOCが、健康─健康破綻の連続体上にどこかに位置するそのときの健康状態を、健康破綻の極側へと移動させる力をもつストレッサーとストレスに抗して健康の極側に移動させる力となり、そのときの健康状態を最低限でも維持す

表1-2　13項目短縮版SOCスケール日本語版

me	R	1)	あなたは、自分のまわりで起こっていることがどうでもいい、という気持ちになることがありますか？						
			1 まったくない	2	3	4	5	6	7 とてもよくある
co	R	2)	あなたは、これまでに、よく知っていると思っていた人の、思わぬ行動に驚かされたことがありますか？						
			1 まったくなかった	2	3	4	5	6	7 いつもそうだった
ma	R	3)	あなたは、あてにしていた人にがっかりさせられたことがありますか？						
			1 まったくなかった	2	3	4	5	6	7 いつもそうだった
me		4)	今まで、あなたの人生は、						
			1 明確な目標や目的はまったくなかった	2	3	4	5	6	7 とても明確な目標や目的があった
ma		5)	あなたは、不当な扱いを受けているという気持ちになることがありますか？						
			1 とてもよくある	2	3	4	5	6	7 まったくない
co		6)	あなたは、不慣れな状況の中にいると感じ、どうすればよいのかわからないと感じることはありますか？						
			1 とてもよくある	2	3	4	5	6	7 まったくない
me	R	7)	あなたが毎日していることは、						
			1 喜びと満足を与えてくれる	2	3	4	5	6	7 つらく退屈である
co		8)	あなたは、気持ちや考えが非常に混乱することがありますか？						
			1 とてもよくある	2	3	4	5	6	7 まったくない
co		9)	あなたは、本当なら感じたくないような感情をいだいてしまうことがありますか？						
			1 とてもよくある	2	3	4	5	6	7 まったくない
ma	R	10)	どんな強い人でさえ、ときには「自分はダメな人間だ」と感じることがあるものです。あなたは、これまで「自分はダメな人間だ」と感じたことがありますか？						
			1 まったくなかった	2	3	4	5	6	7 よくあった
co		11)	何かが起きたとき、ふつう、あなたは、						
			1 そのことを過大に評価したり、過少に評価したりしてきた	2	3	4	5	6	7 適切な見方をしてきた
me		12)	あなたは、日々の生活で行っていることにほとんど意味がない、と感じることがありますか？						
			1 とてもよくある	2	3	4	5	6	7 まったくない
ma		13)	あなたは、自制心を保つ自信がなくなることがありますか？						
			1 とてもよくある	2	3	4	5	6	7 まったくない

注1）　R印の項目は得点を逆転（1に○をつけた人には7点、7に○をつけた人には1点など）したうえで合計得点を算出する。
注2）　co: 把握可能感の項目、ma: 処理可能感の項目、me: 有意味感の項目
注3）　29項目版は、山崎・吉井監訳「健康の謎を解く」（有信堂高文社刊）の巻末を参照のこと

るための能力、すなわちストレス対処・健康生成力であるという仮説は、多くの縦断デザインの実証研究において検証されてきた。また、ストレスフルイベントなどのストレッサーが心身に及ぼす影響をSOCが緩和する、すなわち、SOCがストレス対処力であることをより直接的に示唆する縦断研究の成果も蓄積されてきている。これらについては第5章において整理を行う。

他方、アントノフスキー博士により概念化された健康要因がもつ、健康状態を健康の極側へと動かす力を、筆者が「健康に生きる力」と呼んでいることについては前述した。ここには、身体生理的な力と心理社会的な力とがある。前者の代表的なものに「体力」があり、後者には、種々の「実践能力」や学力が含まれ、ストレス対処力や世間でよく使われている「精神力」なども後者に属する。後者の「健康への心理社会的な力」には、行動能力・達成能力系の力（健康の回復・維持・増進上必要とされる行動を確実かつ継続的に実行できるとか、そういう目標や課題を達成できる力）と、防衛能力（ストレッサーや脅威がもたらす健康および生活破綻の危機から自らの健康と生活を守る力）・受容能力（そもそもストレッサーや脅威自体をまずはそれなりに受け止め、あるいは受け入れて、パニックに陥ることなく、しばらくはがまんしたり堪えたり、通り過ぎるのを待ったりして落ち着いてストレッサーや脅威に向き合うことができる）系の力がある。ストレス対処・健康生成力概念SOCは、防衛能力・受容能力系の力を代表するものである。

以上を踏まえるとSOCとは、「ストレスフルな出来事や状況に直面しながらも、それらにその人の内外にある資源を動員して上手に対処し、心身の健康を守れているばかりか、それらを人としての成長・発達の糧にさえ変えて、明るく元気にいきいきと生きていくことを可能にする力、またその源のこと」と整理できる。

4）SOCは前向きに明るくたくましく「生きる力」

わが国において、子どもや若者の自殺が目立ち、「切れやすさ」などが指摘されるようになった1990年代の後半以降、教育分野を中心に、子どもたちの「生きる力」、たくましく生きていく力を育むことの重要性が強調されてきている。

子どもに限らず、およそ人は生きている以上、自分の欲し望むところへと自分を向けて生きていくものであるが、その行路において、ストレッサーや危機

に曝されることは避けられず、それに絶えず対処していかなければならない。そして、どんなストレスフルな状況に置かれても、自分の心身の健康を守り、前を向いた自己と外に開かれた自己を保つことが肝要と思われる。外に開かれた自己とは周囲の人々や環境とのつながり・やりとりが保たれている自己のことである。

　前を向いた自己と外に開かれた自己だけでも保たれているのであれば、様々な困難や苦境に耐えられ、心を通わせ合い、未来に希望の光を見出すことで、やがて元気やエネルギーも湧いてくる。そして、自らの生活と人生を破綻の危機から守ることのみならず、回復させ建て直すことも可能になってくると思われる。この一連の過程を可能にする力こそ、SOCに代表されるストレス対処・健康保持能力にほかならず、一般の人々の間でもよく使われている「生命力」や「たくましく生きていく力」にも通じ、人が生きていくうえで欠かせない最も基礎的で基本的な「生きる力」と考えられるのである。

　ちなみに、国が第15次中央教育審議会の1996年の答申[23]で謳った「生きる力」は、「単に過去の知識を記憶しているというだけでなく、自ら課題を見つけ、自ら学び、自ら考え、自ら問題を解決していく資質や能力」と定義されているように、防衛能力・受容能力系の「健康への力」よりも行動能力・達成能力系の「健康への力」や学力的なものにシフトしている。その点では、同じころわが国に紹介されたWHOのライフスキルが「個人が日常生活で遭遇する要求や難題に対して効果的に対処できるように適応的、積極的に行動するために必要な能力」と定義され[24]、防衛能力・受容能力系の「健康への力」、ストレス対処・健康生成力概念をより包含していると思われるのである。

　ただし、中教審答申の「生きる力」論にしても、WHOのライフスキル論にしても、ストレス対処・健康生成力SOCに代表される防衛能力・受容能力系の「健康への力」が社会的にこそ培われ育まれるものだという観点が弱い。そのことに関しては、次節以下で述べることとしたい。

4. SOC と対処・資源

1) SOC の強い人はストレッサーにしなやかに対処する

　人は、降りかかるストレッサーや引き起こされたストレスに対し、それらが心身にネガティブな影響やダメージを及ぼさないよう、それらをうまく処理しようと、様々な対処（coping）をする。これらの対処は、一般に、ストレッサーへの対処と狭義のストレスへの対処を併せて、ストレス対処と呼ばれている。

　ストレス対処には、様々な対処の仕方がある。例えば、行動を伴う行動的対処と、それを伴わない認知的対処に分けられる。認知的対処とは、ストレッサーになりうる問題やものごとに対し、「ものごとの明るい面を見るようにする」とか「自分にとってあまり重要な問題ではないと考えたり、自分の関心の外に置いたりする」、「神様が自分に与えた試練と受け止める」というように、自分自身の見方・考え方を変える対処のことである。

　また、様々なストレス対処法や対処行動の背後にあって、それらを導く目的・目標や計画が対処方略（coping strategy）である。「お酒を飲んで嫌なことを忘れる」という場合、「お酒を飲む」が対処行動であり、「嫌なことを忘れる」が対処方略である。この対処方略にも、ストレスを引き起こしている元の問題であるストレッサーに焦点のあたった問題中心型対処と、自分に生じているストレス反応やストレス状態に向けられた情動中心型対処の2種類がある。あるいは、問題に向き合う積極的対処に対し、それから逃げたり、それを忘れたり、ストレスを発散させたりするだけの対処は、回避的、逃避的あるいは消極的対処などとも呼ばれている。上述した情動中心型対処や消極的対処などに分類される対処は、いずれも問題の本質的な解決・改善にはつながらない対処として低く見られる傾向がある。

　しかし、ある対処方略や対処法が適切か否かは、一概にはいえず、それこそ、ストレッサーの種類によっても時と状況によっても違い、「逃げるが勝ち」が正解の場合も少なくない。また、そもそも対処過程において通常単独ではなく複数の方略や方法が組み合わされている。ストレッサーによって相当強いダメージやストレスを被っているとき、まずは、忘れたり気を紛らわしたりして、

その後の問題中心型対処に必要なエネルギーの保存と回復を図ることが賢明で大切な場合もしばしばある。

　アントノフスキー博士によれば、SOC の強い人は、時や場合に応じて柔軟かつ比較的すばやく、適切な対処方略や方法を選び取り駆使することができる人であるという。博士は、どんなストレッサーに対しても、はね返し戦おうとのみする、一見勇猛果敢で、しばしば SOC 尺度得点も異常に高い人を、SOC の強い（strong）人とは区別して SOC の堅い（rigid）人と呼び、そういう人はストレッサーに対し堅いがもろいと特徴づけている。私たちが SOC の強い人を、ストレッサーやストレスに対し、単に強い人と呼ぶ代わりに、しなやかに強い人と呼ぶ所以である。

2）SOC は対処資源の動員力

　ストレス対処にあたり、対処方略においても対処行動においても対処資源[g]（coping resources）が動員される。一般に、ストレス対処資源は、しばしば、性格やくせ、あるいは、前述のセルフエスティームやセルフエフィカシー、さらには気質や体質のような、その人の内側にある内的資源と、親しい人、信頼の置ける人、いろいろ教えてくれたり相談に乗ってくれたりする人というようなソーシャルサポートネットワークに代表される、その人の外側にある外的資源とに分けられる。

　SOC も、こうした対処資源の一つとして、しかも内的資源に分類されることがあるが、それは正確ではない。アントノフスキー博士は、次節で示す健康生成モデル図からも明らかなように、SOC を対処資源には含めず、その外側に置き、ストレス対処にあたり、様々な内的および外的資源のなかから、前述の対処方略や行動の場合と同様、時と場合に応じて柔軟かつ適切に対処資源を選び取り動員する力であると位置づけている。

　なお、博士は、対処資源について、二つの著作と健康生成モデル図において、対処資源という語ではなく、汎抵抗資源（generalized resistance resources; GRRs）の語をあてているが、それは、特定のストレッサーや脅威にのみ有効な資源で

---

g）資源といえば、通常、石油や鉱物などの物が思い起こされるが、それらに限らず、生産的・有意味な活動のもとになるあらゆるものの総称で、人の資質や能力なども含まれる。

はないという意味合いと個々のストレッサーや脅威への対処の基礎に共通して存在する抵抗のための資源であるという意味合いを込めたことによると思われる。

いずれにしても、ストレス対処に成功するためには、ある程度豊富な対処資源がその人に備わっているか、その人の周囲に存在しているかが必要条件であるが、それだけでは十分でなく、対処資源の動員力としての SOC がそのときまでに育まれ鍛えられているのでなくてはならないというのである。そうした SOC がどのように育まれ鍛えられるのかについては、本章の次節でも概説するが、詳しくは第 3 章、第 4 章を参照されたい。

3) SOC では信頼のおける他者や環境もエネルギー源

アントノフスキー博士は、SOC には、心理学分野を中心に広く使われている、前述のセルフエスティーム（自尊感情）やセルフエフィカシー（自己効力感）や統御感（sense of control; sense of mastery）[25] といった自己概念に見られるアメリカの個人主義的バイアスがかかっていない点が特徴であることを強調している[26]。統御感は自分が周囲の人々や環境に対して影響力や統御力を及ぼしうる、あるいは、そのなかにあって自分の意志や意向を貫けるという感覚である。

自尊感情や統御感などでは、周囲の人々や環境と対峙する自己が想定され、それらに対して、あるいは、それらと比べて自分という存在や自分の能力は優位にあるという感覚の度合い、そういう自分に対する信頼、すなわち文字通り自信の度合いが測られている。それに対して、SOC では、周囲の人々や環境とともにある自己が想定され、自分とそれら周囲の人々や環境とで構成される自分の生活世界に対する信頼、言い換えれば、信頼のおける周囲の人々や環境に包まれて自分は生きているというような感覚の度合いを測ろうとしている。

したがって、例えば、いざというときには頼ればいい、頼りにできる人がいるという他者への信頼・依存は、自尊感情や統御感では、「依存的な自己、弱い自己」としてマイナスに評価される可能性があるのに対し、SOC ではプラスに評価される。アントノフスキー博士は、SOC 理論において、信頼されている、愛されている、見守られている、認められているという感覚をもたらす他者を、信頼のおける他者（legitimate others、正統他者）と呼んで、その存在に

大きな価値を与えている。こうした他者の存在は、自分の生活世界に対し自分ひとりではない、他者と手をつなぎ心も通わせ合いながら生活世界に向き合っているのだという安心の感覚（sense of security）[27]や生きる意味をもたらし、元気や勇気といったエネルギーを与えてくれる。

信頼のおける環境の存在も同様の働きをする。ソーシャルサポートネットワークや、家族や集団の成員間における結びつきや絆、価値観の共有、前述した習慣やルール、しきたりの存在なども、日常の生活における不安や不信を減らし、自らの生活世界に信頼や安心、生きていく意味や支えを与えてくれるというのである。

こうして、SOCは、他者や周囲の人々、社会のあり方や外的資源への依存性の高い、拡大された自己概念であり、集団主義的で東洋的な社会において、より一般的な自己概念であると思われる。アントノフスキー博士らがアジア、ことに東アジアでのSOC研究に期待と関心を寄せる理由がここにある。SOCが社会的に育まれるということや、そのための社会関係・社会環境づくりの重要性が強調される所以でもある。

5. SOCと健康生成モデル

1) SOCに関する二つの部分理論からなる健康生成モデル

アントノフスキー博士は、二つの著作『健康、ストレス、そして対処』[1]と『健康の謎を解く』[2]を通じて、ストレス対処・健康保持能力概念SOCを中心に、第一には、人生にあまねく存在するストレッサーに対し、SOCがどのように働いて人々の健康を左右するのかという理論と、第二には、SOCが人生において、どのように育まれ形成され発達・変化するのかという理論の二つからなるSOCに関する仮説的理論を詳述した。

その要約を、博士自身が、第1作目の後半で示したのが20頁の健康生成モデル図である。ただし、この図は、筆者がさらに簡略化、一部加筆している。

形成されたSOCの働きと健康への効果に関する第一の理論モデルは、図1-2の右半分に示されている。ストレッサーやそれがもたらす緊張（tension）[h]に対し、そのときまでに形成されているSOCが汎抵抗資源（GRRs）と呼ばれ

20

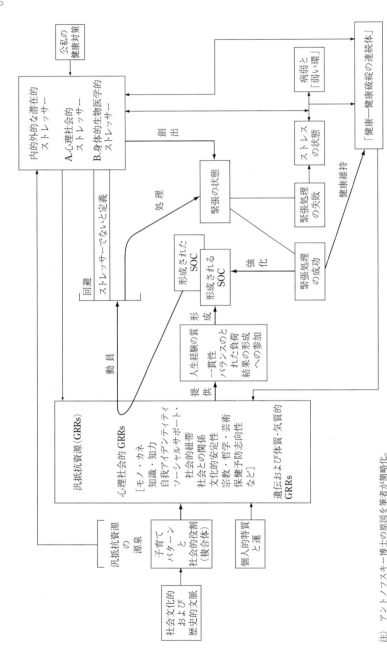

注) アントノフスキー博士の原図を筆者が簡略化。

図 1-2 健康生成モデル

る対処資源を動員して、その処理を図ろうと試みる。こうした対処の成否が健康を左右し、対処の成功は健康にプラスに働き、かつ、その成功体験は SOC 自体を強化する。が、失敗すれば健康は脅かされる。ストレス対処の成否は、汎抵抗資源の豊富さと、その動員力である SOC の強さにかかっているというのが第一の理論モデルである。

SOC の働きについては本章の第 3 節と第 4 節においてすでに概説したが、SOC の健康への効果については第 5 章で詳述される。

SOC の形成のされ方に関する第二の理論モデルは、図 1-2 の左半分に示されている。SOC は、直接には、良質の人生経験（life experience）を通じて学習、形成される。良質の意味内容は本節で後述する。こうした良質の人生経験は、豊富な汎抵抗資源の存在によって提供される、ないし提供されやすくなるという理論モデルである。

汎抵抗資源は、第一の理論モデルでは形成された SOC によって使われるものとして、第二の理論モデル中では SOC の形成を促すものとして、両方の理論モデルにおいて登場する。その汎抵抗資源の豊かさは、その人がどのような子育てパターンのもとで育てられてきたのか、また、どのような社会的役割なり位置なりを占めているかによっても左右されることが示されている。

第二の理論モデルについては、第 3 章で詳述され、第 4 章と第 6 章が関連する。

2) SOC は生涯発達する

以下では、図 1-2 の健康生成モデルには必ずしも明示はされていない生涯という時間軸に沿って、ストレス対処・健康生成力 SOC は、人生のいつ頃どのようにして育まれ形成され、生涯においてどのように変化し発達すると考えられている能力なのかという観点からそのアウトラインを示しておきたい。

アントノフスキー博士によれば、第二の理論モデル中にある、育まれ形成される SOC は、乳幼児期から思春期を経て青年期、せいぜい成人初期（20歳代）にいたるまでの人生経験を通じて、後天的に形成され、その人に深く刻み込ま

---

h) 緊張もストレスも同じようにストレッサーによってもたらされるものではあるが、ストレスが生活主体側の反応であるのに対し、緊張は生活主体が置かれている、何らかの対処が必要な切迫した状況や事態のこと。

れ獲得されていく学習性の感覚であるという。この感覚が自分の生きている世界に対する把握可能感、処理可能感、有意味感の3要素からなるもの、概括すれば、生活世界に対する信頼とも確信ともいうべき感覚であるとはすでに述べた。

　博士は、そういう感覚からなるSOCの形成を促進する、その意味で良質な人生経験は、次のようなものだと述べている。第一に、共有された価値観やルールや習慣に基づく経験のように一貫性のある、したがって一貫性が感じ取られやすい人生経験、第二に、負荷が過小でも過大でもなく、バランスのとれた、適度な負荷のかかる人生経験、第三に、好ましい結果が得られたことに自分自身も参加・参与したという人生経験である。これらの人生経験が概ね順に、把握可能感、処理可能感、有意味感の形成につながるであろうことは容易に理解できよう。

　博士は、また、こうした良質な人生経験を提供する豊富な汎抵抗資源の源としての生育環境、なかでも図1-2中に示された子育てパターンや家族・家庭環境がSOC形成に大きな影響を及ぼすとしている。木村ら[28]の研究を見ても、わが国では、それとともに、学校生活の影響もまた大きいことが示唆されている。

　一方で、アントノフスキー博士は、そのときまでに形成されたSOCは、ストレス対処の成功体験を通しても強化されるとしている。そして、ストレス対処の成功に必要な汎抵抗資源の源として図1-2中でも示されているその人の職業的役割や家庭内役割といった社会的役割や位置、社会とのかかわり方などがきわめて重要であることを成人期のSOCに関連して縷々述べている。

　このように見てくると、アントノフスキー博士の『健康の謎を解く』[2]の一部で見られる、SOCは成人初期で固定化する傾向にあるかのような叙述にとらわれることなく、SOCは生涯発達しうると考えたほうが博士のSOC論とも整合的であり、妥当なように思われる。

　青年期までの形成期にあるSOCが成人以降のSOCに比べて、未熟であり、可塑性が高く、環境の影響を受けやすいといった特徴であることは間違いなかろう。また、形成期のSOCの発達が生活世界に対する信頼の感覚の充填が進み、ストレス対処の基礎力が培われるという内容をもっているのに対し、成人以降のSOCの発達には、あたかも「年の功」や「百戦錬磨」の言葉に含まれるような、

ストレス対処能力としてのSOCの応用力や実践力が鍛えられ成熟していくという内容があると思われるのである。

6. おわりに

本章では、ストレス対処・健康生成力概念SOCが何であるのかということを中心に、それが健康生成論とはどのような関係にあるのかについても触れながら、アントノフスキー博士の二大著作を、その画期性の強調と理論深化のための筆者らの問題提起を加えて紹介・概説した。

SOCに関して、SOCがどういう感覚からなるのか、それがどのような働きをし、どのような能力あるいは力なのかを中心に詳述し、SOCの健康への効果と、SOCがどのように育まれ生涯変化・発達するものなのかについては、そのアウトラインのみ示し、本書において詳述されている章を記したので、そちらを参照されたい。

(山崎　喜比古、戸ヶ里　泰典)

【引用文献】
1) Antonovsky A.: *Health, Stress, and Coping: New Perspective on Mental and Physical Well-being*. Jossey-Bass Publishers, San Francisco, 1979.
2) Antonovsky A.: *Unraveling the Mystery of Health: How People Manage Stress and Stay Well*. Jossey-Bass Publishers, San Francisco, 1987. 山崎喜比古, 吉井清子 (監訳).: 健康の謎を解く：ストレス対処と健康保持のメカニズム. 有信堂, 東京, 2001.
3) World Health Organization: *Constitution*. WHO, New York, 1946.
4) 岩永俊博.: 地域づくり型保健活動の考え方と進め方. 医学書院, 東京, 2003.
5) Huber M, Knottnerus JA, Green L, et al.: How should we define health? BMJ 2011; 343: d4163.
6) 藤岡一郎.: 重症児のQOL (クオリティ・オブ・ライフ)「医療的ケア」ガイド. クリエイツかもがわ, 京都, 2000.
7) Kuhn TS.: *The Structure of Scientific Revolutions*. 2nd ed., Chicago University Press, 1970. 中山茂 (訳).: 科学革命の構造. みすず書房, 東京, 1971.
8) World Health Organization.: *Ottawa Charter for Health Promotion*. 1986. 島内憲夫.: ヘルスプロモーション—WHO: オタワ憲章—. 垣内出版, 東京, 1990.
9) 健康日本21企画・計画策定検討会.: 健康日本21 (21世紀における国民健康づくり運動について) 報告書. 健康・体力づくり事業財団, 東京, 2000.
10) Kickbush I.: Tribute to Antonovsky: What creates health?. *Health Promotion International*, 11(1), 5-6, 1996.

11) 津田彰, 馬場園明（編）: 健康支援学: ヘルスプロモーション最前線. 至文堂, 東京, 2004.
12) Twaddle A, Hessler RM.: *A Sociology of Health*. 2nd ed., Macmillan Publishing Company, 1987.
13) Dubos RJ.: *The Mirage of Health*. Allen & Unwin, London, 1960. 田多井吉之助（訳）: 健康という幻想: 医学の生物学的変化. 紀伊国屋書店, 東京, 1977.
14) 橋爪誠(訳), Schuffel W, ほか(編).: 健康生成論の理論と実際: 心身医療, メンタルヘルス・ケアにおけるパラダイム転換. 三輪書店, 東京, 2004.
15) Rutter M.: Resilience in the face of adversity: Protective factors and resistance to psychiatric disorder. *British Journal of Psychiatry*, 147, 598-611, 2004.
16) Siegel K et al.: Perceiving benefits in adversity: Stress-related growth in women living with HIV/AIDS. *Social Science & Medicine*, 51, 1543-1554, 2000.
17) Snyder CR, Lopez SJ. eds.: *Handbook of Positive Psychology*. Oxford University Press, 257-276, 2002.
18) 鳥井哲志（編）: ポジティブ心理学: 21世紀の心理学の可能性. ナカニシヤ出版, 京都, 2006.
19) 白澤政和（編）: ストレングスモデルによる介護予防ケアマネジメント: 理論と実際. 中央法規出版, 東京, 2007.
20) 山崎喜比古.: 健康への新しい見方を理論化した健康生成論と健康保持能力概念 SOC. *Quality Nursing*, 5(10), 81-88, 1999.
21) Blascovich J, Tomaca J.: Measures of Self-Esteem. Robinson JP, et al. eds.: *Measures of Personality and Social Psychological Attitudes*. Academic Press, Inc., 115-160, 1991.
22) 本明寛, 野口京子（監訳）, アルバート・バンデューラ（編）: 激動社会の中の自己効力. 金子書房, 東京, 1997.
23) 中央教育審議会.: 21世紀を展望した我が国の教育の在り方について（第一次答申）. 文部省, 1996. http://www.mext.go.jp/b_menu/shingi/12/chuuou/toushin/960701.htm
24) 川畑徹朗, ほか（監訳）.: WHO・ライフスキル教育プログラム. 大修館書店, 東京, 1997.
25) Israel BA, et al.: Health education and community empowerment: conceptualizing and measuring perceptions of individual organizational, and community control. *Health Education Quarterly*, 21(2), 149-170, 1994.
26) Antonovsky A.: The salutogenic model as a theory to guide health promotion. *Health Promotion International*, 1995.
27) Kawachi I, et al.: Health and social cohesion: why care about income inequality?. *British Medical Journal*, 314, 1037-1040, 1997.
28) 木村知香子, 山崎喜比古, 石川ひろの, ほか.: 大学生の Sense of Coherence（首尾一貫感覚, SOC）とその関連要因の検討. 日本健康教育学会誌, 9, 37-48, 2001.

第2章　SOC はどのように測ることができるのか

　SOC を扱った研究を行う際に必ず必要になってくる作業が、SOC をどのように測るのか、ということである。現在の SOC を扱った研究のなかで、SOC を測定するための方法として最もよく使用されている方法は自記式質問紙によるスケール（尺度）測定法である。なかでも、アントノフスキーが1987年に発表した SOC スケール（あるいは、人生の志向性に関する質問票：Orientation to Life Questionnaire）がよく使用されている[1]。

　本章ではまずアントノフスキーによる SOC スケールの開発の過程を概観し、その信頼性と妥当性の検討、ついでそれ以外の SOC スケールを紹介していきたい。

1.　アントノフスキーによる SOC スケールの開発

1)　尺度開発のためにどのような理論と方法を用いたのか

　アントノフスキーはその著書『健康の謎を解く』（1987）の第4章で約30頁にわたり SOC スケールの開発過程について紹介している[1]。ここでは、その記述をもとに開発過程を追っていくこととする。

　スケール開発の際に彼が選んだ測定理論が、ガットマン（Guttman, L）のファセットアプローチである。アントノフスキーは SOC スケール作成に際してはファセットアプローチ理論の一つの柱である「ファセットデザイン」を使用している。

　この「ファセットデザイン」は、①観察のための概念枠組みの準備、②質問文と回答形式の選択、③マッピングセンテンス（調査の理論的・仮説的図式を文章の形で表現する技法）から成立している[2]。

現在、ファセットアプローチ理論はその提唱からすでに30年近く経とうとしているが、技法論的な側面と同時にその科学論的な側面においてもいまだ評価され続けている[2]。この理論の提唱初期にいち早く着眼しスケール作成に取り組んだアントノフスキーはたいへんに先見の明があったといえよう。

続いて具体的にどのような作業のもとアントノフスキーがスケール作成を行ったかについて述べていく。

2) 実際にはどのように作業を進めていったのか——インタビューとマッピング

ファセットデザインの第一ステップは「観察のための概念枠組みの準備」である。これについてはすでにSOCの理論化が進められていたため、アントノフスキーは第二ステップである「質問文と回答形式の選択」、そして第三ステップである「マッピングセンテンス」について取りかかった。

(1) 予備的研究——苦難の経験をもつ51名へのインタビュー調査

「質問文と回答形式の選択」をする基礎として、SOC概念をより具体的なものとすることが必要と考えたアントノフスキーがとった方法は、インタビュー調査であった。まず、苦難の経験をもつ51名へのインタビューのうち、苦難への対処経験の語りの部分を、それまでに固めてきたSOC理論をもとにアントノフスキーを含めた研究者3名で、強いSOCをもつ人、あるいは弱いSOCをもつ人に分類した。次に、SOCが強いグループと弱いグループの人生経験を比較し、それぞれの特徴をつかむことで[a]、よりSOC理論を具体的なものとさせ、どのような質問をすることでSOCを測ることができるかをはっきりとさせたのである。すなわち、スケール項目の具体案をつくることができたのである。

(2) マッピングセンテンスの実施

「マッピングセンテンス」とは、測りたいもの(今回はSOC)の理論図を文章の形で表したものを指す[2]。スケール項目の具体案を得ることができたアントノフスキーは、各項目内容がSOCの三つの構成要素のうち何を表すものかをまず明確に設定した。ついで、各項目において表現される、SOC概念とは異なる四つの刺激を表すファセット(面)(①刺激の性質、②刺激の源、③刺激の要求、

---

[a] このインタビュー結果はアントノフスキー著(山崎・吉井監訳)『健康の謎を解く』(有信堂刊)において詳細に記載されており、参照されたい。

A. 性質 (Modality)
回答者Xさんが反応する刺激は │ 1. 手段的な　│ 刺激であり、
　　　　　　　　　　　　　　│ 2. 認知的な　│
　　　　　　　　　　　　　　│ 3. 感情的な　│
B. 源 (source)
　　　　　　　　その刺激は　│ 1. 内的な　　│ 環境に由来し、
　　　　　　　　　　　　　　│ 2. 外的な　　│
　　　　　　　　　　　　　　│ 3. 両方の　　│
C. 要求 (Demand)
　　　　　　　　その刺激は　│ 1. 具体的な　│ 要求を課し、
　　　　　　　　　　　　　　│ 2. 散漫な　　│
　　　　　　　　　　　　　　│ 3. 抽象的な　│
D. 時間 (time)
　　　　　　　　その刺激は　│ 1. 過去の　　│ 時間のものであり、
　　　　　　　　　　　　　　│ 2. 現在の　　│
　　　　　　　　　　　　　　│ 3. 未来の　　│
E. 構成要素
　　　　　SOCの構成要素は　│ 1. 把握可能感│ の点で、│ 高い　│ 次元に属する反応である
　　　　　　　　　　　　　　│ 2. 処理可能感│ 　　　　│ ↓↑　│
　　　　　　　　　　　　　　│ 3. 有意味感　│ 　　　　│ 低い　│

図2-1　質問票設計のためのSOCのマッピングセンテンス[1]

④時間）を設定し、その項目は、各ファセットの何を表現している項目であるかを明確に示した（図2-1参照）。4ファセットには各々3要素があるため、3の4乗で81通りの種類が考えられる。しかし、81項目では分量が多いため項目分析を重ねて徐々に項目を削り、把握可能感11項目、処理可能感10項目、有意味感8項目の計29項目より成立するスケール（SOC-29）が作成された。また、同時に13項目の短縮版（SOC-13）も提示された。

3）スケールの信頼性と妥当性はどのようにして確かめられたのか

(1) 信頼性の検討

アントノフスキー自身はその著書[1]と論文[3]のなかでSOCスケールの信頼性[b]と妥当性[c]の検討を行っている。また、最近ではエリクソン（Eriksson, M.）ら[4]がSOC-29とSOC-13の信頼性と妥当性について整理している。

SOCスケールの信頼性に関しては、内的一貫性の指標であるクロンバッ

---

b) スケールの信頼性が高い状態とは、実際に得られたスケール得点がどの程度安定したものなのか、言い換えると真の値と実際に得られた値の差（測定誤差）が少ない状態を言い、信頼性係数と呼ばれる統計指標を算出することでその程度を知ることができる。数ある信頼性係数のなかで最も良く使用される指標の一つがクロンバックの α 係数で1.0に近いほど高い信頼性を指す。

c) 妥当性とはスケールが定義された内容を適切に測定できているかの程度で、予測妥当性、因子妥当性、併存妥当性、弁別妥当性など、多角的な検討方法がある。

クのα係数について示されることが多い。SOC-29のα係数は.84〜.93[1]、.86〜.95[3]、.70〜.95[4]が報告されている。また、SOC-13に関しては.74〜.91[3]、.70〜.92[4]の値が示されている。

また、再テスト信頼性係数として、アントノフスキーはSOC-29では6カ月で.80、1年間で.52〜.56、2年間で.45〜.55の値を示している[3]。一方エリクソンらは、1週間で.92、3週間.65、1カ月で.93、6カ月で.77、1年間.78を示しており[4]、SOC-13では1年以内で.69〜.72、18カ月で.77、3年で.64、4年で.42〜.45、5年で.59〜.67、10年で.54の値を示している[4]。

(2) 因子的妥当性の検討

SOC-29およびSOS-13の因子的妥当性[d]の検討として、かつては探索的因子分析[e]が行われていた。いくつかの報告ではSOC-29およびSOC-13の測定結果に対して探索的因子分析を実施したところ、本来期待していた、有意味感、把握可能感、処理可能感の3因子ではなく、一つの因子より成立していることが示された[3]。これは先述のマッピングセンテンスに見るように主要な3要素のほかにいくつかのファセットを含むことから、探索的因子分析では3要素の因子の抽出が困難であったことが考えられる。

他方で、フェルト（Feld, T.）ら[5]はフィンランド語13項目版の確証的因子分析（Confirmatory Factor Analysis; CFA）[f]を用い、技術者サンプル（N=989）、教師サンプル（N=1092）、管理職サンプル（N=1035）に対して[g]、修正は要するものの[h]、把握可能感、処理可能感、有意味感の3因子、その上位にSOC

---

d) 因子とは共通因子とも呼ばれ、スケールの各項目は何らかの共通因子により影響を受けている。例えばSOCスケールの各項目は、有意味感、把握可能感、処理可能感の3種の共通因子のいずれかにより影響を受けていると考えることができる。このように当初定義した共通因子と各項目との関係を因子分析という統計手法で証明することで得られる妥当性のことを因子的妥当性という。

e) 各項目の回答結果（各項目間の相関係数）から因子を計算して見つけ出す（抽出する）統計手法のこと。

f) 定義された因子と因子によって影響を受ける項目との関係は、実際に測定したデータからはどれほどかけ離れた関係であるかを確かめる分析方法。数々のデータ適合度指標を算出してかけ離れた程度を確認する。例えば、諸説あるが、データ適合度指標のうちχ^2/dfは5あるいは2以下、CFIは0.9以上、RMSEAは0.05以下の値だと、定義した関係とデータは概ねかけ離れていないということができる。

g) 多母集団の同時分析を実施している。

h) 項目2と項目3の誤差に相関を認める修正。

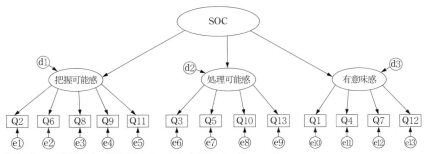

注1) 楕円が因子を表す。誤差（dあるいはe）も因子として扱っている
注2) 四角が実際に測定されているスケール項目を表す

図2-2　二次3因子構造13項目版SOCスケールのモデル

という単一の因子を配する二次因子構造（図2-2参照）を検証している（χ^2/df=4.40）。またフランス語13項目版においても地域サンプル（N=647）で同様の一部の修正のうえでの二次因子構造が示されている（χ^2/df=1.57、CFI=0.97、RMSEA=0.04）[6]。さらに、フェルトらは二つの労働者サンプル（N=141、N=211）を5年間隔の2時点で測定し、各時点における二次因子構造の適合度を検討しており、一部修正の13項目版モデルではχ^2/df=2.36〜3.09、項目2と3を削除したモデルではχ^2/df=1.21〜2.26の適合度を示した[7]。また、この二次因子構造が一定の時間をはさんでも安定しているかという検討を行ったところ、フィンランド語版では、項目2を削除した12項目における1年間の安定性が[8]、項目2および3を削除した11項目における5年間の安定性が示されている[7]。

(3) 基準関連妥当性の検討

SOCスケールには「ゴールドスタンダード」がないため、基準関連妥当性[i]の検討のためにアントノフスキー[3]は大きく4種類のゴールドスタンダードに準ずる基準群を提案し、1992年までの52の文献をもとにSOCとの基準関連妥当性を検討した。4種類とはA. 自己と環境の知覚、B. ストレッサーの知覚、C. 健康およびウェルビーイング、D. 態度と行動である。また、エリクソンら

---

　　i)　スケール得点と、スケールの定義に基づいて、他の類似の尺度（外的基準あるいはゴールドスタンダード）と関係をもつか（併存妥当性）、および時間的に予測するとされる他の尺度との時間をはさんだ関係をもつか（予測妥当性）の主に二つからなる。この項では主に併存妥当性を取り上げ、予測妥当性は次項で扱う。

は同様の枠組みのもとで、1992年より2003年までの344のSOCに関する研究を扱った文献のなかから基準関連妥当性を示している[4]。

【A. 自己と環境の知覚との関連性】 アントノフスキーは、大きく分けて内的統御の座[j]（Internal Locus of Control）や不安（Anxiety）、家族環境スケール（Family Environment Scale）との関連性を扱っている[3]。これらとSOCとの関連性に関しては不安との関連性を見たイスラエルの学生418名を対象とした研究以外ではすべて有意な関連性を示していた。エリクソンらは、さらに、大きく分けて抑うつ（depression）、怒り（anger）、バーンアウト（burnout）、等11種の心理概念との関連性を検討した研究を取り上げている。このうちがん患者20名の不安、交通事故被害者51名の内的統御の座、外的統御の座、ソーシャルワーカー81名のバーンアウト、学生95名、高齢女性82名の外向的性格とSOCとの関連性は見られなかったが、それ以外では、SOCと上記の11種すべての心理概念尺度との関連性を認めていることを報告している[4]。

【B. ストレッサーの知覚との関連性】 アントノフスキーは、ライフイベントと労働ストレッサーを扱った研究を取り上げており、いずれとも負の関連性があることが示されている[3]。エリクソンは、ライフイベント（Life events）、主観的ストレッサー（Perceived stressor: コーピングストラテジー、デイリーハッスル、職業ストレス）、心的外傷後ストレス障害（Post traumatic stress disorder; PTSD）を扱っている[4]。このうち、以下を除いてSOCとこれらのストレッサーの知覚関連の変数とは関連性が認められている。すなわち関連性が出なかった変数とは、大学生のコーピングストラテジー、救命救急看護師35名のストレス、自閉症をもつ親と自閉症でない子の親の合計66名の家庭ストレス、腎炎患者48名の問題焦点コーピング、工業デザイン関係職422名の職業性ストレスのうち職能に関する下位尺度である。

【C. 健康およびウェルビーイングとの関連性】 アントノフスキーは客観的健康指標に関しては以下の指標との関連性について報告している[3]。まず、スウェーデンの工場のスーパーバイザー217名における、コレステロール値、ト

---

j) 統御の座（Locus of Control）とは、ロッターによる社会学習理論のなかの概念で、その人の原因帰属の特徴（認知あるいは性格特性）を指す。自分の行動をコントロールする原因が、能力や努力など自己の内部にあるとするものが内的統御の座、運や課題の困難さ・強力な他者など自己の外部にあるとするものが外的統御の座とされる。

リグリセロール（中性脂肪）値、血糖値では関連が見られず、収縮期血圧と拡張期血圧との負の関連性があることを示している。また、米国の55歳以上の男性患者240名の6カ月後の病院や救命救急外来への連絡回数では有意な関連が見られなかったが、医師の訪問回数や、生活制限日数、床上生活日数との関連性を示した。他方で主観的健康状態に関しては、主観的ウェルビーイング、クオリティオブライフ（Quality of Life; 以下QOL）、人生満足度等の指標を扱った研究で、いずれの指標ともSOCは有意な関連性が見られたことを示している。

エリクソンらは、QOLとウェルビーイングの大きく二つに分けており、QOL指標では重複外傷をもつ患者69名の性生活と労働状況に関するQOL、前立腺がんと前立腺肥大の患者71名の身体的状態と役割に関するQOLとの関連が見られていないほかは、すべての指標はSOCと有意な関連性が示されている[4]。ウェルビーイング指標は、取り上げられているすべての指標とSOCとの有意な関連性が示されている[4]。

【D．態度と行動】　アントノフスキーは、ソーシャルサポート、コーピング方略、ハイリスク行動の指標を挙げており、大学生59名の人的サポート以外ではSOCと有意な関連を示している[3]。エリクソンらは、態度と行動として、障害度、防衛機制、健康信念、ソーシャルスキル、ソーシャルサポートを挙げ、そのほとんどの尺度とSOCとの有意な関連が見られていることを報告している[4]。

(4) 予測妥当性の検討

SOCスケールの予測妥当性の検討はエリクソンらによってまとめられている[4]。そこでは、短期間の予測に関してはエストニア号の沈没事故の生存者における3カ月後のPTSD様症状との関連性、整形外科手術後1年のQOL（SF-36）、胃バイパス術後1年の病的肥満状態、統合失調症患者の18カ月後のランカシャー（Lancashire）QOL[k]、心身症罹患により就職困難な者の2年後の就職状況が示されている[4]。ほかに、8年間の総死亡率[9]、8年間の心疾患の罹患率[10]が明らかになっている。

---

k) 欧米を中心に使用されている、精神疾患患者向けのQOL尺度。経済状態や社会関係、宗教など計19ドメインからなり、主観的51項目、客観的54項目、計105項目よりなる。

4) 日本語版の SOC-29、SOC-13 スケール

アントノフスキーにより作成された SOC スケール（SOC-29、SOC-13）の日本語版は山崎により開発されている[11]。日本語版 SOC-29のクロンバック α は .85～.91の報告が見られ、SOC-13は .72～ .89の報告が見られている。基準関連妥当性についてはアントノフスキーにおける基準に照らし合わせると、基準Aにおける検討としては、一般性セルフエフィカシー尺度との関連性[12]、基準Bにおいては、ストレスフルライフイベントとの関連性[13, 14]、デイリーハッスルとの関連性[15]、Cでは一般健康調査票（General Health Questionnaire; GHQ）[12, 13]、が明らかとなっており、予測妥当性としては、身体症状、GHQ、病気欠席、生活満足度、進路選択などが明らかとなっている[16, 17]。また、13項目5件法のバージョンではあるが、信頼性と因子的妥当性[18]、13項目7件法の2年間の因子構造の安定性[17]も明らかになっている。以上から、日本語版 SOC スケールに関しても概ね信頼性と妥当性が認められているといえよう。

また、日本語版 SOC-13スケールについては標準化が行われている[19]。尺度標準化とは尺度の規準集団を定め、その集団と比較可能な形で尺度を設定することを指す基準を設定することを指す[20]。日本語版 SOC-13の場合は日本国内在住の日本国籍を持つ成人男女を対象とした代表サンプルをもって規準集団としている。したがって、日本人の基準値（平均値）を参照することができ、この基準値を用いて比較可能な標準得点に換算して用いることができる。例えば全国代表サンプルの平均得点は59.0点、標準偏差は12.2点であったので、この値を用いていわゆる偏差値（平均50点、標準偏差10点としたときの得点）を用いた標準得点化をすることができる（**Box2-1** 参照）。

年齢階層別の平均得点など尺度標準化と使用方法の詳細については『健康生成力 SOC と人生・社会──全国代表サンプル調査と分析』（有信堂刊）を参照されたい。

Box2-1 SOC-13 の日本人成人標準得点（偏差値）の求め方
SOC-13 の標準得点（平均 50 点、標準偏差 10 点の偏差値に相当）は以下のように求めることができます。

$$\text{SOC13 標準得点} = 10 \times \frac{\text{対象者の得点} - 59.0}{12.2} + 50$$

2. そのほかの SOC スケール

1) 短縮版 SOC スケール

大規模で多目的の一般住民調査の実施において、29項目や13項目に及ぶ場合にはあまりにも長すぎること、回答時間を少しでも短縮化するための工夫が必要であったことから、スウェーデンのルンドベリ（Lundberg, O.）らは短縮版3項目 SOC スケール（SOC-3）の開発を行った[21]。この SOC-3 は3件法とされ、SOC の各下位概念の要素を表現したオリジナルの項目内容とされた。SOC-3 はスウェーデン語および英語版が作成され、スウェーデン語版は、幼少期および現在の社会経済的地位との関係、主観的健康との関係について検証された[22]。サーティスらは、この英語版を用いて、総死亡率、原因別（心疾患および悪性新生物）死亡率の予測性を明らかにした[23]。

その一方でシューマンらは、ドイツ語版 SOC-3 を作成し、さらにそれとは別に BASOC という3項目5件法尺度を作成した。そこで SOC-3 と BASOC と、SOC-29（5件法版）および、メンタルヘルス、生活満足、社会資源（ソーシャルサポート）との関連性を検討した結果、BASOC において良好な構成概念妥当性が得られたことから、彼らは3項目版としては BASOC の使用を推奨した[24]。

ただし、BASOC は SOC の下位概念のうち、有意味感1項目、把握可能感2項目よりなり、処理可能感の項目はない。また、BASOC は多項目スケールである SOC-29 のなかの3項目であり、SOC および各下位概念の定義と項目内容との乖離が危惧される。

その一方で、SOC-3 は、3件法のうえ各項目内容はやや難解で、有意味感の項目が生活満足に近い項目内容であるなど SOC の下位概念の定義が十分に反映されていないとも考えられた。そこでわれわれはアントノフスキーによる SOC の下位概念の定義に忠実な項目内容とした短縮版 SOC スケールの開発を行った。

2) SOC 3-UTHS

SOC 3-UTHS（University of Tokyo Health Sociology version of the SOC 3 scale）は

アントノフスキーによって提示された SOC の下位概念の定義を参照して作成された、一般住民調査向けの短縮版 SOC スケールである[25]。項目作成にあたっては処理可能感、有意味感、把握可能感の定義を平易な文章に修正し、研究者8名で内容妥当性を確認した。

なお、測定においては以下3点について注意をした。第一に、項目内容の時間軸に関しては現時点での考えを扱った点である。第二に、SOC-29、SOC-13、SOC-3 に見られる、「…と感じることがありますか？よくある～まったくない」という、感覚の頻度を問う疑問文の質問は排除した点である。これはSOC測定の際に問題視されるネガティブ感情の影響を考慮するために、新規項目は平叙文とし、同意（あてはまる～あてはまらない）を測定した。第3に分散を考慮して「非常によくあてはまる～まったくあてはまらない」の7ポイントSD法を採用した点である。

作成にあたり、調査を繰り返し、最終的に項目内容として落ち着いた最新版のSOC 3 -UTHS（ver.1.2）を **Box2-2** に示した。

SOC 3 -UTHS（ver.1.2）についても SOC-13 と同様に尺度の標準化が行われている。したがって、基準得点を用いて標準得点を算出することができる。標準

Box2-2　SOC 3 -UTHS ver.1.2 調査票
あなたの人生に対する感じ方についてうかがいます。次の（A）～（C）のそれぞれについて、あなたの感じ方を最もよくあらわしている数字1つに〇をつけてください。（〇はそれぞれ1つずつ）

	よく あてはまる	⇔				まったく あてはまらない
（A）私は、日常生じる困難や問題の解決策を見つけることができると思う	1	2	3	4	5	6	7
（B）私は、人生で生じる困難や問題のいくつかは、向き合い、取り組む価値があると思う	1	2	3	4	5	6	7
（C）私は、日常生じる困難や問題を理解したり予測したりできると思う	1	2	3	4	5	6	7

Box2-3　SOC 3 -UTHS（ver1.2）の日本人成人標準得点（偏差値）の求め方
SOC 3 -UTHS の標準得点は以下のように求めることができる。

$$\text{SOC3-UTHS 標準得点} = 10 \times \frac{\text{対象者の得点} - 15.0}{3.5} + 50$$

得点の算出方法を **Box2-3** に示した。また、標準化の詳細については、『健康生成力SOCと人生・社会』を参照されたい。

3) 小児用SOCスケール

学童期あるいは思春期のSOCを測定する試みがこれまでにいくつか行われている。アントノフスキーのSOCスケールの項目内容はやや抽象的であり、かつ、過去の経験に基づく設問（例えば「今まであなたの人生は明確な目標があった」等）が多く、学童期あるいは思春期の彼らにとっては難解をきわめることは容易に想像できる。そこでノルウェーの心理学者であるトルシェイム（Torsheim, T.）らはSOC-13をもとに学童期の対象者にも回答しやすい項目に修正したSOCスケール（Age adapted SOC scale）を作成し[28]（クロンバック α 係数は.85で、再テスト信頼性係数は.78）、学校関連ストレッサーに対して緩衝効果をもつことを示した。一方で林らはSOC-29をもとに小学校高学年向け29項目のSOCスケールを開発し（クロンバック α 係数は.82）、朝食の摂取や自覚症状の有無との有意な関係性を示している[29]。坂野らは、トルシェイムらの項目と、林らの日本語29項目版をもとに13項目版の児童・思春期向けSOCスケール（CSOC-13）を開発した[30]。さらに朴峠らは、小学校中学年でもわかりやすいように注を付けたり、担任教師が児童からの質問に回答できるような資料を作成するなど、工夫の上で測定し、分析を行った[31]。児童・思春期向けSOCスケールについては第12章を参照されたい。

フィンランドで行われた研究では、実際に12歳の児童に対して大人用のSOCスケールを実施し、その適用が可能であるかどうかを検討し、そのスコアの分布、内的一貫性、下位因子間相関から成人に施行した場合とほぼ同一であり、12歳児にも使用可能であるとした報告もある[32]。しかし、成人向けのSOC-13の項目で、例えば「今まであなたの人生は、明確な目標や目的はまったくなかった～とても明確な目標や目的があった」というような設問など、少なくとも小中学生において回答することは甚だ困難であろう。したがって、児童に対して成人用のスケールを使用することは現時点では慎重であるべきであろう。

4) 高校生に対するSOCスケールの適用について

その一方で、高校生に対しては、SOC-13の適用と、信頼性と妥当性の検討が進みつつある。筆者らによる東京都内のA高校の全生徒1,520名を対象とした調査において、13項目5件法版のSOCスケールを使用したところ、成人を対象とした全国サンプルの平均値44.1±9.2よりもやや低い40.3±8.1であったが、α係数は.79であった。また、二次3因子モデルでの確証的因子分析の結果、$\chi^2/df=3.36$、CFI=.943、RMSEA=.039と、良好な適合度が得られた。また、抑うつ尺度（Mental Health Inventory）との相関は、男性で.51、女性で.57で、心身症状数との相関は男性で-.41、女性で-.45であり、成人を対象とした場合とほぼ同様の関連性が見られ、構成概念妥当性が見られたといえる。したがって、高校生に対しては、SOC-13スケールは概ね適用可能と考えられる。

3．まとめ

アントノフスキーのSOC-13やSOC-29については、重ねて検討されており、エリクソンらは、信頼性と妥当性については十分であると結論づけている。

また、SOC 3-UTHS (ver.1.2)についても標準化作業が進み、使用可能な尺度である。ただし、SOC概念を3項目で測定している点の限界を踏まえると次のようなケースの際にSOC-13の代替として用いることを勧めたい。例えば、大規模調査などで調査票のスペースに限界があるとき、高齢者や障がい者を対象にしており、回答負担を回避したいとき、などである。もしこうした調査方法上の限界がない場合は、SOC-29やSOC-13の使用が望ましいだろう。

また、今後のスケール使用の方向性のひとつとして臨床的な活用が挙げられる。特に、SOCの変動（上昇させること）を促す何らかの介入（支援）方法の確立が必要である。介入プログラムの開発・評価研究を積み重ねていくにあたってSOCの高低に関する基準の統一が必須であり、そのためにも標準化されたSOCスケールの使用、また、標準化得点の利用は重要になってくるだろう。

（戸ヶ里　泰典）

第 2 章　SOC はどのように測ることができるのか　37

【引用文献】
1) Antonovsky A.: *Unraveling the mystery of health: How people manage stress and stay well*. Jossey-Bass Publishers, San Francisco, 1987. 山崎喜比古，吉井清子（監訳）.: 健康の謎を解く：ストレス対処と健康保持のメカニズム．有信堂，東京，2001.
2) 木村通治，真鍋一史，安永幸子，ほか.: ファセット理論と解析事例．ナカニシヤ出版，京都，2002.
3) Antonovsky A.: The structure and properties of the sense of coherence scale. *Social Science & Medicine*, 36, 725-733, 1993.
4) Eriksson M, Lindström B.: Validity of Antonovsky's sense of coherence scale: a systematic review. *Journal of Epidemiology and Community Health*, 59, 460-466, 2005.
5) Feldt T, Rasku A.: The structure of Antonovsky's orientation to life questionnaire. *Personality and Individual Differences*, 25, 505-516, 1998.
6) Gana K, Garnier S.: Latent structure of the sense of coherence scale in a French sample. *Personality and Individual Differences*, 31, 1079-1090, 2001.
7) Feldt T, Leskinen E, Kinnunen U, et al.: The stability of sense of coherence: comparing two age groups in a 5-year follow-up study. *Personality and Individual Differences*, 35, 1151-1165, 2003.
8) Feldt T, Leskinen E, Kinunen U, et al.: Longuitudinal factor analysis models in the assessment of the stability of sense of coherence. *Personality and Individual Differences*, 28, 239-257, 2000.
9) Poppius E, Tenkanen L, Hakama M, et al.: The sense of coherence, occupation and all-cause mortality in the Helsinki Heart Study. *European Journal of Epidemiology*, 18, 389-393, 2003.
10) Poppius E, Tenkanen L, Kalimo R, et al.: The sense of coherence, occupation and the risk of coronary heart disease in the Helsinki Heart Study. *Social Science & Medicine*, 49, 109-120, 1999.
11) 山崎喜比古.: 健康への新しい見方を理論化した健康生成論と健康保持能力概念 SOC. *Quality Nursing*, 5, 825-832, 1999.
12) Tsuno YS, Yamazaki Y.: A comparative study of sense of coherence (SOC) and related psychosocial factors among urban versus rural residents in Japan. *Personality and Individual Differences*, 43, 449-461, 2007.
13) 高山智子，浅野祐子，山崎喜比古，ほか.: ストレスフルな生活出来事が首尾一貫感覚（Sense of Coherence: SOC）と精神健康に及ぼす影響．日本公衆衛生雑誌，46, 965-976, 1999.
14) 山崎喜比古.: ストレスの進行と防止の過程徹底分析．日本人のストレス実態調査委員会編：データブック NHK 現代日本人のストレス．日本放送出版協会，東京，178-200, 2003.
15) 木村知香子，山崎喜比古，石川ひろの，ほか.: 大学生の Sence of Coherence（首尾一貫感覚、SOC）とその関連要因の検討．日本健康教育学会誌，9, 37-48, 2001.
16) Togari T, Yamazaki Y, Takayama TS, Yamaki CK, Nakayama K.: Follow-up study on the effects of sense of coherence on well-being after two years in Japanese university undergraduate students. *Personality and Individual Differences*, 44, 1335-1347, 2008.
17) Togari T, Yamazaki Y, Nakayama K, et al.: Construct validity of Antonovsky's sense of coherence scale: Stability of factor structure and predictive validity with regard to the well-being of Japanese undergraduate students from two-year follow-up data. *The Japanese Journal of Health and Human Ecology*, 74, 71-86, 2008.
18) 戸ヶ里泰典，山崎喜比古.: 13項目5件法版 Sense of Coherence Scale の信頼性と因子的

妥当性の検討. 民族衛生, 71, 168-182, 2005.
19) 山崎喜比古監修, 戸ヶ里泰典編.：健康生成力 SOC と人生・社会：全国代表サンプル調査と分析. 有信堂, 東京, 2017.
20) 光永悠彦.：テストは何を測るのか：項目反応理論の考え方. ナカニシヤ出版, 京都, 2017.
21) Lundberg O, Nystrom PM.: A simplified way of measuring sense of coherence. Experiences from a population survey in Sweden. *European Journal of Public Health*, 5, 56-59, 1995.
22) Lundberg O.: Childhood conditions, sense of coherence, social class and adult ill health: Exploring their theoretical and empirical relations. *Social Science & Medicine*, 44, 821-831, 1997.
23) Surtees P, Wainwright N, Luben R, et al.: Sense of Coherence and mortality in men and women in the EPIC-Norfolk United Kingdom prospective cohort study. *American Journal of Epidemiology*, 158, 1202-1209, 2003.
24) Schumann A, Hapke U, Meyer C, et al.: Measuring Sense of Coherence with only three items: a useful tool for population surveys. *British Journal of Health Psychology*, 8, 409-421, 2003.
25) Togari T, Yamazaki Y, Nakayama K, et al.: Development of a short version of the sense of coherence scale for population survey. *Journal of Epidemiology and Community Health*, 61, 921-922, 2007.
26) Farran CJ, Herth KA, Popovich JM.: *Hope and Hopelessness: Critical clinical constructs*. Sage Publications, Thousand Oaks, 1995.
27) Herth K.: Abbreviated instrument to measure hope: development and psychometric evaluation. *Journal of Advanced Nursing*, 17, 1251-1259, 1992.
28) Torsheim T, Aaroe LE, Wold B.: Sense of coherence and school-related stress as predictors of subjective health complaints in early adolescence: interactive, indirect or direct relationships?. *Social Science & Medicine*, 53, 603-614, 2001.
29) 林仁美, 小林美智子, 山崎喜比古.：前思春期用健康保持能力 SOC スケールの開発と応用. 日本健康教育学会誌, 11 (suppl.), 106-107, 2003.
30) 坂野純子, 戸ヶ里泰典, 山崎喜比古, ほか.：児童用 SOC スケール13項目版（CSOC13jp）の開発. 日本健康教育学会誌, 12 (suppl.), 182-183, 2004.
31) 朴峠周子, 武田文, 戸ヶ里泰典, 山崎喜比古, 木田春代.：小学校高学年における首尾一貫感覚（Sense of Coherence; SOC）の変化およびソーシャルサポートとの因果関係：1年間の縦断調査から. 日本公衆衛生雑誌, 58 (11), 967-977, 2011.
32) Honkinen P, Suominen S, Rautava P, et al.: The adult sense of coherence scale is applicable to 12-year-old schoolchildren an additional tool in health promotion. *Acta Pædiatrica*, 95, 952-955, 2006.

第3章　SOC の形成要因
　　　── SOC はいかにして育まれるのか

　SOC の発達やその形成過程についてはアントノフスキーが記した『健康の謎を解く』のなかで詳細に紹介されている。そこでは、ストレッサー（ストレス要因）[a]を有益な人生経験に変化させることができる汎抵抗資源（例：モノ、カネ、知識、ソーシャルサポート、ソーシャルネットワーク、社会関係、宗教、哲学、芸術、遺伝子、体質、気質等）により、良好な人生経験が提供され、この経験がSOC の強弱をつくる、とされている。

　また、こういった良好な人生経験の提供を決定するのは社会的、歴史的な要因であり、SOC がつくられる時期としては、乳幼児期と思春期が最も重要であるとされている[1,2]。

　そこでこの章では、今述べた、アントノフスキーが提案する SOC の形成・発達に関する仮説を俯瞰したうえで、SOC のつくられ方や発達は、具体的にはどのようにして行われ、進むのか、研究結果を紹介しながら説明していく。

---

[a]　アントノフスキーはストレッサー概念をおよそ三つに分類している。一つが「慢性的ストレッサー」、二つ目が「人生（生活）出来事（Life event）」、三つ目が急性の「日常生活上の混乱（daily hassles）」である[2]（p35）。慢性ストレッサーとは、「資源や役割機会が不十分である経験が続く現象」であり、持続的な環境や現象（対人関係、社会的役割など）であることから、これは GRRs が欠損している状況にほかならず、汎抵抗欠損（General Resistance Deficits; GRD）と呼んだ。また、「日常生活上の混乱」に関しては、アントノフスキー自身は関心をもたず、その理由として一時的なものであれば SOC や健康状態には何ら影響を与えるとは思えないうえ、絶え間なく続く「日常生活上の混乱」は慢性的ストレッサーに由来すると推察できるため、と述べている[2]（p73）。

1. SOCを育む3種の人生経験とSOCの関係

　SOCを育むものとして挙げられている「人生経験」とはどのようなものであろうか。アントノフスキーは、以下の3種の経験を挙げている[1,2]。すなわち、「一貫性の経験」、「過小負荷と過大負荷のバランスの経験」、「結果形成への参加の経験」の3種である。

　アントノフスキーや、その共同研究者のサギーらによると、「一貫性の経験」とは、「ルールや規律が明確で、さらに、そのルールについての責任の所在も明確で、ルールのほか全体的な価値観もまた明確であること」に基づいた経験であるとされている[3]。「過小負荷と過大負荷のバランスの経験」とは「まわりからの要求がその人がもっている能力や手段を越えていて、実行できないこと」と、「その人がもっている能力や手段を十分に使う必要もないくらい弱い要求」の間のバランスの取れた経験であるとされている[3]。「結果形成への参加の経験」とは、「自分たちの前に設定された課題を快く受け入れ、自分たちでその課題を行うことに責任をもって、何をするのかしないのかを決定する」経験であると定義している[3]。これら人生経験は、先述の「汎抵抗資源」と密接な関係があるとされている[2]。

2. 汎抵抗資源とその役割

　汎抵抗資源（generalized resistance resources；以下GRRs）について、ここでは細かく見ていく。GRRsとは、身体的、生化学的、物質的、認知・感情的、評価・態度的、関係的、社会文化的な、個人や集団における特徴のことで、世の中にあまねく存在しているストレッサーの回避、あるいは処理（combating）において役立つもの、と定義されている[1]。身体的、生化学的GRRsとは遺伝的、神経免疫学的な資源、物質的GRRsとは、個人レベルではカネ、体力、住居、衣類、食事等、個人間レベルでは、権力、地位、サービスの利用可能性を含む資源である。認知・感情的GRRsとは知識や知性、知力およびアイデンティティの二つであり、評価・態度的GRRsとは、主にコーピングにおける行動計画的

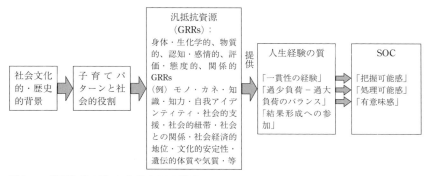

図 3-1　健康生成モデルにおける SOC 形成

ストラテジーである合理性、柔軟性、先見性の三つの態度が挙げられている。関係的 GRRs とはソーシャルネットワークやソーシャルサポート等の社会的関係を指し、社会文化的 GRRs とは、宗教やイデオロギーや哲学を指すといわれている[1]。

　人はこうした GRRs を活用して、ストレッサーに直面した際にそれを処理していくこととなる。さらに、この GRRs により経験する生活世界が大きく異なる。つまり GRRs により提供され、享受する人生経験の質が異なり、高い質の GRRs を所有することにより、より良好な人生経験の質を享受することができ、良好な SOC が形成されるといわれている[1]。このストレッサーと GRRs と SOC との関係を描いたモデルが、健康生成モデル（第1章参照）であり、その SOC 形成に関する部分について、図 3-1 に示す。

3. ストレッサーである汎抵抗欠損と SOC の形成・強化との関係

　健康生成モデルでは、SOC の形成について先ほどの人生経験とは別のルートも提示されている。それは、その人が直面したストレッサーによってもたらされた緊張状態を成功的に処理することにより、SOC が強化される、というルートである。しかし、アントノフスキー自身は、GRRs が欠けた状態、例えば、大事なサポート源である配偶者と死別あるいは離別すること、生活の安定を保

証する自分の職業が失われて無職になることなど、生活や人生において様々な側面に存在する GRRs が失われることを汎抵抗欠損（General Resistance Deficits; GRD）と呼んだ。そしてこの欠損状況こそがストレッサーの正体であると述べている。

さらに、ストレッサーである GRD は GRRs が前提にあり、GRD 状態に陥った際（＝ストレッサーに遭遇した際）に、SOC により現在所有する GRRs が動員されることになる。そして、この状況を脱し、緊張処理に成功することで、健康につながるとするのが、健康生成モデルで提示されている SOC の機能である。

また、アントノフスキーは「ストレッサーによりもたらされる緊張状態の成功的な対処が SOC を強化する」とした。一連のストレッサーの対処経験は、すなわち、GRRs によりもたらされる人生経験そのものと見ることができる。つまり、SOC を育む良好な 3 種の人生経験は、ストレッサーの遭遇にはじまり、SOC による GRRs の有効な動員、そして緊張処理の成功、さらに最終的な健康な状態にいたるという流れに伴う経験を SOC の形成・強化の観点で整理できる 3 種の切り口ということができる。以上より、ストレッサー対処の過程から生み出された 3 種の経験が、SOC の三つの下位概念である、把握可能感、処理可能感、有意味感を育むとする、アントノフスキーの仮説につなげることができ、この過程を図 3-2 に図案化した。

4. SOC の形成・発達とその時期——アントノフスキーの仮説

1） 乳幼児期における SOC の発達

乳幼児期とは主に、0 歳から小学校に上がる前の 6 歳頃までを指す[4]。この時期は、その人の基本的な人格が形成され、また、その後の人間関係の基礎となる家族関係が形成される重要な時期であることが、発達心理学者の E. H エリクソンや J. ボウルビーをはじめとした数々の研究を通して明らかになっている[4]。

アントノフスキーは、乳幼児期における親の子育て方法と、先ほど述べた SOC をつくる三つの経験との間の関係について説明している。

まず、「一貫性の経験」について、この経験はルールや規律が明確で、価値

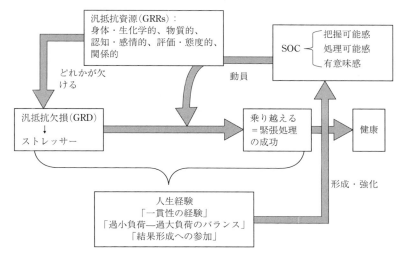

図3-2　汎抵抗資源および汎抵抗欠損とSOCの形成・強化との関係（健康生成モデルをもとに図案化）

観を共有できる、というような経験であった。この乳幼児期においては、特に最も重要な人々、例えば親に相当する人が、目の前から消えても再び必ず現れるという感覚をもつことにより、自分がいる世界は変化しているのではなく、頼れるものなのだという確信をもつことにつながる。この、自分にとって大事な人が必ず再び現れるという経験が一貫性の経験で、この経験から世の中の「把握可能性」を高めていくことになるのである[2]。これはアントノフスキーと親交が深かった小児科医ボイスらにより提唱された「家族の習慣（Family Routine）」と「永続感（Sense of Permanence）」という感覚[5]にヒントを得ているとされている[2]。ここで述べた把握可能性はSOCをつくる三つの要素のうちの一つである把握可能感につながることになるのである。

次の「結果形成への参加経験」は、親が子に対して答える内容により左右されるといわれている。つまり、乳幼児からの何らかの発信・働きかけに対して親が応答する内容を、乳幼児自身がポジティブな感情のなかで受け取ることができるという経験、これが乳幼児期における参加の経験であるといわれている[2]。したがって、子どもたちに対する冷淡な対応ではなく、あなたは私たちにとって大事である、というメッセージを発することそのものが乳幼児期における結果形成への参加経験に相当すると考えられる[2]。

三つ目の「過小負荷と過大負荷のバランス」の経験に関して、親による子どもに対する「方向づけ」と「激励承認」の態度が多いほど、バランスの取れた負荷を提供できるとしている。親の価値観も重要で、柔軟に一貫性をもっていろいろな問題は処理可能で解決可能であると考えている親ほど、子どもに対して「方向づけ」や「激励承認」の態度が多くなり、子どもに良好なバランスのとれた経験を用意することができる[2]。このことから、親のSOCが強ければ強いほど子どもの一連の人生経験を同じく強いSOCへと導くように形づくる傾向が強い可能性があることにもつながるといわれている[2]。

2) 思春期におけるSOCの発達

アントノフスキーがSOC形成の時期として大きく取り上げているもう一方の時期が思春期である。アントノフスキーは人類学者ベネディクトによる思春期の研究（思春期は責任、性役割、力関係の点で成人期と大きく異なり、子どもから大人への過渡期の不連続性が見られるとした）を取り上げて、思春期は革命的に一変していく戦場と称し、絶えず襲う動揺、混乱、自己不信、周辺性（異集団と接しても自己価値が定まらない状態）をキーワードに挙げて、乳幼児期に据えられた強いSOCのためのいかなる基礎も思春期にはひっくり返る可能性が高いことが考えられると述べている[2]。

次の人生のステージに進むためにこの時期に達成しなければならない課題、つまり発達課題として、エリクソン（Eriksson, E H.）は、自己同一性を挙げており、これは周り人々との関係から獲得されるとしている[6]。さらにエリクソンは、思春期の中心課題は、「自分の行為を統合する」「自分が理解する社会的現実内で明確なパーソナリティを発展させる」「経験を統御する自分自身の方法が…周りの他の人々が経験を統御し、そうした統御を認知する首尾よい方法の変形であることへの気づきによって、活力ある現実感覚を得ること」としている[6]。このエリクソンが提案した思春期の課題のなかにアントノフスキーはSOCの三要素を見出しており、「首尾よい変形」「現実感覚」は把握可能感、「そうした統御を認知する」は処理可能感、「自身の気づき…活力ある」は有意味感を暗に示すとしている[2]。その一方で、この課題は、いかなる文化集団の思春期にも、例えば、西洋の中産階級にも、シカゴの黒人ゲットーにも、イスラ

エルのキブツの少年少女にもあてはまるが、問題は、こうした文化的文脈や社会構造的な現実が、SOCを形成する人生経験を妨げ、あるいは促進するという点に集約できるとしている。

そこで、アントノフスキーは、思春期におけるSOC形成にかかわる最も大きな要因の一つとして、帰属していた社会階層を挙げている。その根拠として、社会的地位が高いことによって、自分で物事を決定し、行動し、その結果生じることを予期できることになり、そういった行為は、広い心と、他者への信頼と、信頼できる社会規範をもつことに裏づけられている、という社会階層と精神科疾患の罹患に関する研究を行ったコーンの発言を用いている[1]。つまり、思春期において社会階層において高位置にある人ほどこうした自己の方向づけに必要な機会や経験を思うままに扱いやすくなることから[1,2]、生育家庭の社会経済的地位が高いことは先述の3種の良好な人生経験を得やすいという点でSOCの形成と大きくかかわることが仮説として考えられる。また、米国のユダヤコミュニティや1960年代の日本の思春期の子どもに見られていたとされる、家族間の絆や相互依存、価値としての教育と目標としての達成があること、人種のアイデンティティが明瞭であること、欲求の充足を延期する行動パターン、コミュニティに情報ネットワークがあること、子どもに家族資源を動員すること、自分の力に自信がもてるようになろうと苦闘する経験、が挙げられている[2]。つまりこれらの心理社会的な家庭環境やそこでの経験が、良好なSOC形成をもたらす可能性が高いと考えられる。

3）成人期以降のSOCの発達

アントノフスキーによれば、成人前期（20歳頃～30歳頃）は、乳幼児期、思春期についでSOCの発達において重要な時期とされ、なかでも、職業の果たす役割が大きいとされている。その理由として以下の3点が挙げられている。

第一に、従事している仕事の社会的な評価が良好であるほど社会的に価値ある意思決定に参加しており、仕事の自由裁量の度合いが大きいほど、度重なる意思決定に参加しており、こういった労働職場環境での人生経験を通じて有意味感が形成される。

次に、仕事を行っていくうえで必要な資源、つまり、知識や技能、材料ある

いは、人的資源が制限されていないという感覚をもつことが過大負荷を避けることにつながり、複雑で高度な仕事に従事することで過小負荷を避けることになり、この負荷のバランスの経験により処理可能感を得ることができる。

最後に、職務保障（job security）があることが挙げられている。つまり、同僚をはじめとした職場における集団において、価値観の共有ができたり、自分が働くことに対して適切なフィードバックを受けているという感覚をもつほどそれは一貫性の感覚につながり、把握可能感の形成につながる。

このように、職業、そして上記に示した好ましい職場環境つまり、「仕事上の喜びや誇り」「自由裁量度」「職業がもつ歴史的社会的文化的文脈」「仕事の複雑さ」「職務保障」といった要素をもつ職業経験が成人期以降のSOC形成には大きくかかわってくる[2]。

その一方で、主婦のような職場とは無縁とも思える立場であっても、家庭生活は基本的に安定した一貫性ある経験を得やすく、家事をうまくやりこなすための技能や知識、道具などにより過大な負荷を避けることができ、家庭運営および子育てに責任を負う存在として、社会的に価値ある意思決定に参加しているという感覚を得られれば、こうした経験はSOC形成につながるとされている[2]。

5. SOCの形成・発達を促す心理社会的な環境要因に関する実証研究

ここまでは、主にSOCの形成・発達に関するアントノフスキーの仮説を見てきた。では、実際に、仮説で挙げられてきた様々な要因はSOCの形成につながっているのであろうか。以降では、心理社会的な生活環境とSOCの形成・発達について、家庭、学校、職場の各場面別に実証研究例を見ていこう。

1) SOCの発達曲線

高校生を3年間9時点で追跡した研究では、3年間の変動について曲線的な変化を示していることがわかっている[7,8]。この研究ではSOC-13の5件法版を使用している。SOC得点の曲線的変化について推定をしたところ（4.6, 37.8)

第3章 SOCの形成要因　47

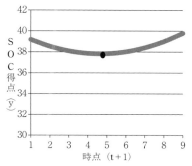
図3-3　高校3年間のSOC得点の変化

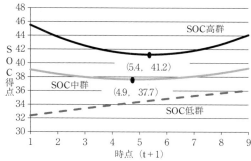
図3-4　SOC高中低群別の3年間の推定曲線（座標は頂点を表す）

を頂点とした下に凸の二次曲線的変化をしていることがわかった[8]。図3-3に曲線を示す。時点軸の4.6とは、第4回調査（2年生5月）と第5回調査（2年生11月）の間にあることから、低下から上昇に転じる時期は概ね8月から9月ごろ、と推測できる。

　また、高校入学当初のSOCの得点を高中低の3群に分けて3年間の変化を見たところ、高中低の各群で異なる変化が見られた。高群、中群では二次曲線的変化であったことに対して、低群では直線的変化が見られていた。図3-4にグラフを示す。ここからは高群は入学当初緩やかに低下する一方で、低群は3年間をかけて緩やかに上昇していることがわかる。

2）　家庭

(1)　親と子の関係、家族関係

　親子関係とその後のSOCとの関連性について、ルンドベリ（Lundberg, O.）は、16歳時の家庭内の困難（親の離死別・家族内不和）は現在のSOCを直接低める効果を有していることを示した[9]。また、サギー（Sagy, S.）らは、思春期に家庭内で意思決定への参加経験を有することが、65歳以降の高いSOCに関与していたことを示した[3]。このほか、16歳以前の家庭において経済的困難、アルコール依存者の存在、家庭内暴力の存在、家庭内不和に多く遭遇するほど性、年齢、学歴によらず低いSOCと関連することがわかっている[10]。また、思春期までの両親の離死別経験、経済的困難がなかったこと、親との関係が良好であった

こと[11]、14歳時に良好な家族関係であったこと[12]がその後の高いSOCとの関係することがわかっている。その一方で、16歳時の両親との同居、きょうだいの有無、学童〜思春期の虐待経験はSOCとは直接関係がなかったことを示した報告も見られている[13]。

　国内の研究では、小中学生時代のサポーティブな家庭環境がその後の大学生における良好なSOCと関連すること[14]、がわかっている。また、高校生の親子を対象とし、母親のSOCと高校生の子のSOCとの関連性を検討した研究がある。母親と高校生の子のSOCとは男女ともに相関があり、女子の場合、母親のSOCは家族関係や家庭での意思決定参加の経験を介して子のSOCに関連していた。しかし男子の場合は家族関係や家庭での経験とはかかわりなくSOCに関連していた[15]。また、同じ研究では、親が評価した家族関係性が良好であることや家庭内のイベントにおける意思決定への参加経験がある場合に子どもにおいて良好なSOCが現れていること[16]、小学生時代の家庭における意思決定への参加経験があるほど高校生において良好なSOCであること[16]がわかっている。

(2) 家庭の社会経済的地位

　先述したように、学歴、職業、収入といった生育した家庭の社会経済的地位は、SOCを育むための人生経験を提供する有力な汎抵抗資源である。この生育家庭の社会経済的地位とSOCとの関係に関する研究はいくつか見られている。

　スウェーデンの研究者のルンドベリは、幼少期における父親の職業が、上位ホワイトカラー（管理職・専門職など）に比べて、農業、熟練労働者、非熟練労働者では1.3〜1.4倍程度低いSOCであることがわかっている。ただし、これは親の職業的な地位が高い者はその後本人がついた職業も地位が高く、その本人の職業の地位の高さによって現在のSOCが規定されているという間接的な関係があることがわかっている[7]。

　ただし定年退職者を対象としたイスラエルの研究では、振り返りによる幼少期における親の社会経済的地位と、現在のSOCとの関係を検討した結果、親の社会経済的地位との関連は見られなかったと報告されている[3]。

　また、フィンランドの研究で、14歳時の家庭の社会経済的地位と42歳時の本

人の SOC との関係を検討したところ、直接の関連は見られなかったが、先ほどのルンドベリの結果と同様に、その後の子どもの学歴、職業を介して間接的には影響があることがわかっている[12]。

日本国内の研究では、全国の20～40歳の男女4,800名の調査で、父親の職業の地位が高いこと、15歳のときに裕福であったことによってその後の SOC は高いことが示された[17]。しかし、この関係もやはり、本人のその後の学歴や現在の職業を介した間接的な関係であること[17]、同じ対象を3年間追跡した研究でも同様の関係であることがわかっている[18]。

3) 学校における SOC の形成・発達
(1) 学校における経験

ここまでは、思春期における SOC の形成要因のうち、主に家庭における経験について取り上げてきた。他方で、アントノフスキーは触れていないが、学童期から思春期にかけて、人々はおよそ生活時間の半分は学校という場で費やされる。したがって、この場における経験も SOC を育むうえで重要となるだろう。

児童・思春期用の SOC スケールと、小学校高学年の児童の学校帰属感覚スケールを用い、学校での所属感覚や、学校職員との良好な関係との関連性を検討した研究がある。その結果、学校所属感覚や学校での存在感覚は、高い SOC と関連しており、学校での疎外感は低い SOC と関連していることがわかっている[19,20]。また、小学校高学年の児童は、学芸会や運動会といった学校行事を実施する際に何らかの意思決定への参加経験や参加できる環境に直面し、こうした意思決定への参加経験や参加環境にあるほど高い SOC であることもわかっている[20]。

(2) 学校における人間関係

東京都内の C 高校の生徒1,520名を対象とした調査では、自分のことをよくわかってくれていると思える友人、悩み事について話すことができる友人、わからないことがあれば教えてもらえる友人がいるほど、男女ともに高い SOC となっていることがわかっている[21]。また、先生からのサポートは、学校帰属感覚を介して高い SOC につながっていることもわかっている。

(3) 学校における成功体験

SOCを形成する3種の人生経験に大きく関連する経験として、いわゆる成功体験がある。この成功体験は、自己効力感を形成する要因[22]としても注目されているが、SOCにはどのような影響を及ぼすのであろうか。

フェルトらは学校での成功体験として、学業成績を取り上げている。彼らは、14歳のときの学業成績は、その後に達成することになる学歴を介して42歳のSOC得点に影響するという間接的な関係があることを示した[12]。国内での大学生を対象とした研究では、中学校における成功体験（学業、運動、美術等）の自己評価は、現在のSOCと強く関連すること[14]、中学生時の学業成績が良好であったことが、高校生時の良好なSOCと関連を見せていたこと[23]、20歳から40歳の全国の男女を対象とした研究で、中学3年生時の学業成績は、その後のSOCに大きく関連していたことがわかっている[18]。

4) 職場におけるSOCのつくられ方

(1) 職場環境とSOCの形成・発達

アントノフスキーによると職場における環境とSOCとの関係については成人前期におけるSOCの形成・発達において重要な位置にあることが示されていた[2]。では実際にこの職場環境とSOC形成・発達との関係について検討した研究結果[24, 25]を見ていこう。

フェルトらは、フィンランド国内の「職務保障（job insecurity）とウェルビーイング」プロジェクトという研究プロジェクトの一環として、フィンランドの製紙メーカー、銀行、スーパーマーケット、保健福祉系公務員の4組織に在籍する労働者219名を1995年2月より1年間追跡し、職場環境とSOCとの関係についての検討を行った。その結果、元来職務保障されている職場であると回答した人ほど、また、職場における同僚との援助・被援助関係がより良好であると回答した人ほどSOCが高いという結果を示した。さらに、その追跡した1年間において援助・被援助関係が良好に転じたと職場を評価した人ほどSOC得点も良好に変化し、組織における管理職などによるリーダーシップがより発揮されるようになったと報告した人ほどSOC得点が良好に変化したという結果を示した。

また、スミスらは、カナダでの調査の結果、18歳～64歳の代表サンプル6,790人を4年間追跡した研究で、職場環境として、自由裁量度の程度と、仕事の安定性の程度が低下するほど低いSOCであることを示した[25]。

このように職場環境はSOCを左右することが実証研究でも明らかになっている。

(2) 職場環境とSOCの形成・発達──日本の研究例

日本における研究でも類似の研究成果が明らかになっている。筆者らは5年間の追跡調査で、先述のフェルトらの研究と同様のモデルで職場環境、SOC、ウェルビーイングとの関係を検討した。日本国内在住の20歳～40歳の成人前期の男女3,224名（追跡率67.2%）を対象として、2007年～2011年にかけて5回の追跡調査を実施した[26]。この研究で扱った職場環境は、仕事の裁量度、職業教育の機会があること、仕事と家庭のバランスのためのコントロール度、仕事の不安定さ（1年以内に失業する可能性）のそれぞれである。SOCはSOC3-UTHSを用い、潜在成長曲線モデルという分析方法を用いて解析が行われた。

その結果、男性では、5年間の裁量度の上昇、職業教育機会の向上、仕事の不安定さの低下が見られると、SOCが向上するという関連性が示された。また、第1回調査時の仕事が不安定であるほど5年間の間にSOCが低下することも示された[26]。

女性では5年間の職業教育機会の向上、仕事の不安定さの低下は男性と同様にSOCの向上と関連することが示された。男性とは異なり、仕事と家庭のバランスのコントロール度の向上が見られるほどSOCが向上するという関連性が示された。また、第1回調査時に仕事と家庭のバランスのコントロール度が高いほど5年間のSOCの向上にも関連することが示された[26]。

同じ対象者に関するデータを用いて、第1回と第2回の調査データを用いて、交差遅延効果モデルという分析手法により、職場環境はSOCに影響するという因果関係が検証されている[27]。また、第1回、第3回、第5回の3回の調査データで、男性を対象とし、これらの職場環境項目を合成した変数と、SOCと、メンタルヘルスとの因果関係に関する検討が交差遅延効果モデルという分析手法を用いて行われた。因果関係に関する7モデルを比較したところ、職場環境⇒SOC⇒メンタルヘルスという3者の直線的因果関係が統計的に最も妥当な

モデルと評価された[28]。つまり、職場環境によりSOCが向上するという関係がわかっている。

これらの研究を踏まえると、成人期におけるSOCの形成・発達において心理社会的職場環境が大きく影響するという仮説は、検証されていると考えてよいだろう。

6. SOCの形成・発達に関するまとめ

SOCの形成・発達に関するメカニズムについてアントノフスキーはかなり詳細に、多岐にわたる先行理論を援用してその仮説を生成している。他の類似概念と比較しても、ここまでひとつの概念についてライフコースを通じての形成過程を丹念に理論化し提示した例は見られない。

実証研究の例を見ると、思春期から成人前期にかけて、心理社会的環境やそれと密接に関係している人生経験とSOCとの関係は、ほぼ検証されてきたと考えてよいだろう。今後はいかにして形成・発達を促す環境づくりをするのか、あるいは、低いSOCの対象に対してより向上しやすい支援プログラムをどのように開発していくのか、という観点で検討を進めていくことが必要であろう。特に成人期以降におけるこうした点での検討については次章で触れていきたい。

他方、乳幼児期から学童期にかけてのSOCの形成・発達については仮説の域を出ておらず、まだ十分な実証研究ができていない。これは乳幼児期、ないし小学校低学年時のSOCはどのようにとらえることができるのか、測定・把握の問題が未解決であることが大きな要因だろう。認知発達とともに、大脳辺縁系や前頭葉の発達とも関連を見つつ、行動パターンなどの観察も含めた複眼的な評価が必要になるだろう。この問題については第12章でも扱っていく。また、こうした評価方法の開発は、脳生理学的な観点でSOCとその機能を解明するという課題とも重なってくる。SOCと生理機能との関係については第5章で見るが、まだ検討が進んでいない現状にある。SOCの形成・発達に関してはまだまだ多くの未解明、未検証の部分が存在しているといえよう。今後の研究に期待したい。

（戸ヶ里　泰典）

【引用文献】

1) Antonovsky A.: *Health, Stress, and Coping: New perspectives on mental and physical well-being*. Jossey-Bass Publishers, San Francisco, 1979.
2) Antonovsky A.: *Unraveling the mystery of health: How people manage stress and stay well*. Jossey-Bass Publishers, San Francisco, 1983. 山崎喜比古, 吉井清子（監訳）.: 健康の謎を解く：ストレス対処と健康保持のメカニズム. 有信堂, 東京, 2001.
3) Sagy S, Antonovsky H.: The development of the sense of coherence: a retrospective study of early life experience in the family. *Journal of Aging and Human Development*, 51, 155-166, 2000.
4) 三宅和夫（編著）.: 乳幼児期の人格形成と家族関係. 放送大学教育振興会, 東京, 1993.
5) Boyce WT, Jensen EW, James SA, et al.: The family routine inventory: Theoretical origins. *Social Science & Medicine*, 17, 193-200, 1983.
6) Erikson EH.: *The cycle completed: A review*. W. W. Norton & Company, New York, 1982. 村瀬孝雄, 近藤邦夫（訳）.: ライフサイクル、その完結. みすず書房, 東京, 2002.
7) 戸ヶ里泰典.: 思春期のSOCは形成途上にある：高校3年間のSOCの変化. 山崎喜比古, 戸ヶ里泰典（編）. : 思春期のストレス対処力SOC. 有信堂, 東京, p39-57, 2011.
8) 戸ヶ里泰典.: 高校生におけるSOCの変動とその要因. 思春期学, 33(1), p21-28, 2015.
9) Lundberg O.: Childhood conditions, sense of coherence, social class and adult ill health: Exploring their theoretical and empirical relations. *Social Science & Medicine*, 44, 821-831, 1997.
10) Volanen S, Lahelma E, Silventoinen K, et al.: Factors contributing to sense of coherence among men and women. *European Journal of Public Health*, 14, 322-330, 2004.
11) Volanen S, Suominen S, Lahelma E, et al.: Sense of coherence and its determinants: A comparative study of the Finnish-speaking majority and the Swedish-speaking minority in Finland. *Scandinavian Journal of Public Health*, 34, 515-525, 2006.
12) Feldt T, Kokko K, Kinnunen U, et al.: The role of family background, school success, and career orientation in the development of sense of coherence. *European Psychologist*, 10, 298-308, 2005.
13) Krantz G, Östergren P.: Does it make sense in a coherent way? Determinants of sense of coherence in Swedish women 40 to 50 years of age. *International Journal of Behavioral Medicine*, 11, 18-26, 2004.
14) 木村知香子, 山崎喜比古, 石川ひろの, ほか.: 大学生のSence of Coherence（首尾一貫感覚、SOC）とその関連要因の検討. 日本健康教育学会誌, 9, 37-48, 2001.
15) Togari T, Sato M, Otemori R, et al.: Sense of coherence in mothers and children, family relationships and participation in decision-making at home: an analysis based on Japanese parent-child pair data. *Health Promotion International*, 27(2), 148-156, 2012.
16) 戸ヶ里泰典.: 小・中学生時の経験は高校生のSOCに影響するのか. 山崎喜比古, 戸ヶ里泰典（編）. : 思春期のストレス対処力SOC. 有信堂, 東京, p109-123, 2011.
17) 戸ヶ里泰典.: 20〜40歳の成人男女におけるsense of coherenceの形成・規定にかかわる思春期及び成人期の社会的要因に関する研究. 東京大学社会科学研究所 パネル調査プロジェクトディスカッションペーパーシリーズ, 5, 2008.
18) Togari T.: Do social factors in adolescence and adulthood foster a sense of coherer? — A 2-year follow-up study of Japanese men and women. *Journal of The Open University of Japan*, 33, 27-43, 2015.
19) 戸ヶ里泰典, 坂野純子, 山崎喜比古.: 児童・思春期のSOCと、その心理社会的学校・家庭環境との関連性の検討. 学校保健研究, 48（suppl.）, 138-139, 2006.

20) 戸ヶ里泰典，坂野純子，山崎喜比古，ほか.: 思春期前期における SOC の関連要因について．日本健康教育学会誌，12（suppl.），184-185, 2004.
21) 横山由香里．: 高校生を取り巻く人間関係と SOC．山崎喜比古，戸ヶ里泰典（編）．: 思春期のストレス対処力 SOC．有信堂，東京，p93-107, 2011.
22) Bandura A.: Self-efficacy: Toward a unifying theory of behavioral change. *Psychological Review*, 84, 191-215, 1977.
23) 戸ヶ里泰典，小手森麗華，山崎喜比古，ほか.: 高校生の sense of coherence と家庭環境・学校環境との関連性の検討．民族衛生，73（suppl.），2007.
24) Feldt T, Kinnunen U, Mauno S.: A mediational model of sense of coherence in the work context; a one-yer follow-up study. *Journal of Organizational Behavior*, 21, 461-476, 2000.
25) Smith SM, Breslin FC, Beaton DE.: Questioning the stability of sense of coherence The impact of socio-economic status and working conditions in the Canadian population. *Social Psychiatry and Psychiatric Epidemiology*, 38, 475-484, 2003.
26) Togari T, Nakayama K, Yamazaki Y.: A mediational model of sense of coherence in relations between psycho-social work characteristics and well-being for Japanese general workers; five-point latent growth curve model analysis. 21st IUHPE World Conference on Health Promotion, 25-29 August 2013, Pattaya, Thailand.
27) Togari T, Yamazaki Y.: Causal relationship between sense of coherence andpsycho-social work environment; from 1-year follow-updata among Japanese young adult workers., *Global Health Promotion*, 19(1), 32-42, 2012.
28) 戸ヶ里泰典．: 一般成人男性における心理社会的職場特性と精神健康との関係における sense of coherence の媒介効果：JLPS 調査データによる 3 時点 cross-lagged model を用いた検討．理論と方法（*Sociological Theory and Method*），27(1), 41-61, 2012.

第4章　成人のSOCは変えられるか

　健康生成論とその中核概念であるSOC概念が日本国内の医療従事者や福祉関係者の研究で広く普及してくるにつれて、SOCを何らかの介入によって向上させることができるのか、という関心が高まっている。しかし、かつてアーロン・アントノフスキーは「SOCは30歳くらいまでで成長が止まり、それ以降は変化しない」という、SOC成長発達の30歳停止説を提示した。保健・医療・福祉従事者の職務は、患者やクライアント（相談者、利用者）を相手に様々な支援を行い、医学生物学的あるいは心理社会的にその人の生活や健康の維持増進を図ることが中心にある。SOCに着眼し、患者やクライアントの「健康生成力」「生きる力」や「ストレス対処力」の維持増進を図ることもまた重要な任務の一つであるともいえる。そこで、アントノフスキーによる上記の言は私たちの間に様々な議論を生み出すこととなった。実際にアントノフスキー自身も『健康の謎を解く』のなかで、自らが提示したSOCの成長発達に関する仮説は、医療従事者を落胆させているかもしれないと述べている[1]。

　しかし、その後の数々の実証研究により、成人期のSOCが変わることが示されてきている。そこで本章では、このSOCの成長・発達に関して現在までに得られてきている知見を整理し、成人期においてSOCを変えうる要因について、今後健康生成論をベースにした介入実践へのヒントとすることができる事項を論じていきたい。

1.　成人のSOCの特徴

1）　SOCの形成・発達に関する仮説の理解の仕方
　一般によくいわれている、「SOCは30歳くらいまでで成長が止まって、それ

以降は変化しない」という解釈は必ずしも正確ではない。正確に捉え直すと、「SOCは30歳くらいまでに安定し、それ以降はそれまでのような大きな変動は起きにくい」ということになる[1]。第3章で触れたように、思春期から30歳頃までの発達課題としては、他者への信頼に始まり、人間関係や社会との関係を学ぶことが挙げられている時期である[2]。この発達課題として与えられた人生経験を送るに従い、SOC自体は徐々に定まってくるとするのがアントノフスキーの仮説であり[1]、思春期までのSOCは、あくまでも仮のものであり、未熟な状態にあるといえる。つまり、ある経験によりSOCは強くなったり、ある経験をきっかけに急落したり、思春期まではこうしたSOCの変動が大きい時期であると考えられる。

　その後成人期に達し、人生経験が積み重なりある程度世の中を見知ると、先に起こることをある程度予測でき、自分の身の周りにある資源についても理解が深まり、自己の人生への見方が定まってくる。例えば友人や恋人との不和の経験や、組織のなかで動いたり組織そのものを動かしたりすることが難しいと感じる経験は、30歳くらいになると大体の人は経験することになる。そして次にそのようなことが起きたとき、過去の事例に則して今後の経過を予測し、対処することができるようになる。これが一定のSOCを有する人に見えている世界の一端で、さらに、これまでの経験を応用し、一見似ていない初めての体験であっても過去の事例との類似点を探し、また新たな戦略を練りつつも対処していくこととなる。

　しかし、30歳くらいまでに一通りの経験をしていても、あるいは運悪く良好な経験ができなかった場合、その先のことを予測できなかったり、身の周りの資源を理解できなかったり、後ろ向きの人生観を抱いていると、その後様々生じる出来事に対しても、やはりなかなかうまく対処することができないという状態に陥る人もいる。これが低いSOCを有する人が見る世界であるといえる。

　以上より、思春期の暗中模索の経験がSOCを大きく左右し、成人期以降にはこのような経験をする機会は多くなくなる。その後はこれまでの繰り返しであって（アントノフスキーは、これを人生経験のパターンと呼んだ）、一般的にはSOCを左右させる激動の人生を経験する機会が減る。すなわち、30歳前後にその人のSOCは落ち着く、と理解されてきた。

2) SOCの変動に関する仮説

30歳前後で落ち着いたSOCはその後変化しないのであろうか。しかし、その点について、アントノフスキー自身はその書においても明確には述べておらず、未整理な状態であるといえる。これについて彼自身はいくつかの仮説を提示している。第一に、強いSOCを備えた際にはより多くのストレス対処の成功を経験し、よりSOCが強化される。逆に弱いSOCを備えた際には対処の失敗によりSOCが弱体化する可能性を述べている。また、弱いSOCであっても高い有意味感を備えることで、他の下位概念である、把握可能感、処理可能感も上昇するという仮説も提示されている。つまり、「激動」と呼べるような大きな変動はないものの、高いSOCである人はその対処の成功体験の繰り返しにより、SOCは増強し、低いSOCである人は対処の失敗の繰り返しによりSOCは減弱していくという、良循環、悪循環の可能性がある（仮説1、イメージは図4-1-1）。

第二に、アントノフスキーは、高いSOCを有する人のストレッサーの対処経験とSOCの変動可能性についてエントロピー概念を使用して説明している。ここでは、SOCを負のエントロピー（秩序）、ストレッサーをエントロピー（無秩序）と位置づけており、高いSOCを有することにより、増大するエントロピーを食い止めることができる。しかしエントロピーは絶えず増大するものなので、せいぜい食い止めることで精一杯で、負のエントロピー、つまりSOCが増強し続けることは考えにくいと述べている。逆に、SOCが中程度から低い状態だと、増大するエントロピーを食い止めることが困難となり、負のエントロピーであるSOCは下降していくとしている。つまり、高いSOCを有する場合はその程度を保つままであるが、低いSOCであると悪循環を繰り返していく可能性がある（仮説2、イメージは図4-1-2）。

第三に、アントノフスキーによる仮説ではなく、日本国内在住の20歳以上の成人男女を対象とした全国調査結果における年齢が上がるほどSOCの平均値が上昇するという結果[3]に基づく仮説を示す。得点の全体におけるバラツキを表す標準偏差の値もやや拡大していたことから、高いSOCを有する人は、年齢が進むにつれて高くなるが、低いSOCを有する人はそのままの値で推移するという仮説が考えられる。つまり、全体として上昇傾向にあるが、年齢を

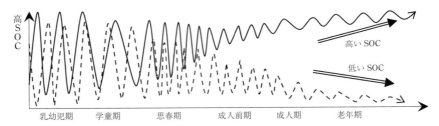

図4-1-1　仮説1のイメージ図

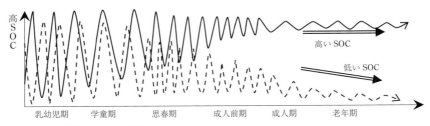

図4-1-2　仮説2のイメージ図

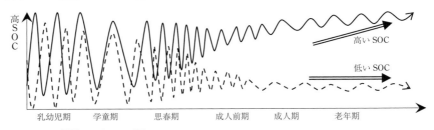

図4-1-3　仮説3のイメージ図

注1）振幅は年齢を経るほどに少なくなる。一定時間の振動回数は乳幼児期、思春期、成人前期には多くなることは各図において共通している。
注2）振幅が少なくなるほど、また、一定時間の振動回数が少なくなるほど「落ち着く」という状態になる。
注3）実線は成人期に高いSOCである人の推移、破線は成人期に低いSOCである人のSOC値の推移。高いSOC、低いSOCは極端な例で、多くの人はこの間の部分に落ち着くことになる。

経るに従って精神的な発達と同様に、SOCが表している世の中は首尾一貫しているという総合的な世界観がより完成したものとなるという経過が考えられる。しかし、低いSOCを有する人は、日々人生を歩んでいる限り下がることはないものの、強い人に比べて人生すなわちストレッサーへの対処がうまくいく頻度が低いためSOCはなかなか上昇的な方向に向かわないという仮説である（仮説3、イメージは図4-1-3）。

（戸ヶ里　泰典）

2. 人生経験によるSOCの向上と介入に向けた理論的枠組み

1) SOCの発達・向上と人生経験のインパクト

前項で提示した三つの仮説にもあるように、SOCに対してあるとても大きな影響をもつ人生経験を経験したタイミングが成人期の早期であるか晩期であるか（例えば、若くして子育てをする場合〈例1〉と晩婚での子育て〈例2〉など、同じ人生経験でもその人の年齢が違う場合など）によっても、その人生経験がその人に与えるインパクト[a]が異なる。**Box4-1**にモデル式と例を示した。つまり、SOCへの人生経験のインパクトは、そのときの人生経験のインパクトと、それまでに蓄積された人生経験のインパクトの比で表現できるといえよう。

なお、これら〈例1〉～〈例3〉の際に、SOCが向上するか減弱するかは、

Box4-1　SOCに対する経験のインパクトの考え方

　子育て＝40Impact ≒ 新しい家族メンバーの加入（社会的再適応評定尺度：39点）
　離婚＝80Impact ≒ 離婚（社会的再適応評価尺度：73点）

　SOCへのインパクト＝そのときの人生経験のインパクト／これまでの人生経験のトータルインパクト

〈例1〉20歳での子育てと、〈例2〉40歳での子育てでの比較[注]
　SOCへのインパクト　例1）40Impact（子育て）／200Impact（20歳までの経験）＝ 1 ／ 5
　　　　　　　　　　　例2）40Impact（子育て）／400Impact（40歳までの経験）＝ 1 ／10
　→ 20歳での子育て経験のSOCへのインパクトは、40歳での子育て経験でのインパクトよりも、それまでの他の人生経験の量が少ないことから相対的に大きくなりやすい。

　しかし、新たに経験した出来事のインパクトがそれまでに経験した人生経験のトータルインパクトに対して相対的に大きければ、40歳での新たな経験がSOCに相当程度でのインパクトを与えることが理解される。

〈例3〉40歳での離婚と、例2）40歳からの子育てでの比較[注]
　SOCへのインパクト　例3）80Impact（離婚）／400Impact（40歳までの経験）＝ 1 ／ 5
　　　　　　　　　　　例2）40Impact（子育て）／400Impact（40歳までの経験）＝ 1 ／10
　→ 40歳での離婚という経験が同じ40歳での子育てという経験と比較して相対的にインパクトが大きければ、40歳でもSOCに対するインパクトは20歳での子育てでの影響度に相対的に同程度になることが理解される。

注）仮に20歳までの経験を200impact、40歳までの経験は400impactと設定している。

その緊張状態への対処が様々なリソースが導入されたうえで成功するかどうかによる。つまり、SOCの上昇も下降もありうる。実際に、SOC29項目版では、過去の経験について問う質問が8項目あり（表4-1）、このなかで例えば、

　"過去10年間のあなたの人生は、（見通しのきいたものだった）"
　"何かが起きたとき、ふつう、あなたは、（過大に評価したり過小に評価したりしてきた）"
　"今まで、あなたの人生は、（とても明確な目標があった）"

のように、40歳の人が過去を振り返ると40年分の経験が影響し、20歳の人が過去を振り返ると20年分の経験が影響し、それぞれの経験の質は違えども年齢を経るほど振り返った過去に蓄積してきた経験の影響が大きいことがわかる。一方で、現在の状況や認知を振り返る質問は12項目あり（表4-1）、このなかでは例えば、

　"あなたが毎日していることは、（喜びと満足を与えてくれる）"
　"あなたは、日々の生活で行っていることにほとんど意味がない、と感じることがありますか？"
　"人生というものは、（興味の尽きないものだ）"

の項目のように、40歳の人が今を含めた最近を振り返っても、20歳の人が今を含めた最近を振り返っても、それぞれの過去の経験よりも最近の経験が更新されることで年齢によらず十分に変化しうる項目であることもわかる。そして、今後の未来に対する認識を想起する質問は7項目あり（表4-1）、この中では例えば、

　"将来あなたがすることの多くは、たぶん、（魅力あふれるものだろう）"
　"将来のあなたの人生は、たぶん、（見通しのきいたものになるだろう）"
　"これから、人生の大事な場面で困難に直面したとき、あなたはどう思うで

---

a) インパクトは、ホームズとレイの社会的再適応評定尺度より推定。

表4-1 SOC29項目版の各質問項目のマッピングセンテンスにおける特徴一覧

No	構成要素	A.性質(Modality)	B.源(Source)	C.要求(Demand)	D.時間(Time)	逆転項目	SOC-13	質問文
1	co	1.手段的	3.両方	1.具体的	2.現在	R		あなたは誰かと話しているときに、相手が自分のことを理解していないと感じることがありますか？
2	ma	1.手段的	1.内的	1.具体的	1.過去			これまで、他人の協力が必要なことをしなければならないとき、あなたは、うまくいくと思いましたか？
3	co		3.両方	2.散漫	2.現在			とても親しく感じる人々以外で、あなたが毎日接する人たちのことを考えてください。そのような人たちのことをどれほどよく知っていますか？
4	me	1.手段的	2.外的	2.散漫	2.現在	R	○	あなたは、自分のまわりで起こっていることがどうでもいいという気持ちになることがありますか？
5	co	1.手段的	2.外的	2.散漫	1.過去	R	○	あなたは、これまでに、よく知っていると思っていた人の、思わぬ行動に驚かされたことがありますか？
6	ma	2.認知的	2.外的	2.散漫	2.現在		○	あなたにしてくれた人にがっかりさせられたことがありますか？
7	me	2.認知的	3.両方	3.抽象的	2.現在	R		人生というものは、（興味の尽きないもの）
8	me	2.認知的	2.外的	3.抽象的	1.過去			今まで、あなたの人生は、（とても明確な目標があった）
9	ma	2.認知的	3.両方	2.散漫	2.現在		○	あなたは、不当な扱いを受けているという気持ちになることがありますか？（見通しのきいている）
10	co	2.認知的	2.外的	3.抽象的	1.過去	R		過去10年間のあなたの人生は、（魅力あふれるものだった）
11	me	1.手段的	3.両方	3.抽象的	3.未来	R		将来のあなたがすることの多くは、たぶん、（見通しのきいたものだろう）
12	co	1.手段的	2.外的	1.具体的	2.現在	R		あなたは不慣れな状況の中にいると感じ、どうすればよいかわからないと感じることがありますか？
13	ma	2.認知的	3.両方	3.抽象的	2.現在	R	○	あなたの人生観をもっともよく表しているのは、（人生の出来事に対して、いつも解決策を見つけることができる／生きていることは本当に楽しかったと感じる／いつも何の迷いもなく見いだせる）
14	me	2.認知的	1.内的	1.具体的	2.現在			自分の人生について考えるとき、しばしば、あなたは、（生きていることは本当によかったと感じる）
15	co	1.手段的	3.両方	3.抽象的	2.現在	R	○	あなたが毎日していることは、（喜びと満足を与えてくれる）
16	me	3.感情的	3.両方	3.抽象的	3.未来			将来のあなたの人生は、たぶん、（見通しのきいたものになるだろう）
17	co	1.手段的	2.外的	1.具体的	1.過去	R	○	これまで、いやなことが起きたとき多くの場合、あなたは、（それに打ちのめされてしまった）
18	ma	3.感情的	1.内的	2.散漫	2.現在			あなたは、気持ちや考えが非常に混乱することがありますか？
19	co	2.認知的	2.外的	2.散漫	2.現在		○	あなたは、何か楽しいことをしているとき、（きっとこのまま気分でいられると思う）
20	ma	1.手段的	1.内的	1.具体的	3.未来	R		あなたは、本当なら感じたくないような感情をいだいてしまうことがありますか？
21	co	3.感情的	1.内的	2.散漫	2.現在			将来のあなたは、たぶん、（意味や目的に満ちたものになると思う）
22	me	2.認知的	3.両方	3.抽象的	3.未来	R	○	あなたは、この先、誰か頼りにできる人がいないものと思いますか？
23	co	2.認知的	2.外的	3.抽象的	3.未来			あなたは、いま何が起きようとしているのかはっきりわからない、という不安な気持ちになることがありますか？
24	ma	3.感情的	1.内的	3.抽象的	1.過去	R	○	どんなに強い人でさえ、ときには「自分はダメな人間だ」と感じることがあるのですが、あなたは、これまでに「自分はダメな人間だ」と感じたことがありますか？
25	co	1.手段的	2.外的	1.具体的	1.過去			何かが起きたとき、ふつう、あなたは、（過大に評価したり過小に評価したりしてきた）
26	ma	1.手段的	1.内的	1.具体的	3.未来	R		これから、人生の大事な場面に困難に直面したとき、あなたはどう思うでしょうか？
27	me	3.感情的	2.外的	1.具体的	2.現在			あなたは、日々の生活で行っていることにはほとんど意味がない、と感じることがありますか？
28	me	1.手段的	2.外的	1.具体的	2.現在			あなたは、自制心を保つ自信がなくなることがありますか？
29	ma	3.感情的	1.内的	2.散漫	2.現在			

しょうか？"

の項目のように、これまでの過去と現在の経験を踏まえた、推測される未来が問われている。例えばBox4-1で提示した「例3）40歳での離婚」という経験を見てみよう。離婚という経験を通して、「人生何があるかわからないものだ。」「このような困難も何とか乗り越えられたからこの先もいろいろな困難も乗り越えられるだろう」という認識が構築されることを通じてSOCが向上する可能性があるだろう。もしくは「離婚で苦しみ、これからの人生はお先真っ暗だ」とSOCが減弱する可能性もあるだろう。このような過去と現在における様々な経験の蓄積から未来の推測がそれまでと大きく変わりうるのである。

実際にこれを実証するデータを筆者らは報告し、子育て経験の有無がどの年代でもSOCの違いに影響していた（図4-2）[4]ことを示した。つまり、同じ年代であっても子育ての経験がある場合に、その経験分のSOCの上積みが見られたのである[b]。

以上、SOCの生涯変動に関する仮説を整理したうえで、それまでの人生経験とそのときに経験した新たな出来事の相対的なSOCへのインパクト度合いにより30歳以降においても理論的にSOCが変化しうる仮説をまとめた。この検証を行うためには長期間の縦断的研究や介入研究での実証が必要である。2008年から2018年までの10年間に蓄積されてきた実証研究のなかで、SOC向上の効果がRCT（Randomized Control Trail, 無作為比較試験）にて確認された介入プログラムも増えてきている。そこで、次にSOCを変える介入が可能なのか理論的に検証していく。

2）意図的にSOCを修正することはできるのか

アントノフスキーは、第2章で見たようにSOCの測定方法の開発に際して、表4-1の元となるマッピングセンテンスの手法を用いた。これは回答者が反応する刺激を四つのファセットから分類し、この四つのファセットがそれぞれ満遍なく配置されるようにSOC質問票の各項目が作成されていることを意味

---

[b] ただし、このデータは横断調査であるため、因果関係についてまで確かめることはできていない。

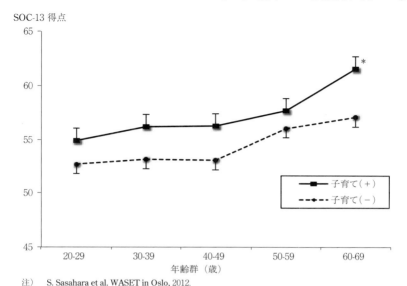

注) S. Sasahara et al. WASET in Oslo, 2012.
二元配置分散分析、交互作用なし
*; p<0.05

図4-2　年代別に見たSOCと子育て経験の関連

している（第2章図2-1参照）。つまり、SOCが変化した場合は、これら四つのファセットに対しての刺激反応性が変化したと理論的に説明できる。前節では、「D　時間」のファセットにおけるSOCの変化について検討を行った。ファセットを改めて示すと次のようになる。

A　性質 Modality（手段的な or 認知的な or 感情的な）
B　源 Source（内的な or 外的な or 両方の）
C　要求 Demand（具体的な or 散漫な or 抽象的な）
D　時間 Time（過去の or 現在の or 未来の）

さらにA～Cの要素を加えて検討すると、例えば"A認知的で、B両方（外的と内的資源の両方）の、C抽象的な、D過去"の刺激文は、SOC 29項目のなかでは、
　　"今まであなたの人生は、（とても明確な目標があった）〈有意味感〉" と

"過去10年間のあなたの人生は、（見通しの効いたものだった）〈把握可能感〉"
が該当する。

同様に "A 認知的で、B 両方の、C 抽象的な、D 現在"の刺激文は、
"人生というものは、（興味の尽きないものだ）"〈有意味感〉と
"あなたの人生観をもっともよく表しているのは、（人生での出来事に対して、いつも解決策を見つけることができる）"〈処理可能感〉が該当する。

そして、"A 認知的で、B 両方の、C 抽象的な、D 未来"の刺激文は、
"将来のあなたの人生は、たぶん、（見通しのきいたものになるだろう）"〈把握可能感〉
"将来のあなた自身の人生は、（意味や目的に満ちたものになると思う）"〈有意味感〉
となっている。

これらを概観すると、<u>意図的に SOC を修正するということは</u>、世界観や人生観に近い SOC に対して、このような内的・外的資源を導入し認知的な変化が起こった良好な人生経験と、その積み重ねと繰り返しが、少しずつ良好な方向へと誘導しうるという理論的な枠組みが見出せる。これらを踏まえて、次に実際に介入プログラムで SOC が有意に変化した先行研究の具体的な介入方法を含めて検討していく。

3. 効果が認められた SOC への介入プログラムの特徴

SOC の向上を期待した介入研究は、ここ10年で確実に増えてきていて、その効果が RCT にて確認されるプログラムも報告されている。ここでは RCT で SOC 上昇の効果が認められた5例の先行研究での介入プログラムの特徴を分析していく（表4-2）。

1) コフート（Kohut, ML.）らの高齢者への有酸素運動療法

コフートらは、高齢者に対して有酸素運動療法を実施し SOC の改善を報告している[8), 9)]。2005年に報告された研究[8)]では、アメリカのアイオワ州の1地域で高齢者男女を募集し28名を対象とし、無作為割り当てされた14名に有酸素

運動療法を実施、14名は比較対照群という形にしている。その結果有酸素運動療法を10カ月にわたり実施された人は、実施前と実施後12週間と比較して29項目版SOCの得点が平均1点有意に上昇していたのに対し、比較対照群の人たちは平均3.2点有意に下がっていた。

　一方、2006年に報告された研究[9]では、アメリカのアイオワ州の2地域で高齢者男女を募集し87名を対象とし、無作為割り当てされた40名に各人に合わせて処方された心臓疾患用の有酸素運動療法を実施、47名は一般的な柔軟運動での比較対照群という形にしている。その結果処方された心臓疾患用の有酸素運動療法を10カ月にわたり実施された人は、実施前と実施後10カ月と比較して29項目版SOCの得点が平均3.4点有意に上昇していたのに対し、比較対照群の人たちは平均2.4点有意に上昇していた。

　コフートらの研究のメインの目的は、有酸素運動療法による免疫機能の上昇と炎症マーカーの改善でありこれらが達成されたうえで、SOCも上昇していた。つまり、SOCの意図的修正がメインの目的の研究ではないが、人生経験が豊富に蓄積されてきている高齢者のSOCがRCT研究において変化があることを実証した点で注目される。

2）ランゲランド（Langeland, E.）らの精神疾患患者への健康生成論的コーピング治療法

　ランゲランドらは、精神疾患患者への健康生成論的コーピング治療法を開発、実施しSOCの改善を報告している[10]。この研究では、ノルウェー国内の九つの地区における精神疾患患者男女116名を対象とし、無作為割り当てされた67名にプログラムを実施し、49名は比較対照群という形にしている。その結果プログラムを実施された人はプログラムの実施前と実施後1週間と比較して29項目版SOCの得点が平均6点有意に上昇していたのに対し、比較対照群の人たちは平均2点下がっていたが有意差はなかった。ただしプログラム終了半年後には比較対照群との間では差はなくなったと報告している。

　ランゲランドらのプログラムの主な目的としては、健康生成論に基づき、参加者自分自身の可能性に目を向けること、自己の内部や外部にある抵抗資源（自分に備わる心理的な特性や対処能力、自分の周りの社会的な支援など）や自分の能力

表4-2 無作為化比較試験（RCT）でSOCに対して上昇効果が認められた5例の先行研究

	デザイン	対象者（平均年齢）	N（全体）	N（介入群）	N（対照群）	介入内容	尺度	SOCの変化（統計学的有意差）
1: Kohut, 2005[8]	RCT	高齢者（インフルエンザシーズン中）（約70歳）	27	14	13	10カ月にわたる心臓リハビリ運動	SOC13	介入群：70.3→72.8 対照群：75.9→72.1（有意差あり）
2: Langeland, 2006[10]	RCT	心の健康問題を抱える人（約51歳）	98	56	42	19週にわたるプログラムうち16週は健康生成論に基づいたミーティングを行う	SOC29	介入群：120→125 対照群：111→110（有意差あり）
3: Kohut, 2006[9]	RCT	高齢者（約70歳）	97	49	48	10カ月にわたる心臓リハビリ運動 vs 柔軟運動	SOC13	心臓リハビリ群：73.1→76.5 柔軟運動群：75.1→77.5（有意差あり）（両群とも時間に対する介入効果あり）
4: Forsberg, 2010[11]	クラスターRCT	精神障害者（約40歳）	41	24	17	12カ月にわたる健康とライフスタイルに関する介入プログラム（ダイエット、食物選択と調理、様々な身体的アクティビティ）	SOC13	介入群：52.8→61.2（有意差あり）
5: Arvidsdotter, 2014[12]	オープンラベルRCT	プライマリケア患者［IT群：約41歳 TA群：約41歳 CT群：約40歳］	120	40	40, 40	IT：統合的治療群（TAと健康生成論のベースの対話）TA：鍼灸治療群（1週間に1回45分で、連続した8週間）CT：従来治療群（プライマリケアセンターで提供される通常の医療）	SOC13	IT：55.4→68.1 →フォローアップ65.7（有意差あり）TA：52.2→64.8 →フォローアップ64.5（TA群も有意に上昇、CT群は有意な上昇なし）

注：IT群：Integrative Treatment 群（鍼灸治療と健康生成論のベースの対話を統合した治療群）
TA群：Therapeutic Acupuncture 群（鍼灸治療群）
CT群：Conventional Treatment 群（従来の薬物療法と精神面での疾患教育を含むプライマリケア群）

への意識を大きくもつことで、毎日の生活のなかにそれを生かしてストレス対処を首尾よく成功させていくことにあった。介入期間は19週間にわたり、週に1度1.5時間をかけて行われた。グループリーダーとなる精神保健の専門家は参加者とはまったく関係のない人々で、リーダーシップやパートナーシップ、健康生成論の取り扱い方等に関して3週間の訓練を受けていた。また、参加者たちはプログラムの期間も通常の精神保健・福祉のサービスを受けていた。

　時間をかけ、SOCの定義に基づいた形で組まれたプログラムであるが、終了半年後は比較対照群との差が若干縮まっていた。この理由としてランゲランドらは、十分な対象者数を集めるにいたらなかった点を挙げている。その一方で対象者は精神疾患患者であり、感情の浮き沈みが大きい感情障害をもつ人や、幻聴幻覚など様々な症状を伴う統合失調症である人たちが中心で、SOCの測定自体が安定していなかった可能性がある。ただ、そのようななかで、若干ながらも介入群においてSOCの上昇が見られたという結果は評価できる。

3) フォルスベルグ（Forsberg, KA.）らの精神疾患ホーム在住者へのダイエットと運動についての集団サークル活動

　フォルスベルグらは、精神疾患患者へのライフスタイル改善法としてのダイエットと運動についての集団サークル活動を開発、実施しSOCの改善を報告している[11]。この研究では、スウェーデン北部のある人口約4万人の街の精神疾患ホーム在住者132名のなかで包含基準を満たした精神疾患患者男女46名を対象とし、クラスターごとに無作為割り当てされた24名にこの集団サークル活動を実施し、17名は比較対照群という形にしている。その結果12カ月にわたる集団サークル活動を実施された人は、実施前3週間と実施後3週間とで比較して13項目版SOCの得点が平均8.3点有意に上昇していたのに対し、比較対照群の人たちは平均0.6点上昇していたが有意差はなかった。

　フォルスベルグらの研究のメインの目的は、精神疾患ホーム居住者におけるライフスタイル改善を通じての身体的機能の向上とQOLと社会的機能の向上とSOCの向上と複合的であり、このなかでSOCが仮説通りに上昇していた。つまり、SOCの意図的修正がライフスタイル改善を通じて達成されており、ライフスタイルが変わることでの人生経験が変化した結果として精神疾患ホー

ム居住者のSOCがクラスターRCT研究において変化があることを実証した点で注目される。

4) アルビズドッター（Arvidsdotter, T.）らの精神的苦痛を訴えるプライマリケア患者への鍼治療、鍼治療と健康生成的対話を統合した方法

アルビズドッターらは、鍼灸治療において健康生成論を取り入れた統合的な治療法を開発、実施しSOCの改善を報告している[12]。この研究では、スウェーデン西部の四つのプライマリケアセンターで154名のなかで包含基準を満たした精神的苦痛を訴えるプライマリケア患者男女120名を対象とし、統合的な治療に無作為割り当てされた40名にこの統合的な鍼灸治療を実施し、40名は従来の鍼灸治療、40名は通常治療群という形で3群の比較にしている。その結果24週間にわたる統合的な鍼灸治療を実施された人は、実施前と実施後24週間と比較して13項目版SOCの得点が、平均10.3点有意に上昇していたのに対し、従来の鍼灸治療群の人たちは平均12.4点有意に上昇し、通常治療群では5.4点有意に上昇していた。そして、実施前と実施後8週間と実施後24週間の3時点の時系列変化について3群比較をすると、統合的な鍼灸治療群と従来の鍼灸治療群とは通常治療群と比較して有意にSOCが上昇していた。

アルビズドッターらの研究のメインの目的は、従来から不安や抑うつにも効果のある鍼灸治療に加えて健康生成論をベースにしたトークセラピーを統合することでプライマリケア患者におけるSOC上昇を意図したのであるが、従来の鍼灸治療だけでもSOCが有意に上昇していた。その理由については、統合的な鍼灸治療と従来の鍼灸治療を実施したのが同一の治療者であり、治療過程において無意識に健康生成論的なかかわりが混ざってしまっていた可能性を指摘している。つまり、SOCの意図的修正が鍼灸治療とその際の対話を通じて達成されており、鍼灸治療とその際の対話により不安や抑うつが緩和されることで人生経験が変化した結果としてプライマリケア患者のSOCがRCT研究において変化があることを実証した点で注目される。

5) SOCの意図的修正に向けてのポイント

以上五つのRCTでSOCの意図的修正が確認された先行研究に共通する特徴

を検討することで、SOC の意図的修正における重要なポイントが集約され、**Box4-2** に示した。**Box4-2** のなかで重要視されている経験は、代理体験や成功体験などバンデューラ（Bandura, A）の自己効力感理論[18]と共通するものであり、アントノフスキーも重要な対処資源である自己アイデンティティとしてこれが共通し、人が学ぶと考える五つの特徴的な資質、すなわち自己規制、象徴化、多様な学習、先見、自省を SOC でも活用している[1]。しかし、健康生成論では人生の四つの領域での投資すべき重点[1]にフォーカスが置かれており、それは、

"内的感覚（Inner feeling）"、

"身近な人間関係（Immediate personal relations）"、

"主要な活動（Major activity）"、

"存在（実存）にかかわる課題（Existential issues）"

の四つである。これは、支援してくれると認める人と知り合い（社会的支援機能）、精神を安定させ、価値のある毎日の活動（仕事、スポーツ、教育など）を行っているため、生活観（イデオロギー的、宗教的、政治的）をつくり上げることができることが重要であることを意味している[13]。つまり、SOC は自己効力感を自己のなかの内的リソースの一つとして活用していることになる。今回の五つの先行研究では、このような内的リソースが充実していった結果 SOC が上昇したと考えられるが、その前提としてグループ療法による他人の経験や生活習慣改善の集団活動や有酸素運動や鍼灸治療といった外的リソースを上手に活用している点に大きな特徴がある。

以上より、外的リソースを上手に活用することで良質な人生経験が蓄えることができて、その結果内的リソースが充実していくことで、外的・内的リソースを活用する力である SOC が上昇していくというメカニズムが考えられた。

4. 日本での SOC の意図的修正を目指した取り組み～サルトジェニック・カフェ[c]

1) "サルトジェニック・カフェ"開発の経緯

ランゲランドらは、先ほど紹介したように、精神障害者であってもその自らのストレス対処力を伸ばすことで様々な困難に自ら対処できるようになり、精

Box 4-2　効果の見られた介入研究より抽出された SOC を意図的に修正する際のポイント

・他人の過去の経験をグループワークや治療者などと共有・見聞きすることで、仮想的に自分の過去の経験に加えることができ、そのことで過去の経験による SOC への影響を変化させる（代理体験の効果）

〈具体例〉　一人でダイエットに取り組んでいるときは、なかなか成果が上がらないときにどうしてなのかもわからず、どのようにしたら成果が出てくるのかもまったく見えてこなかった。ところが、世間で評判になっているダイエット教室に思い切って参加してみたところ、他の参加者の失敗談が自分と共通していて、そこから抜け出して成功した人の話を聞けたことで、自分にもできそうだから同じようにやってみようと思った。この場合に、SOC 質問紙の"何かが起きたとき、ふつう、あなたは、（過大に評価したり過小に評価したりしてきた）"という刺激文に対して、これまでは適切に評価できなかったと感じていた人が、同じような境遇の人の体験談から自分もこれならできるのではないかと適切な評価ができるようになり、回答する選択肢が変化しうると推測される。

・上記の代理体験をベースに、自分でも現在の状況に適用したり応用したりすることで、現在の成功体験を積むことで現在の経験による SOC への影響を変化させる（成功体験の効果）

〈具体例〉　ダイエット教室で成功した人たちの体験談をもとに、自分でもやってみた。一番のポイントは、継続して習慣化させ、ダイエットと意識しなくても無意識のうちに毎日同じパターンの行動が身につくこととのこと。そのためにはダイエット効果を実感することよりも、1 日のなかでチェックポイントを設けて、そこを毎回確実に通過するようにしていくと、1 回ごとのチェックポイント達成が小さな成功体験となり、継続しやすいのだと聞いた。最終ゴールである X kg 減量という遠すぎる目標のみを見続けていると、途中でなかなか達成できないことに飽きがきてしまい、3 日坊主などになりやすいのだという。これをもとに、1 日のなかで、一食ごとの食事でのチェックポイントを具体的に定め、夜までに 1 日 1 回の定期エクササイズのチェックポイントも定めて、スケジュール帳でこまめにこれを達成するごとにチェックをつけていった。すると、これまで自分では限界に感じていた毎日継続するという部分を思いのほか乗り越えることができ、これがダイエットのコツなのかとすごく腑に落ちた。この場合に、SOC 質問紙の"あなたの人生観をもっともよく表しているのは、（人生での出来事に対して、いつも解決策を見つけることができる）"という刺激文に対して、このように少しずつ解決策を見つけることができた経験から、回答する選択肢が変化しうると推測される。

・他人の過去の経験をグループワークや治療者などと共有・見聞きすることで、自分の過去の経験を照らし合わせて振り返り、そのことで自分の認知が変わり、自分の過去の経験への評価が変わることで過去の経験による SOC を変化させる（リフレーミング効果）

〈具体例〉　その後もダイエット教室でいろいろな人たちやコーチの方々の体験談を共有してもらったことで、多くの人が失敗を重ねていくことで、試行錯誤の結果、ようやく自分にあったダイエット法を見つけることができることに気づいた。そう考えると、自分のこれまでの度重なるダイエットの失敗は決して無駄なものでなく、今回の成功に脈々と連なる大事なプロセスであったのではないかと、過去の失敗への評価が大きく変わってきた。この場合に、SOC 質問紙の"今まであなたの人生は、（とても明確な目標があった）〈有意味感〉"という刺激文や"あなたは、日々の生活で行っていることにほとんど意味がない、と感じることがありますか？"という刺激文に対して、これまでは無意味だと思っていた過去の経験やこれからの日々の経験に対する認知が変わり、回答する選択肢が変化しうると推測される。

・上記の三つの SOC が変化した経験をさらにグループワークや治療者などと共有することでの相乗的効果

神症状の緩和と再発予防、QOLの改善等に貢献できると考え、サルトジェニック・トークセラピー・グループを開発し、RCTにてこの効果を実証した。このグループプログラムでは、様々な症状を抱える精神障害者が、それぞれの病気という概念を越えて一人の参加者としての生き方、ストレスへの対処法を精神保健専門家であるコーディネーターのもとグループディスカッションを通して、お互いの経験を共有しながら体得していく形式がとられている。

筆者らは、このグループプログラムのコンセプトに着目し、これを職場研修でのうつ病予防に応用することを検討し、"サルトジェニック・カフェ・職場研修"を開発した。これは職場での実施可能性を最大限考慮し、ランゲランドらのプログラムが1回2時間のセッションを15週から29週など長期に続けるものであることに対して、1回2時間程度で実施できる簡便なプログラムとすることを目指した[d]。サルトジェニック・カフェの実施方法を**Box4-3**に、実践例を**Box4-4**に示した。

2) サルトジェニック・カフェの効果とそのメカニズム

各職場研修等で実施後、各自のストレス対処力が向上し、職場でも具体的な改善策が可能なものから実施されるようになったが、実施にあたってのポイントは以下の三つと考えられる。

① サルトジェニックな考え方で行う

(職場の悪いところ、ダメなところに議論をフォーカスさせるだけでなく、職場の良いところ、これからでも実際にできることに議論をフォーカスさせる)

② ワールドカフェ形式にてグループで行い、各自の経験を共有する

(短時間での効率的なメンバー交代により、効果的なディスカッション内容と各自

---

c) 本節の一部は、"笹原信一朗, 大井雄一, 宇佐見和哉, 松崎一葉.：職場のメンタルヘルス対策とストレス対処力：健康生成論の活用. 予防医学, 2015年12月発行"における原稿を改編使用した。

d) このプログラムの基本コンセプトは、ランゲランド氏らのトークセラピーグループとアニータ・ブラウンらのワールドカフェ[14]をベースに、鈴木瞬氏らの集団認知行動療法によるSOC (Sense of Coherence: 首尾一貫感覚) 変化の実践研究[15]を参考に、筆者らの研究室の大学院生(当時)平井康仁氏と金子秀敏氏らと試行錯誤を繰り返し、そのうえで本書編者である山崎と坂野、そしてランゲランド氏らと議論を重ねて考案した。現在、このプログラム効果実証のパイロットスタディにおいて、一定の成果を得てきている[16,17]。

> **Box 4-3　サルトジェニック・カフェの実施方法**
> 1. 健康生成論的思考を練習する
>   （何が悪い、できてないからそれを改善という考え方でなく、現状での良い点や今後の目標に向けてすぐにでもできることを考え実践するという考え方）
> 2. ワールドカフェ形式[注]でグループディスカッションを行う
>   （4人一組で座席交代を3回程度繰り返しながら、今まで職場でできていることで良い点はどんなことか、より良い職場にしていくためにすぐにでも何ができるのかを自由に話し合っていく）
> 3. 最後に明日からでもすぐに実施できる具体的な改善案を共有し、翌日より実践する
>
> 注）ワールドカフェ形式の研修とは、2007年にアニータ・ブラウン博士が開発・提唱した対話式のブレインストーミング法。この方法が他人の経験を共有していくのにシンプルで有効。

のこれまでの貴重な体験を多くの人と共有できる）
③　得られた良いアイデアを日々実践する
　　（2時間のセッションでは、いろいろな気づきが得られることが多いが、その後の職場や日常生活のなかで、この気づきをもとにいかに実践できたかが認知行動療法的な効果を得られるかどうかの大きなポイントとなっている）

　サルトジェニックな考え方は、簡潔に要約すると先を明るく見て前向きに対処していくことを考える方向性である。今が全然だめで、本来はこうあるべきなどの理想論で終わることなく、現状の良いところ、他での良いところを受け入れ、それを活かしていけば何とかなるだろうという自分と他人との経験の共有に基づく楽観的な捉え方になる。職場においては、"あの上司がいなければもっと職場は良くなる"→サルトジェニックな考え方で捉え直すと、"あの上司のここは良いところだから今後も活かして、足らない部分はこの人が補えばそれで全体が上手く回る"などのように考えていくことが日常においてすぐに実践できる具体的な対処につながる大事な考え方になる。

　そして、一番大事なことは、実際に具体的な対処を日々の生活で実践し、そこからの体験的対処を積み重ねることで、最終的に日々のストレス対処力が向上する。実践なくして、貴重なそれぞれの体験は得られない。これはわれわれの研究データ[17]からも裏づけられる。サルトジェニック・カフェで多様な背景をもつ人との様々なディスカッションで共有された自他の体験や経験をもとに、各自が得られた気づきやアイデアを自分で実践可能な具体的な対処として

> **Box 4-4　サルトジェニック・カフェの実践例**
> 〈対象〉　職場グループメンバー 10 名。
> 〈背景〉　メンバー同士はきわめてビジネスライクなつき合いで、業務時間内でも連絡はもっぱらメールが利用されている。仕事はやって当然という空気なのかどうかよくわからないまま、お互いに助け合うこともあまりなかったという。上司は仕事を丸投げするタイプで、各メンバーが各々の業務をそれぞれの裁量で進めている。しかしながら、それぞれの裁量で進めているにも関わらず、締め切り間際になって上司から突然の方向修正を受けることもしばしばあり、メンバーは徐々に疲弊していた。それでも、上司が怒りっぽい性格であることや、何か聞いても「自分で考えろ、スキルは見て盗むものだ」としかいわないため、職場内でのコミュニケーションも自然と少なくなっていった。そのため、あまり自分が考えていることもいえずに、黙々と仕事をする者が多かったという。
> 〈方法〉　このような職場において、サルトジェニック・カフェを実施した。
> 1．健康生成論的思考：まず全員で、これからこの職場で気持ちよく働くにあたり、どのようなことができるかを検討することを確認した。
> 2．グループディスカッション：以下の意見が出てきた。
>   「もう少し話しやすい職場が良い」
>   「飲みニケーションもやっぱり重要」
>   「何か聞いたり頼んだりするときはメールよりも顔を見て話したい」
>   「それぞれがどのような仕事をしているか実はずっと気になっていた」
>   「お互い助け合える職場になりたい」
> 3．具体的な改善案：いろいろな意見が出たなかで、どのようなことなら実際に具体的に実現できるか検討したところ下記に集約された。
>   ・朝は比較的時間にゆとりのある職場だ→朝会を行い各自の進行状況を発表
>   ・毎週水曜日は NO 残業デーである　　→水曜日に課内の飲み会を行ってみる
>   ・全員話すこと自体は嫌いではない　　→仕事を頼むときは、必ず一度直接会って話す
>   ・お互いに助け合いたい気持ちをもっている
>   一方で、パソコンを一斉に入れ替える／職場の自販機の内容を一新する／トイレをウォシュレットに変えるなどの改善案も出たが、実現度と優先度を考慮してこちらは今後の課題となった。
> 〈その後〉　仕事の途中経過での連絡はメールベースで行われることが続くものの、新しい仕事のときには、必ず関係者が一度集まって話し合うことで、実際にどのような全体像の仕事のなかでのどのような仕事かということがわかり、締め切り間際での修正は減ってきたとの効果があった。朝会では最初は何を話して良いかわからなかったが、徐々に冗談もいえる雰囲気になり、ムードメーカーのような存在も現れるようになり、朝から気分よく過ごせるようになったという。さらに水曜日に行われた飲み会は、上司の意外な一面も見ることができ、それぞれに負担にならない程度の範囲で定期的に行われるようになった。

日常生活で実践して得られたその人自身の体験や経験がその後のストレス対処力に大きな影響を与えていると考えられた。その結果、このサルトジェニック・カフェにより SOC が向上すると考えられた。さらに、従来の認知行動療法や問題解決型療法などは原則個別に実施し、しかも 1 回のセッションが 60 分前後でかつこれを 12 回前後行うなど実施側の人的・時間的資源を豊富に必要とする点で職場などでの実施可能性はきわめて低かったが、サルトジェニック・カフェの最大の利点は実施の簡便性であると考えられた。

なお、様々な職場でこのサルトジェニック・カフェを実施すると、今回の事例のような方向に話がまとまることが多く、それは働く人々のSOCを高める職場の下記4条件[19]によく合致する。

① 役割・目標の明確な職場　　② 心理的報酬のある職場
③ 信頼と協力のある職場　　　④ 自己表出ができる職場

このことからは、サルトジェニック・カフェでのディスカッション内容そのものがSOCを高める方向に働いている可能性が示唆された。引き続き、サルトジェニック・カフェの有効性検証と効果発現のメカニズムをより詳細に検討していきたい。

5. まとめ

この章では成人のSOCは変えられるか、という問いについて議論をしてきた。そこには、SOCは30歳前後で成長が止まり、それ以降のSOCは変化しえないものなのか、また、変化するならば、それは意図的に変化させることができるのか、という二つの疑問があった。

前者の結論としては、思春期までは不安定であったSOCは成人期に入り安定し、急激な変化の可能性は低いが、出来事の経験のインパクトにより相当程度増減することが理論的に検証され、実証データもこれを裏づけてきている。後者の問いに対しては、個人の出来事への考え方、価値観のポジティブな変化を日々の生活を通じて定着化することで有意味感が、家庭や職場や地域ぐるみでSOCを伸ばすような環境に修正しそれを持続することで処理可能感や把握可能感が育まれ、そこで生活する人のSOCが向上する可能性が考えられ、集団でのグループワークを通じた代理体験により相乗的に人生経験を増やす方法論がRCTで効果が認められた介入プログラムでは特徴的であった。今後、より広く多様な視点から健康生成論、健康生成モデルに基づいてSOCの変化を促す介入プログラムを継続的に開発、評価していくことが期待される。

（笹原　信一朗、大井　雄一）

【引用文献】

1) Antonovsky A.: *Unraveling the mystery of health: How people manage stress and stay well*. Jossey-Bass Publishers, San Francisco, 1983. 山崎喜比古, 吉井清子（監訳）.：健康の謎を解く：ストレス対処と健康保持のメカニズム. 有信堂, 東京, 2001.
2) Erikson EH.: *The cycle completed: A review*. W. W. Norton & Company, New York, 1982. 村瀬孝雄, 近藤邦夫（訳）.：ライフサイクル, その完結. みすず書房, 東京, 2002.
3) 戸ヶ里泰典, 山崎喜比古.：13項目5件法版 Sense of Coherence Scale の信頼性と因子的妥当性の検討. 民族衛生, 71, 168-182, 2005.
4) Sasahara S, Tomotsune Y, Ohi Y, et al.: Life experiences are important factors of making stronger SOC (Sense of Coherence) on the workers in Tsukuba Research Park City (TRPC). *World Academy of Science, Engineering and Technology*, 68, 103-107, 2012.
5) Sagy S, Antonovsky H.: The development of the sense of coherence: a retrospective study of early life experience in the family. *Journal of Aging and Human Development*, 51, 155-166, 2000.
6) Antonovsky A.: The sense of coherence. An historical and future perspective. *Israeli Journal of Medical Science*, 32, 170-178, 1996.
7) Seligman M.: *Authentic happiness: Using the new positive psychology to realize your potential for lasting fulfillment*. Free Press, New York, 2002. 小林裕子（訳）.：世界でひとつだけの幸せ：ポジティブ心理学が教えてくれる満ち足りた人生. アスペクト, 東京, 2004.
8) Kohut ML, Lee W, Martin A, et al.: The exercise-induced enhancement of influenza immunity is mediated in part by improvements in psychosocial factors in older adults. *Brain, Behavior, and Immunity*, 19, 357-366, 2005.
9) Kohut ML, McCann DA, Russell DW, et al.: Aerobic exercise, but not Flexibility/resistance exercise, reduces serum IL-18, CRP, and IL-6 independent of β-blockers, BMI, and psychosocial factors in older adults. *Brain, Behavior, and Immunity*, 20, 201-209, 2006.
10) Langeland E, Riise T, Hanestad BR, et al.: The effect of salutogenic treatment principles on coping with mental health problems A rondomised controlled trial. *Patient Education and Counseling*, 62, 212-219, 2006.
11) Forsberg KA, Björkman T, Sandman PO, et al.: Influence of a lifestyle intervention among persons with a psychiatric disability: a cluster randomised controlled trail on symptoms, quality of life and sense of coherence. *Journal of Clinical Nursing*, 19, 1519-1528, 2010.
12) Arvidsdotter T, Marklund B, Taft C.: Six-month effects of integrative treatment, therapeutic acupuncture and conventional treatment in alleviating psychological distress in primary care patients - follow up from an open, pragmatic randomized controlled trial. *BMC Complementary and Alternative Medicine*, 14, 210, 2010.
13) Lindström, B. The meaning of resilience. *International Journal of Adolescent Medicine and Health*, 13(1), 7-12, 2001.
14) Brown J, Isaacs D, World Cafe Community.: *The World Cafe: Shaping Our Futures Through Conversations That Matter*. CA, Berrett-Koehler, 2005.
15) 鈴木瞬, 戸塚靖, 宇佐見和哉他.：気分障害の就業者・休職者に対する集団認知行動療法を介した SOC の変化検討. 第85回日本産業衛生学会学術集会, 2012.
16) 笹原信一朗, 坂野純子, 大井雄一他.：健康生成論をベースにした職場におけるストレス対処力向上プログラム開発の試み：サルトジェニックカフェの実践報告. 第87回日本産業衛生学会学術集会, 2014.
17) Sasahara S, Sakano J, Langeland E et al.: Sense of coherence (SOC) among Japanese

white-collar workers participating in "Salutogenic Café". A six months follow-up study investigating development of SOC and the use of new skills. In proceeding of: 22th Annual Conference of the International Society for Quality of Life Research, At Vancouver, BC, Canada, 2015; 24, supplement 1: 69-70.
18) Bandura, A.: Self-efficacy mechanism in psychological activation and health promoting behavior. In J. Madden (Ed.), *Neurobiology of learning, emotion, and affect* (pp. 229-269). New York: Raven Press, 1991.
19) 益子友恵,山崎喜比古.:ストレス対処力 Sense of Coherence (SOC) の心身の健康への説明力,及び SOC が高まる労働職場要因の検討.第51回日本社会医学会総会 2010.

第5章　SOCと健康

　健康生成論における健康とは、疾病かそうではないか、という二分法的な見方ではなく、健康─健康破綻連続体であるという見方に基礎を置いている。
　アントノフスキーはSOCが強い人はストレッサーによる緊張の処理に成功することで、生理学的なプロセスを経て直接、こうした連続体としての健康状態に影響を与えるという仮説を提示している[1]（図5-1）。つまり高いSOCを有する人の大脳では神経免疫学的あるいは神経内分泌学的な資源を動員して生体をダメージから守るとしている。他方、健康行動との関連では、高いSOCを有する人は、ストレッサーにさらされた際には健康には不適切な行動、例えばタバコや飲酒量を増やすことで対処することは考えにくいとしている。あるいは、強いSOCを有することは規則正しく健康に良い生活をするというよりも、例えば「喫煙率を低める社会文化的要因（高い社会階層・社会的役割が大きいことなど）が同時にSOCを強くすることにも影響しており、その結果、強いSOCを有する人のほうが喫煙するチャンスは少なくなる」と述べている。SOCと健康行動との直接の関連性はないが、高いSOCであるほどより医学的に良好な健康行動を行う可能性を示唆している（図5-1）。

　このように、アントノフスキーの仮説では、SOCは健康の身体的側面と心理社会的側面の両者に影響を及ぼすことが示唆されている。そこで本章ではSOCと健康の関係を探るべく、その方法を踏まえたうえで、SOCと健康、ならびにSOCとストレッサーの対処、そして、SOCと健康行動に関する研究

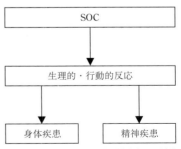

注）アントノフスキーの仮説をもとに図案化したもの

図5-1　SOCと健康の関係

を整理していく。

1. 健康生成・ストレス対処力としての SOC

1) 健康生成論における健康の考え方

アントノフスキーは健康生成論を提唱する際に、健康（health-ease）―健康破綻（dis-ease）の連続体であるという見方を提示し、連続線上の健康を定義した。そして、疾病生成論における健康は、病気か病気でないかの二分法の健康であることと区別を行った。この考え方では、疾病生成論において病気と判断されている人でも健康生成論では健康の極側にいる可能性があることを示している。

この考え方は第1章で説明があったように、WHO大憲章における健康の定義を意識したものである。実際にこのような健康がどのように測定されうるかをといえば、例えば健康関連QOLに関する諸尺度のような、カットオフを定めない、連続量としての分布を扱う類の指標が該当するだろう。また、（疾病生成論的に）病気であっても（健康生成論的に）健康であるという考え方もできる。これについては、第9章や第10章で患者や患児を対象とした内容で扱うこととする。

本章では、どちらかといえば疾病生成論的発想での健康を扱う。健康生成論が提唱されて40年近く過ぎようとしているが、公衆衛生・疫学領域の研究では罹患や死亡などの旧来の二分法的な健康との関連を明らかにしたものがほとんどとなっている。時々、こうした検討は、連続体上の健康を扱っておらず、健康生成論的な検討になっていないのではないか、という指摘を受けることがある。しかしストレッサーによりもたらされたストレス状態が身体内の抵抗力の低下を引き起こし、それに伴う疾患の発症というストレスプロセスモデルにおけるSOCの機能（健康増進効果やストレス緩和効果）の検証という意味では二分法的健康を扱っていたとしてもきわめて健康生成論的に重要かつ意義がある。

また、こうした疫学的検討ではあくまでも統計学的な検討をしている。健康生成論的発想の一つに逸脱ケースに目を向けることによる発見、という観点がある。この観点は、誤差あるいは独自性を最小限にしようとする統計学的検討の結果には流されないことを意味しているともいえる。しかし、このことがす

なわち、統計学的な検討結果は健康生成論的に意味のないものと結論づけるのは誤りである。データにより仮説を検証する作業、モデルを探索する作業において統計学はきわめて有用であり、それは健康生成論的研究においても同様である。

本章では以上の観点で研究成果を整理していく。

2) SOC は客観的健康を予測するのか
(1) 罹患率

罹患率のうち、まず、慢性心疾患（CHD）の罹患に関する研究を見ていく。ポピウス（Poppius, T.）らはフィンランドの公務員を対象としたヘルシンキ・ハート研究（Helsinki Heart Study[a]）の一環で4,405名の男性職員を8年間追跡し、CHD発症にいたるSOCの高低間のリスク比を算出した[3]。まず、全群に対して、年齢、喫煙習慣、コレステロール値、収縮期血圧を制御[b]したうえで、CHD発症のリスク比を検討したところ、ホワイトカラー労働者（以下ホワイトカラー）の高SOC群に比較し、ホワイトカラーの低SOC群で1.62倍その発症リスクが高いという結果が示された。しかし、ブルーカラー労働者（以下ブルーカラー）では高中低各群はホワイトカラー高群と比較して有意なリスク比は見られなかった。また、ゲムフィブロジル製剤[c]を使用していない群に対しても同様の検討を行ったところ、同じくホワイトカラーの低SOC群において高SOC群よりも2.12倍のリスクがあることが明らかとなった。この結果についてポピウスらはホワイトカラーのほうがブルーカラーよりもCHDの発症率が元来高いこと、ブルーカラーのほうが強力な労働組合があり、低いSOCであっても支援を受けることができていたのではないか、と論じている[3]。また、同じプロ

---
a) Helsinki Heart Study はフィンランド国営の郵便サービス、通信サービス、鉄道、その他五つの専売会社の男性職員40歳から55歳を対象としている。この調査は高脂血症治療薬品であるゲムフィブロジル製剤の効果の検討の目的に行っており、二重盲検で薬剤内服群が割り付けられていた。SOCのほかにはBMIやコレステロール値、収縮期血圧、余暇活動、喫煙習慣についても聞いており、SOCは高群（上位25%）と低群（下位25%）とその中間群の3群に分類し検証された。
b) 真の関係性を見出すために、統計学的に（この場合は多変量解析手法により）交絡要因と呼ばれる、表面的な偽の関係性をつくりうる要因を排除すること。
c) 高脂血症治療剤。日本国内では認可されていない。

ジェクトの研究で55歳以上の成人のがん発生率は、SOC 高群に比して低群では 8 年間で1.65倍、12年間で1.40倍に達しており、SOC 高群に比して中程度群においても 8 年間で1.42倍、12年間で1.36倍に達していることが示された[4]。

さらに、英国スコットランド在住の41歳から80歳までの男女20,629名の 7 年間の追跡研究[d]で、性、年齢、心筋梗塞の既往、糖尿病の既往、高血圧症治療歴、脳梗塞の家族歴、喫煙習慣、収縮期血圧、肥満、社会階級、学歴をコントロールしても、SOC 低群に比して SOC 高群は脳梗塞の発生が0.76倍の発生にとどまったと報告している[5]。

次に、縦断研究ではなく横断研究であるが、 2 型糖尿病の罹患について検討した研究がある。アガルド（Agardh）らは、35歳から56歳の糖尿病の診断がされていないスウェーデン人女性4,821人を対象として、精密検査を実施したところ52名が 2 型糖尿病に罹患していることが明らかとなった[6]。年齢を調整したうえでSOC 高群[e]に比して、中の上群は2.4倍、中の下群は3.0倍、低群は3.7倍、糖尿病に罹患していることが明らかとなった。また、低β細胞機能群[f]では有意な違いが出なかった。しかしながら、SOC 高群に比し、SOC 中の高群では2.4倍、中の低群では3.1倍、低群では4.2倍の率で高インスリン抵抗群であることがわかった。

フィンランドのコウボネン（Kouvonen）らは、18〜65歳までの男性労働者5,827人を対象として17年間の追跡調査を行った[7]。その結果、追跡期間中に313名が糖尿病発症した。13項目 7 件法版 SOC との関係を調べたところ、追跡開始時点で50歳以上の群（769名）では、SOC と糖尿病発症との関係は明らかにならなかった。しかし、50歳以下の群（5,058名）では、年齢、学歴、婚姻状況、心理的ストレス状態、健康度自己評価、喫煙、飲酒、身体活動を調整しても、SOC 高群に比して、 SOC 低群では、HR ＝1.49（95％ CI ＝1.08〜2.07）で発症が生じていることが示された。コウボネンらは糖尿病罹患を予防する効果が期待

---

d) EPIC ノーフォーク研究（European Prospective Investigation into Cancer and Nutrition-Norfolk Study）

e) 3 件法のSOC-3 スケール[11]を使用し、9 点を高群、8 点を中の高群、7 点を中の低群、6 点以下を低群に分類した。

f) 空腹時インスリン量と空腹時血糖との積の値の上位 3 分の 1 の群を高インスリン抵抗性群とし、空腹時インスリンを空腹時血糖値から3.5を引いた値で除した値の下位 3 分の 1 の群を低β細胞機能群とした場合。

できるため、50歳以下の労働者における SOC 向上への取り組みの必要性について言及している。また、他疾患においてもさらなる検討が必要であるとしている。

西連地らは、20〜70歳の日本人労働者男女1,854名を対象として14年間のうつ病発症に関する追跡調査を実施した。その結果14名がうつ病発症し、性、年齢、婚姻状況、職位で調整したのちに高 SOC 群は低 SOC 群に比して RR＝0.18（95% CI＝0.04〜0.81）であることが示された。ただし SOC の下位尺度では関連性は明らかにならなかった[8]。

SOC と就業の妨げとなる疾患の発生との関係について、フィンランドの全国サンプル調査[g]では、50歳未満と50歳以上の2群に分けて検討した結果、50歳未満の群で SOC-16は、性、初期の健康状態、初期の職業訓練レベルで調整しても、有意な負の影響を示していた。初期に同レベルの健康状態であっても SOC がその後の慢性疾患発生に影響することから、SOC があらゆるストレインに対処できる総合的な力である可能性を示唆しているとし、低い SOC が健康状態の悪化を予測するというこれまでの研究成果を支持する結果であったと結論づけている[9]。

(2) 病気欠勤

SOC と健康との関係を検討した研究のなかには、病気欠勤日数について着眼した研究が行われている。病気欠勤は元来労働者の健康に関する研究において客観的健康指標として頻繁に扱われてきた[10]。フィンランドの研究グループは、577名のフィンランド公務員を対象として4年間の追跡研究を行い女性において SOC が病気欠勤に影響を及ぼしていることを明らかにした[11]。同じ研究グループの研究では別の7年間のフィンランド人の女性433名を対象にした縦断調査で、敵意攻撃心（Hostility）と病気欠勤との関係を検討した際に、追跡3年目に測定した SOC が媒介していることを明らかにした[12]。

(3) 死亡率

2003年に SOC と死亡率の関係を検討した重要な論文が二つ報告されている。一つが、先述のヘルシンキ・ハート研究での検討[14]と、英国の EPIC ノーフォー

---

g) 1990年から1996年までの追跡調査で、15歳から64歳までの2,196名を追跡し、就業の妨げとなる慢性疾患の発生を、障害年金の受給状況から特定。

ク研究での検討[15]である。

ポピウスらはヘルシンキ・ハート研究のデータで、年齢、喫煙、飲酒、職種（ブルーカラー／ホワイトカラー）を調整したうえでSOC高群に比し、低群では1.35倍の死亡リスクがあったという結果を示している。また、1999年と同様にホワイトカラーとブルーカラーとで比較したところ、総死亡リスク比においてもホワイトカラーのSOC低群は高群に比較して.28倍となっていたが、ブルーカラーでは有意な違いが見られなかった。ホワイトカラーのほうが高いワークパフォーマンスを要求され、責任が大きいためではないかと彼らは述べている[14]。

ケンブリッジ大学のサーティス（Surtees, PCT.）らの研究グループは英国のノーフォーク（Norfork）地方に在住する41歳から80歳までの男女20,579名に対して7年間の追跡を行ったところ（EPICノーフォーク研究）、1,024名の死亡が確認され、SOCの死亡に対する予測に関する検討を行った。その結果高いSOCであることは低いSOCに比べて総死亡で0.65倍、循環器疾患死亡では0.76倍、がん死亡に関しては0.81倍という値であったこと[h]を示している。また、男性においてはがん死亡率、女性においては循環器疾患死亡率に有意な差が見られ、男性のがんによる死亡は0.66倍、女性は0.53倍であり、高いSOCには疾患罹患に耐性がある可能性を論じている[15]。

それ以降もいくつかの追跡デザインでの研究が報告されてきており、その概要を表5-1に示した。

また、サーティスらは、独自に開発した統御感（Sense of Mastery：SOM）概念[i]に基づくSOM指標とSOCを同時に回帰式に投入し、死亡率への影響を比較した[22]。比較検討の結果、SOCとSOM指標の総死亡率の予測は同程度であったが、SOCはがんによる死亡への予測が統計学的に有意であり、心疾患による死亡率は有意にならなかったことに対し、SOM指標はその逆で、心疾患の

---

[h] この研究ではSOCのほかに喫煙やBMI、社会階層、収縮期血圧、コレステロール値、神経症傾向なども測定しており、これらを制御した結果となっている。

[i] Sense of Masteryは、パーリン（Pearlin）らにより提唱された概念[14]で、生活、人生における局面を宿命的なものではなく自己のコントロールのもとで生じていると捉える感覚を指し、この感覚が強いほどより健康であるとする。過去には死亡率に影響したという研究[15]も見られている。

表 5-1 主な前向き調査研究による SOC の死亡予測に関する主要研究

筆頭著者, 発行年	調査国	対象者（ベースライン）	追跡期間	死亡数	使用 SOC スケール	効果	多変量調整	備考
Super S, 2014[16]	オランダ	20〜65歳男女12,024人	13.5年	603人	3項目版	低 SOC 群は中 SOC 群に比して HR=1.40, 95% CI = 1.14〜1.70 調整後 HR = HR = 1.27, 95% CI 1.01〜1.59	性別, 年齢, 社会経済的要因, 健康状態, 生活習慣	高 SOC 群と中 SOC 群とは差無し
Galit G, 2015[17]	イスラエル	48〜67歳男女585人	22年	232人	29項目版	高 SOC は, 低 SOC に比して調整後 HR = 0.65, 95% CI = 0.45〜0.94 高 SOC は低 SOC と比して HR = 0.77 (95% CI = 0.69〜0.85)	年齢, 宗教, 学歴, 職位, 喫煙, 疾患, 罹患	中 SOC 群と低 SOC 群の差なし
Wainwright NW, 2008[18]	英国	41〜80歳男女18,287人	8.3年	1,599人	3項目版	生活習慣の選択（喫煙, 身体活動, 果物, 野菜および繊維の摂取, 社会階級および教育の効果はこのう ち23%含んでいた。	台の変数による階層的回帰モデルによる分析（メカニズムの解明目的）	Surtees, 2003 のデータと同じ (EPICNorfolk)
Lundman B, 2010[19]	スウェーデン	85〜103歳男女190人	4年	1年目15人, 4年77人	13項目版	1年間の死亡に対して SOC は OR = 0.95, 95% CI = 0.90-1.00) 4年間の死亡に対して SOC は OR = 1.00, CI = 0.97-1.02)	性, 年齢	
Poppius E, 2003[14]	フィンランド	40〜55歳男性4,405人	5年	230人	29項目版	低 SOC は高 SOC に比して RR = 1.35 (95% CI: 0.90-1.68) ホワイトカラー労働者では低 SOC は RR = 2.27 (95% CI: 1.12-4.59)	年齢, タバコ, アルコール, 職業	
Surtees P, 2003[15]	英国	41-80歳男女20,579人	7年	1,024人	3項目版	高 SOC は低 SOC に比して総死亡 (RR = 0.69, p <0.0001), 心血管疾患死亡 (RR = 0.70, p = 0.001), がん死亡 (RR = 0.74, p = 0.003)	年齢, 疾患, 社会階級, 喫煙歴	

ほうが有意になり、がんのほうは有意ではなかった。サーティスらは、サンプルを替えてこの結果の再現を図ることが重要であると述べている[22]。

以上からSOCと罹患率や死亡率等、客観的な指標との疫学的関連性に関する知見は増えてきており、SOCの健康保持・増進機能については各国で少しずつ検証がなされてきている状況にある。その一方で、免疫や自律神経系、内分泌系などストレスと密接にかかわる生理学的メカニズムにおける役割については十分な検討がなされているとはいえない。

以降、少ないながらも生理学的機能との関連を見た研究について紹介していきたい。

3) SOCと免疫機能はどのように関係するのか

ルトゲンドロフ（Lutgendorf）らは、高齢者の活動性の低下およびSOCとNK細胞[j]活性について検討を行った。65歳以上の高齢者58名を対象に、活動群30名、活動低下群28名の比較を行ったところ、活動群において有意に高いNK細胞活性であることがわかったが、SOCのNK細胞に対する直接効果は見られなかった[23]。しかし、活動性変数と、SOCスコアとの交互作用項の検討を行ったところ有意な関連性がわかり、活動低下とNK細胞活性との関連性をSOCが緩衝していることが示された。

中村らは、石川県のコンピュータ会社に勤務する35歳から65歳の125名の男性を対象にした横断研究で、NK細胞活性およびリンパ球の占有比率の両者に対し、SOCのほか、年齢やヘルスローカスオブコントロール（Health Locus of Control）、喫煙、飲酒、運動習慣等の影響を見たところ、SOCと喫煙習慣のみが関連性を見せ、それ以外はいずれも関連が見られなかったと報告している[24]。

脳由来神経栄養因子（brain-derived neurotrophic factor: BDNF）は、その減少がうつ病の要因の一つといわれている因子で、それによって海馬や前頭皮質などでの神経新生の減少が起こっている。このBDNFには66番目のアミノ酸がValからMetへと変化する遺伝子多型（Val66Met）が知られており、通常のタイ

---

j) NK細胞はリンパ球の一種で、腫瘍細胞やウイルス感染細胞を傷害する作用をもつ生体防御機構上重要な細胞。NK細胞活性とは、腫瘍細胞の破壊力の指標。

プ (Val/ValGG) に比べて、Val/MetGA、Met/MetAA を持つタイプでは、低い SOC である率が高いことが示されている[25]。

心拍変動解析による自律神経系の活性度の測定結果と SOC との関連性の検討が行われている。その結果、安静座位時において高周波帯域 (HF) パワーと SOC との相関が示された。また、SOC を高低二群に分けたときに、24時間の HF パワーは SOC 高群では低群よりも高いことが示された[26]。このことから、SOC は副交感神経興奮に関与する可能性が示されたといえる。

このように、高い SOC を有することと生理機能との関連について少しずつエビデンスが出てきている状況にある。しかし十分な蓄積があるとはいえず、再現性の検討をはじめ、課題は多い状況にある。これからも引き続き重要な研究テーマであるといえよう。

4) SOC とストレスプロセスモデル

(1) コーエン (Cohen, S.) の統合的ストレスプロセスモデルにおける SOC の位置づけ[k]

図5-1で示したように、アントノフスキーが高い SOC の結果として示した「健康」とは、免疫機能や内分泌系への言及がなされたことからも身体的な健康を指している可能性が高く、いわゆるネガティブ感情と身体的健康との関係については健康生成モデルにおいては触れられてはいなかった。このネガティブ感情と身体健康との関係についてはコーエンの統合的ストレスプロセスモデル[1] のなかに見ることができる[m]。

このモデルではストレッサー刺激を受けた後、人はその刺激の評価を行い対処資源が不足しているときにはストレスを自覚する。このストレスの自覚がネガティブな感情反応を引き起こす。このネガティブな感情が行き過ぎる場合は

---

k) 本項では、ネガティブ感情とは、コーエンによる統合的ストレスプロセスモデルで定義されている、抑うつ傾向や不安傾向、怒り、敵意などを指すこととする。

l) 統合的ストレスプロセスモデルとはホームズ (Holmes) とラエ (Rahe) に端を発するライフイベントの経験と疾患発生の関係に関する環境的側面、ラザルス (Lazarus) とフォークマン (Folkman) による、ストレスのアプレイザル (評価) とネガティブな感情反応に関するストレスアプレイザルモデルといわれている心理学的側面、キャノン (Cannon) のエピネフリンの分泌に端を発する自律神経系の研究やセリエ (Selye) により視床下部―下垂体―副腎皮質系の活性に関する仮説などの生物学的側面を統合したモデル[30]。

m) しかしアントノフスキーは、ストレッサー対処の成功と健康にいたるプロセスを説明するにあたりコーエンのモデルを援用している。

そのまま PTSD（Post-traumatic stress disorder; 心的外傷後ストレス障害）などの精神科疾患の発症にいたり、行き過ぎない場合においても内分泌系の働きが活性化されることにより循環器系、免疫系の疾患発症を促すとされる。またストレスの自覚は内分泌系の生物学的反応だけでなく、例えば喫煙や飲酒に走ったり、食生活の乱れや運動や睡眠不足、薬物乱用等を引き起こしたりするなど行動的な側面にも現れ、身体的あるいは精神的な疾患の発生を促す可能性があるとされる[27]。

アントノフスキーは、SOCの機能効果に関する仮説を生成する際に、このコーエンの統合的ストレスプロセスモデルを引用している。したがって、コーエンのモデルとアントノフスキーの健康生成モデルから、ストレッサーへの対処の失敗による緊張の継続が、抑うつ傾向や不安傾向を引き起こし、この感情反応が生理学的な反応あるいは行動的な反応を引き起こしてその生理的あるいは行動的反応の＜積み重ね＞により疾患の発症にいたるというモデルが見え、SOCと抑うつ傾向や不安傾向に代表されるネガティブ感情との因果関係が仮説的に成り立つことが考えられる。そこでこの二つのモデルを組み合わせたモデルが図5-2となる。実線で示したパス（矢印）はすべて仮説的に説明されているものである。またそのほとんどが実証研究でも明らかになっている。また、アントノフスキーの仮説である図5-1においてeのパスについてはすでに説明をした。

(2) SOCとネガティブ感情との関連性に関する仮説

コーエンのストレスプロセスモデルにおいてはストレス状態と生理的行動的反応を媒介するのがネガティブ感情であり、これに関する実証研究の蓄積もある[27]。しかし健康生成モデルではストレス状態から生理的行動的反応への直接的な関係（パスg）を前提としており、SOCの高低が生理的・行動的反応に直接影響する可能性（パスe）と、ストレッサーにさらされて緊張状態になった際に高いSOCにより生理的行動的反応を防ぐ可能性（パスd）について説明している。

SOCと感情との関係についてアントノフスキーはストレスプロセスモデルとは別の次元あると述べている。つまり、強いSOCである人においては感情的苦悩をもたないのではなく、むしろ「（感情的苦悩を）抑えるよりもあらわれ

るのを許し、明白な行動でそれを表現する傾向がある」。したがってSOCが強い人は、緊張状態がストレスの生理的反応として転化しにくい状態をつくる[1]。以上より仮説的には図5-2の点線矢印の関係は成り立ちにくいことが考えられる。

仮説的には以上の関係であるが、SOCとネガティブ感情との関係は繰り返し検討されてきている[28]。またSOCとの関係はきわめて強く、むしろ強すぎるのではないか、という議論すら行われてきている[29,30]。なかでもコロトコフ (Korotokov) はSOCスケールそのもののなかに含まれている感情的ドメインについては、これを排する必要があるとし、

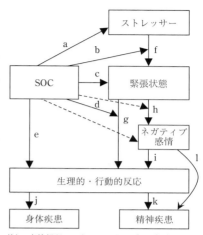

注) 実線部がアントノフスキー (1987) とコーエン (1995) の仮説。これらの仮説を統合し図案化したもの。

図5-2 SOCと統合的ストレスプロセスモデルの統合

SOCの機能を検討する際にはこれらを制御して用いるべきであると主張している[30]。

ストリンファーらは1986年から1997年にかけてSOCとネガティブ感情との相関を報告した研究をレビューしたところ[29]、相関係数にしておよそ-.50〜-.85の数値が見られていた。そこで彼らは改めてSOCとネガティブ感情（不安と情動安定性）、うつ感情（CES-Dスケール）、ポジティブ感情（Hope（希望）スケール、ポジティブ感情スケール）との相関関係を比較し、いずれの尺度とも絶対値で.38以上の相関を示したが、ステップワイズ回帰分析[n]を行った結果、情動安定性が最も関連性が高く、ついで不安、Hope、ポジティブ感情スケールの順であった。抑うつ感情に関しては投入されなかった。SOCはポジティブ感情に関連するスケールよりもネガティブ感情に関連するスケールとの相関のほうが若干高いという特徴をもつことが示された。ストリンファーはこの状況につい

---

n) 回帰分析のモデル作成方法の一つ。変数の投入あるいは除去の基準（主にF値あるいはp値）に基づいて一つずつ変数を増減させ基準以上の値をもつ変数よりなるモデルを作成する。

て、SOC はポジティブ感情を表すというものではなく、ネガティブ感情が低い状態、つまり情動的に安定し落ち着いている様を表しており、アントノフスキーによる高い SOC である人は感情コントロール能力が高いとする仮説を反映している可能性があると述べた。

このように、SOC とネガティブ感情との関係については、関係が見られることが良いのか、ないほうが良いのか議論が分かれるところであるが、筆者の考えとしてはアントノフスキーが感情と SOC の関係として述べた、SOC が高い人は感情表出をはじめとした感情コントロールをうまくつける能力に長けているという点を踏まえると、低いネガティブ感情をもっている状態は感情的に落ち着いた状態であるとするストリンファーの主張を支持したい。したがって SOC から感情の直接の関係性が成り立つことは十分に考えられよう。

5) SOC のストレッサー緩衝効果に関する研究

健康生成モデルにおける SOC の機能としては、ストレッサーの緩衝効果[o]が考えられる（図 5-2 におけるパス b あるいはパス d）。労働職場ストレスがバーンアウトやメンタルヘルスを統合したストレイン指標に及ぼす影響における SOC の緩衝効果[31]、カナダの一般住民6,505名におけるストレスフルライフイベントが SRH に及ぼす影響への緩衝効果[32]が示されている。他方、日本では、一般住民におけるストレスフルイベントが1年後の精神健康に及ぼす影響の緩衝効果[33]、家庭、職場、地域、自己の4側面の生活環境におけるストレッサー量がストレス量に及ぼす影響に関する緩衝効果[34]、高齢者におけるストレスフルライフイベントの経験が抑うつに及ぼす影響に関する緩衝効果[35]が示されている。

6) まとめと今後の課題

以上のように SOC は疾患の罹患から心理社会的ウェルビーイングや良好な

---

o) 通常強いストレッサーに曝されると身体的に問題が生じ、弱いストレッサーだと身体には問題が生じない。しかし、強いストレッサーに曝されたとき、弱い SOC の人は通常通り体に問題が生じるが、強い SOC の人は問題は生じないという状況がわかったとき、SOC はストレッサーの緩衝効果をもつ、といえる。統計学的には主に交互作用効果と多重比較で検証されることが多い。

適応状態にいたるまで、広く関連することがこれまでに明らかになっていることがおわかりいただけたかと思われる。また、こうした関係の因果関係も明確になってきつつある。さらに、SOC のストレッサー緩衝効果の検証は、ストレス対処力概念としての SOC を裏づける根拠にもなっているといえよう。SOC と健康、ウェルビーイングとの関係については今後もいっそうの研究の蓄積が必要であるが、なかでも、疾患の罹患や死亡との関係や、免疫系との関係性さらにそこにいたるまでの具体的なプロセスなど仮説の域を超えておらず、いまだ十分には解明されていない部分も数多い。まだこの分野の課題は山積しているといって差し支えないだろう。

(戸ヶ里　泰典)

2. SOC は健康関連行動に対してどのように関与するのか

1) SOC と健康関連行動への関心

　SOC と健康関連行動の関係について、アントノフスキーの『健康の謎を解く』[1] の著書で述べていることを紹介しよう。アントノフスキーは「SOC が強い人は、健康に良いことが証明されている行動―例えば、間食しない、喫煙しない、規則的に運動するなど―をよりとりやすい、と主張するつもりはない」としている。これらの行動は、それぞれの人の世界の見方によるよりも、社会的構造および文化的要因によって多く規定されているとしている。喫煙率を低めることに影響する社会的要因（例えば社会階層）が、同時に SOC が強くなることにも影響している。その結果として、強い SOC を有する人のほうが喫煙する機会が少なくなると考えるのがもっともらしいと述べている。

　ストレッサーへの対処に話を限定してみる。急性や慢性のストレッサーに直面したとき、ストレッサーへの反応行動として、タバコや飲酒の量を増やしたり、自覚症状を否定したり、医学的な摂生を守らないというような健康に関連する不適切な行動をとりやすいのはどのような人なのだろうか。逆に、タバコや飲酒を控えたり、自覚症状に注意深くなり、運動をするなどの適切な健康関連行動をとりやすいのはどういう人なのだろうか。この問いに対して、アントノフスキーは強い SOC を有する人はよい健康関連行動をとるのに有利な条件

をもっていると述べている。つまり、強い SOC である人はより現実的に課題や困難に向き合うことができ、自身の資源のなかから適切な資源を選び、用いることができると考えられる。

このような視点から、SOC と健康関連行動と健康状態の間に因果的関連性があることが予想される。実際、先行研究において関心が寄せられている。

2) SOC と健康関連行動を検討した研究

SOC と健康関連行動の関連性の検討を主目的とした先行研究は、2006年までにおいて20本程度であったが、2010年以降研究数が増えている。主目的としていないが、SOC との関連で、健康関連行動と捉えることができる項目を変数として扱っている先行研究は多くある。先行研究での対象者は学生から高齢者まで年代も様々であり、一般住民と特定疾患等を抱えた対象者では単純に結果を比べることはできない。

健康関連行動と SOC の関連を検討する研究では、高い SOC を有する人は予防行動として、また健康促進のために運動などの健康関連行動をとるだろうと考えられる。SOC と健康行動に関する研究は横断研究だけではなく縦断研究も行われ SOC との因果関係にも言及されてきている。SOC と健康行動との関連性は一致しているとはいえないが、高い SOC を有する人ほどよいとされる健康行動をとっていた。また、小児患者における研究ではアドヒアランスやセルフケアと SOC の関連の有無については結果は混在しているが、青年期以降の研究では患者の治療行動・受診行動と SOC の関連を示す研究結果で一致している傾向があった。患者の受療行動との関連性については、いっそう今後の検討が必要である。

(1) 健康行動と SOC

健康行動と SOC の関連を検討しているいくつかの先行研究を紹介する。良い健康行動と SOC の強さは正の関連を示すと仮説が立てられているが、必ずしも先行研究の結果は一致していない。健康関連行動として、身体運動、アルコール摂取、喫煙に関する項目を扱っている研究が多く、フィンランドでは口腔ケアに関する研究が数本ある。

アルコールに関する項目を扱っている研究[36]では、75歳以上の男女高齢者

においてアルコール摂取頻度とSOCの関連は見られなかった。一方、アルコール問題に対し、SOCは強い予測因子となっており、高いSOCである人のほうがアルコール問題は少なかったという研究もある[37]。学生（18〜36歳）を対象とした研究[38]では、アルコール摂取と喫煙はSOCの高低に関連がなかった。運動をする頻度は、週3回以上運動をする群でSOCが最も高く、運動習慣が月に1回以下の群でSOCは最も低くなっているという関連が示されていた。フィンランドの15〜64歳一般住民男女の研究[9]では、アルコール摂取が少ない人ほど、運動をする頻度が多い人ほどSOCは高くなっていた。

　フィンランドの口腔ケアとSOCの関連性の横断研究では、どの研究においても高いSOCを有する人ほどよい口腔ケアの状態であった。例えば、SOC高群は、SOC低群に比べ、1日2回以上歯磨きをしている人が多くなっていた。SOC高群および中程度の群は、口腔保健に関連するQOLに対し、SOC低群に比べ有為に問題が少なくなっていた。SOCは社会経済的要因とは独立して口腔の健康関連QOLの決定要因であるとされている[39]。さらにSOCがう蝕の発生を予測し、口腔ケアの行動がSOCの高低により異なり、高いSOCである人のほうが低いSOCである人よりも虫歯を発症するリスクが低い理由であることが示唆されていた[40]。

　縦断研究において、SOCと健康行動、職業環境についての研究がある[41]。SOCはアルコール摂取や喫煙を予測はしなかったが、SOCと健康関連行動の関係においてSOCは健康促進的効果を及ぼすと考察されている。65〜69歳男女を対象とした研究[42]では、SOCと運動習慣は強い関連を示し、SOCは運動習慣の社会的健康と精神健康へのインパクトを媒介していた。運動する頻度が多く、高いSOCを有する人は、社会的健康と精神健康の良好さにつながっていると考察されている。

　平均67歳の健康的な高齢者を対象とした横断研究[43]では、SOCと複数の健康行動は有意な関連があった。SOCの有意味感は最も強い予測因子として、自尊感情や自己効力感を健康行動へ媒介していた。自分の人生が有意義であると感じることは、高齢者が自分の健康に責任を持ち、複数の健康行動を実践するのに役立つことを示していた。また、縦断研究により、余暇時間の身体活動はSOCを高める効果を有していたが、様々な身体活動に対して高いSOCであ

るから身体活動が高まるという関連は見られなかったと結論づける研究も行われている[44]。

　高いSOCを有する人は健康によい行動をとりやすいという傾向がこれまでの研究から示唆されるが、高いSOCである人はより的確に健康課題を把握し、資源を適切に選び出し合理的に用いた結果、健康行動につながるという理論仮説とも合致するだろう。一方で、高いSOCを有する人がより身体活動（運動）を行うのではなく、運動をすることによってSOCが高められるという研究から、SOCと健康行動の関連については、因果を注意深く検証していくことが必要であろう。

(2)　治療行動・受診行動とSOC

　強いSOCである人は、「胸の不安な痛みを感じたらすぐに受診するだろう」と予測できるとアントノフスキーも述べているが、治療行動や受診行動とSOCの関連性を検討した研究は多くはない。特定の疾患を抱えた人を対象としたアドヒアランスに関する研究を紹介する。

　HIV感染者を対象とした縦断研究[45]において、アドヒアランス不良群は、アドヒアランス良好群に比べSOCが低くなっていた。SOCが低いことは、アドヒアランス不良を予測しており、低いSOCを有する人は、服薬を忘れる回数が多くなっていた。SOCは疾病管理に重要な役割を担っているようだとし、SOCは臨床的な大きな価値があると考察している。1型・2型糖尿病患者を対象とした研究[46]では、血糖コントロールとセルフケア行動とSOCの関連を見ている。SOCはセルフケア行動を介して間接的に血糖コントロールに関連していた。SOCとセルフケア行動には直接的な関連が見られた。この研究においても、糖尿病患者のウェルビーイングにSOCは重要な役割を果たす可能性を示唆していると考察されている。

　また、シウの香港のインスリン使用中の2型糖尿病患者72名を対象とした研究では、SOCを従属変数とした重回帰分析で、性別、年齢、学歴、疾患歴をコントロールしても、「低血糖症状への心配」という変数と有意な関連性を示していた[47]。この「低血糖症状への心配」という尺度は、「1人でもどのように対処してよいかわかる」等から成っている、低血糖症状の出現時におけるセルフケアの自信に関する項目群である。バーグランドらは、スウェーデンのエー

ラーダンロス症候群の患者133名を対象とし、SOCと疾病受容状況との相関が.59であることを示した[48]。横断研究であることから因果関係の方向は明確ではないがSOCが高いほど疾病受容につながるという考え方もできる。ラムフェルトらは115名の術前の大腸・直腸がん患者を対象に患者の意思決定に関するCPS（Control Preference Scale）との関連性を検討した[49]。CPSは主に、協働的参加という態度と、受動的という態度と、その他の3種に分けることができるが、この3群間でSOC得点には違いは見られなかった。また、同じくラムフェルトらは、その対象者を術後1年間追跡し、術後および1年後のCPSと、術前のSOCとの関連性を検討しているが、同じく有意な関連性は認められなかった[50]。

高血圧患者や1型・2型糖尿病患者ではアドヒアランスの良好さとSOCの高さは有意に関連しており、さらに、SOCは、HIV患者、結核患者、心臓リハビリプログラムに参加する必要がある患者に対して、セルフケアのモチベーションを高めるポジティブな影響を与えることが明らかになっている[51]。患者におけるSOCと医療への参加態度との有意な関連性は示すまでにはいたらなかったが、SOCが高い人は、疾患治療においてより良いと考えられる行為をとるであろうことがアントノフスキーの定義からも考えることができる。しかし、SOCが高い人は必ずしも医療者が望むような行動をするということではないのかもしれない。アドヒアランスは高いかもしれないが、コンプライアンスは低い可能性もある。行動の予期信念である自己効力感とは違って、SOCと治療・受診行動の関連の捉え方は簡単ではない。

3) SOCと健康関連行動との関係性をどう考えるか

SOCと健康関連行動にさらに健康状態を合わせての関連性の検討においては、SOCのメカニズムが興味深い。健康関連行動（ここでは運動習慣）とSOCの直接的な関連だけではなく、健康関連行動と健康状態との関連を媒介する関連性もあることが明らかになっている。健康関連行動を、健康を捉える一側面と位置づけている研究もある。SOCと健康、ウェルビーイングの関連性を様々な切り口で見るなかに、健康関連行動も含まれると考えれば、SOCと健康関連行動、健康状態を合わせて関連性を見ていくことは意義があるだろう。

アントノフスキーも述べているように、ストレッサー対処に限定するとSOCの高い人は健康関連行動をとりやすいと考えられるだろう。自身の健康に不安がある場合や、疾病を抱えている場合、概して高いSOCを有する人は危険回避行動として資源を動員する行動をとると予測できる。危険回避行動としての資源を動員する行動として、運動を行ったり、疾病の自己管理のためにアドヒアランスが高かったりするのではないだろうか。疾病、特に慢性疾患を抱えた対象における研究では、SOCの臨床での活用が期待されている。SOCと健康関連行動との関連性については、SOCの実践的活用も視野に入れ、SOCとの直接的な関連だけではなく健康状態やその他の社会的要因も加味して関連性を見る研究が望まれるだろう。

(津野　陽子)

【引用文献】
1) Antonovsky A.: *Unraveling the mystery of health: How people manage stress and stay well*. Jossey-Bass Publishers, San Francisco, 1983. 山崎喜比古，吉井清子（監訳）.: 健康の謎を解く：ストレス対処と健康保持のメカニズム．有信堂，東京，2001.
2) 山崎喜比古.: 第3章　健康・病気と保健・医療の新しい見方．山崎喜比古（編）.: 健康と医療の社会学．東京大学出版会，東京，pp33-45.
3) Poppius E, Tenkanen L, Kalimo R, et al.: The sense of coherence, occupation and the risk of coronary heart disease in the Helsinki Heart Study. *Social Science & Medicine*, 49, 109-120, 1999.
4) Poppius E, Virllunen H, Hakama M, et al.: The sense of coherence and incidence of cancer – role of follow-up time and age at baseline, *Journal of Psychosocial Research*, 61, 205-211, 2006.
5) Surtees PG, Wainwright NWJ, Luben RL, et al.: Adaptation to social adversity is associated with stroke incidence: Evidence from the EPIC-Norfork prospective cohort study. *Stroke*, 38, 1447-1453, 2007.
6) Agardh EE, Ahlbom A, Andersson T, et al.: Work stress and low sense of coherence is associated with type 2 diabetes in middle-aged Swedish women. *Diabetes Care*, 26, 719-24, 2003.
7) Kouvonen AM, Väänänen A, Woods SA, Heponiemi T, Koskinen A, Toppinen-Tanner S.: Sense of coherence and diabetes: A prospective occupational cohort study. *BMC Public Health*. 8(1), 46, 2008.
8) Sairenchi T, Haruyama Y, Ishikawa Y, Wada K, Kimura K, Muto T.: Sense of coherence as a predictor of onset of depression among Japanese workers: A cohort study. *BMC Public Health*. 11, 2011, doi: 10.1186/1471-2458-11-205.
9) Suominen S, Gould R, Ahvenainen J, et al.: Sense of coherence and disability pensions. A nationwide, register based prospective population study of 2196 adult Finns. *Journal of*

Epidemiology and Community Health, 59, 455-459, 2005.
10) Marmot M, Feeney A, Shipley M, et al.: Sickness absence as a measure of health status and functioning: from the UK Whitehall II study. *Journal of Epidemiology and Community Health*, 49, 124-130, 1995.
11) Kivimäki M, Feldt T, Vahtera J, et al.: Sense of coherence and health: evidence from two crosslagged longtudinal samples. *Social Science & Medicine*, 50, 583-597, 2000.
12) Kivimäki M, Elovainio M, Vahtera J, et al.: Sense of coherence as a mediator between hostility and health. Seven-year prospective study on female employees. *Journal of Psychosomatic Research*, 52, 239-247, 2002.
13) Lundberg O, & Nystrom PM.: A simplified way of measuring sense of coherence. Experiences from a population survey in Sweden. *European Journal of Public Health*, 5, 56-59, 1995.
14) Poppius E, Tenkanen L, Hakama M, et al.: The sense of coherence, occupation and all-cause mortality in the Helsinki Heart Study. *European Journal of Epidemiology*, 18, 389-393, 2003.
15) Surtees P, Wainwright N, Luben R, et al.: Sence of Coherence and mortality in men and women in the EPIC-Norfolk United Kingdom prospective cohort study. *American Journal of Epidemiology*, 158, 1202-1209, 2003.
16) Super S, Verschuren WMM, Zantinge EM, Wagemakers MAE, Picavet HSJ.: A weak sense of coherence is associated with a higher mortality risk. *Journal of Epidemiology and Community Health*, 68(5), 411, 2014.
17) Geulayov G, Drory Y, Novikov I, Dankner R.: Sense of coherence and 22-year all-cause mortality in adult men. *Journal of Psychosomatic Research*, 78(4), 377-383, 2015.
18) Wainwright NWJ, Surtees PG, Welch AA, Luben RN, Khaw K-T, Bingham SA.: Sense of coherence, lifestyle choices and mortality. *Journal of Epidemiology and Community Health*, 62(9), 829, 2008.
19) Lundman B, Forsberg KA, Jonsén E, et al.: Sense of coherence (SOC) related to health and mortality among the very old: The Umeå 85+ study. *Archives of Gerontology and Geriatrics*, 51, 329-332, 2010.
20) Pearlin LI, Menaghan EG, Lieberman MA, et al.: The stress process. *Journal of Health and Social Behavior*, 22, 337-356, 1981.
21) Penninx BWJH, van Tilburg T, Kriegsman DMW, et al.: Effects of social support and personal coping resources on mortality in older age: The Longitudinal Aging Study Amsterdam. *American Journal of Epidemiology*, 146, 510-519, 1997.
22) Surtees PG, Wainwright NWJ, Luben R, et al. Mastery, sense of coherence, and mortality: Evidence of independent associations from the EPIC-Norfolk prospective cohort study. *Health Psychology*, 25, 102-110, 2006.
23) Lundberg O.: Childhood conditions, sense of coherence, social class and adult ill health: Exploring their theoretical and empilical relations. *Social Science & Medicine*, 44, 821-831, 1997.
24) Nakamura H, Ogawa Y, Nagase H, et al.: Natural killer cell activity and its related psychological factor, sense of coherence in male smokers. *Journal of Occupational Health*, 43, 191-198, 2001.
25) Surtees PG, Wainwright NWJ, Willis-Owen SAG, et al.: The brain-derived neurotrophic factor Val66Met polymorphism is associated with sense of coherence in a non-clinical community sample of 7335 adults. *Journal of Psychiatric Research*, 41(8), 707-710, 2007.

26) Nasermoaddeli A, Sekine M, Kagamimori S.: Association between sense of coherence and heart rate variability in healthy subjects. *Environ Health Prev Med*, 9(6), 272-274, 2004.
27) Cohen S, Kessler RC, Gordon LU.: Measureing stress; a guide for Health and Social Scientists. New York; Oxford University Press, 1995. 小杉正太郎（監訳）.: ストレス測定法：心身の健康と心理社会的ストレス. 川島書店, 東京, pp3-36, 1999.
28) Eriksson M, Lindström B.: Antonovsky's sense of coherence scale and the relation with health; a systematic review. *Journal of Epidemiology and Community Health*, 60, 376-381, 2006.
29) Strümpfer DJW, Vivers MR.: Antnovsky's Sense of Coherence scale related to negative and positive affectivity. *European Journal of Personality*, 12, 457-480, 1998.
30) Eriksson M, & Lindström B.: Validity of Antonovsky's sense of coherence scale; a systematic review. *Journal of Epidemiology and Community Health*, 59, 460-466, 2005.
31) Höge T, & Büssing A.: The impact of sense of coherence and negative affectivity on the work stressor-strain relationship. *Journal of Occupational Health Psychology*, 9, 195-205, 2004.
32) Richardson CG, & Ratner PA.: Sense of coherence as a moderator of the effects of stressful life events on health. *Journal of Epidemiology and Community Health*, 59, 979-984, 2005.
33) 高山智子, 浅野祐子, 山崎喜比古, ほか.: ストレスフルな生活出来事が首尾一貫感覚（Sense of Coherence; SOC）と精神健康に及ぼす影響. 日本公衆衛生雑誌, 46, 965-976, 1999.
34) 山崎喜比古.: ストレスの進行と防止の過程徹底分析. 日本人のストレス実態調査委員会（編）.: データブック NHK 現代日本人のストレス. 日本放送協会出版, 東京, pp178-200, 2003.
35) 吉井清子.: ストレス対処能力（SOC）. 近藤克則（編）.: 検証「健康格差社会」. 医学書院, 東京, pp43-52, 2006.
36) Midanik LT, Soghikian K, Ransom LJ, Polen MR.: Alcohol problems and sense of coherence among older adults. *Social Science & Medicine*, 34(1), 43-48, 1992.
37) Elovainio M, Kivimaki M.: Sense of coherence and social support – Resources for subjective well-being and health of the aged in Finland.
38) Kuuppelomaki M, Utriainen P.: A 3 year follow-up study of health care students' sense of coherence and related smoking, drinking and physical exercise factors. *International Journal of Nursing Studies*, 40, 383-388, 2003.
39) Savolainen J, Suominen-Taipale A-L, Hausen H, et al.: Sense of coherence as a determinant of oral health-related quality on life; a national study in Finnish adults. *European Journal of Oral Sciences*, 113, 121-127, 2005.
40) Bernabe E, Newton JT, Uutela A, et al.: Sense of Coherence and Four-Year Caries Incidence in Finnish Adults. *Caries Research*, 46(6), 523-29, 2012.
41) Vuori J.: Pre-employment antecedents of health resources, job factors and health risk behaviour in men and women. *Work & Stress*, 8(3), 263-277, 1994.
42) Resd S, Aunola K, Feldt T, et al.: The relationship between generalized resistance resources, sense of coherence, and health among Finnish people aged 65-69. *European Psychologist*, 10(3), 244-253, 2005.
43) Wiesmann U, Hannich H-J.: Salutogenic Perspectives on Health Maintenance. *The Journal of Gerontopsycology and Geriatric Psychiatry*, 24(3), 127-135, 2011.
44) Monma T, Takeda F, Okura T.: Physical activities impact sense of coherence among community-dwelling older adults. *Geriatrics & Gerontology International*, 17(11), 2208-2215,

2017.
45) Cederfjäll C, Langius-Eklöf A, Lidman K, et al.: Self-reported adherence to antiretroviral treatment and degree of sense of coherence in a group of HIV-infected patients. *AIDS Patient Care and STDs*, 16(12), 609-616, 2002.
46) Lundman B, Norberg A.: The significance of a sense of coherence for subjective health in people with insulin-dependent diabetes. *Journal of Advanced Nursing*, 18, 381-386, 1993.
47) Shiu AT.: Sense of coherence amongst Hong Kong Chinese adults with insulin-treated type2 diabetes. *International Journal of Nursing Studies*, 41, 387-396, 2004.
48) Berglund B, Mattiasson A, Nordström G.: Acceptance of disability and sense of coherence in individuals with Ehler-Danlos syndrome. *Journal of Clinical Nursing*, 12, 770-777, 2003.
49) Ramfelt E, Langius A, Björvell H, et al.: Treatment decision making and its relation to the sense of coherence and the meaning of the disease in a group of patients with colorectal cancer. *European Journal of Cancer Care*, 9, 158-165, 2000.
50) Ramfelt E, Lützen K, Nordström G.: Treatment decision making in a group patients with colo-rectal cancer before surgery and a one year follow-up. *European Journal of Cancer Care*, 14, 327-335, 2000.
51) Isabelle A, Laurence M, Francois M, et al.: The Application of Salutogenesis to Health Development in Youth with Chronic Conditions. In Mittelmark MB, Sagy S, Eriksson M, et al. (eds.): *The Handbook of Salutogenesis*. Springer, 337-344, 2017.

第**6**章　SOC と社会

　ストレス対処・健康生成力 SOC（Sense of Coherence; 以下 SOC）はストレス対処の成否を含む人生経験によって後天的に形成・強化される学習性の感覚であり、その形成・強化は汎抵抗資源（generalized resistance resources; GRRs）の存在状況によって大きく左右される。アントノフスキーの健康生成モデル[1]によると汎抵抗資源は社会文化的および歴史的文脈に規定され、心理社会的汎抵抗資源と遺伝的および体質・気質的汎抵抗資源からなり、心理社会的汎抵抗資源が大きな役割を占めている。アントノフスキーは、社会と歴史の諸条件が、利用可能な心理社会的汎抵抗資源を左右し、SOC を形づくるうえで重要であると述べており、「男性であるか女性であるか、黒人であるか白人であるか、上流階級であるか下層階級であるか、カナダ人であるかカンボジア人であるか……ということが――これらの社会的カテゴリーが意味するあらゆることと相俟って――、SOC の強弱をつくる人生経験の特定パターンの形成に決定的である」とされている。つまり、心理社会的汎抵抗資源は民族、人種、階級、地域、性差などの文化的背景によって規定され、強い SOC へと通じる多くの文化的な道があるということである。これは、すべての文化や下位文化が、強い SOC に等しく通じているということではない。SOC を制御するストレッサーや SOC を強める汎抵抗資源は、あらゆるコミュニティのなかにランダムに、あるいは等しく分布しているわけではないからである。

　SOC 研究においては、汎抵抗資源を左右する文化の影響についての研究は期待に反して、決して多くはない。SOC の関連要因については文化差を反映する可能性がある。ただ、SOC の関連要因の文化間比較を行った研究は数少ない。言語が異なれば SOC 得点をそのまま比較することには慎重にならざるをえず、また、文化的要素をどのような変数で捉えることができるかといった

難しさがあることが、実証研究が多くはない理由でもあろう。

本章ではSOCと性差、SOCと地域差、さらに国際比較について取り上げる。性差については、男女によってSOCは異なるのか、SOCと性差をどう考えるか述べていく。地域差については、地域によるSOCの特徴とはどのようなものか、具体的に研究を紹介しながら述べていく。性差（gender）や地域は文化的背景のなかに含まれてくる要素として捉えていくこととする。また、国際比較研究の課題と期待について触れる。それぞれを解明されていくことの重要さ、おもしろさについて述べてみたい。

1. 男女によってSOCは異なるのだろうか

1）性差（gender）への注目

男女の性差が身体的あるいは精神的健康にいかに関与しているかについては、多くの研究が行われている。健康状態と性差への関心は、ストレスやソーシャルサポートの研究において男性と女性で精神健康度の違いやストレス対処資源の違いや対処スタイルの違いが議論されている[2]。男性に比べ女性のほうが精神健康度は低いことや、ストレス対処資源として女性のほうが情緒的サポートを用いることがいわれている。このことからSOCにおいても、汎抵抗資源が男女で異なってくる可能性がある。男女において、SOCはどのような点で異なってくるのであろうか。

2）SOC得点、対処資源、SOCの効果に性差はあるだろうか

SOC得点に男女差はないだろうか。対処資源としての汎抵抗資源に男女差が見られるだろうか。また、SOCの予測力、緩衝効果に男女に違いはあるだろうか。

男女によるSOC得点やSOCの関連要因の違いについては、数十本研究がある。厳密にSOCの性差だけに着目した研究ではなく、性差とSOCスケールを扱っている研究で見ると100本近くの先行研究がある。しかし、統一された見解は得られていない。ただ、SOC得点に関しては、男女差があるとする研究もある一方、男女で有意なSOC得点の違いはないとする研究のほうが多くなっ

ている。SOC 得点自体に男女差があるとする研究では、概ね男性のほうが女性よりも高い結果が示されているが、年代別に見ると若年時には若干男性で高いが高齢になると女性のほうが高くなる傾向が日本、スコットランド、カナダのデータで見られている[3]。

いくつかの研究論文を紹介してみる。

思春期（13歳～22歳）の男女比較[4]では、15～17歳の年齢において思春期男子のほうが思春期女子よりも有意に SOC 得点が高くなっていた。同様の結果がドイツの疫学研究でも得られている。

日本では、NHK による「日本人のストレス実態調査（2002年）」のデータ[5]では、SOC 得点に男女差は認められなかった。本江らの研究[6]では、60歳以上の高齢者では、男性のほうが女性よりも SOC 得点が有意に高くなっていた。高山らの研究[7]では男女（20歳～69歳）で SOC 得点に有意な差は見られなかった。思春期男女では発達段階の違いがあることや、成人では社会的役割・責任の違いなど男女では年代によっても複雑な背景要因がある。

高山らの研究では、低い SOC を有する人は、男性が女性よりもストレスフルな生活出来事の影響を受けやすく、SOC の低下をきたす可能性が示唆されている。男性において、高い SOC であることがストレスフルな生活出来事がある場合にも精神健康をより良く保つという可能性が見出されたものの、女性では SOC がストレスフルな生活出来事と精神健康との関連を緩衝するという結果は見られず、SOC の働きは男女によって異なることが示されている。キブツの研究[8]でも、健康指標に SOC とライフイベントの関連の仕方の性差を検討している。ライフイベントは女性のみに、SOC は男性のみに関連が見られ、男性では SOC が高いほど健康状態が良いという正の関連が見られたことから、男女では SOC の働きに違いがあることを示している。

オーストラリアの一般住民を対象とした研究[9]では SOC 得点には男女差がないが、SOC の関連要因の違いを示している。SOC との関連は、自尊感情（self-esteem）では男女同様の関連の強さだが、楽観主義（Optimism）は男性より女性のほうが有意に強い関連が見られている。対処スタイルでは、概ね男性より女性のほうが SOC との関連が強い。例えば、再解釈（Reinterpretation）、積極的対処（Active coping）、計画（Planning）、情緒的ソーシャルサポートは女性

のほうが男性よりも有意にSOCとの関連が強くなっていた。SOC得点自体には差がないが、なぜ関連要因の違いや、関連の強さの違いが見られたのかははっきりわからない。男女のSOC得点レベルをつかさどる汎抵抗資源や汎抵抗資源関連のメカニズムが異なる可能性もあり、さらなる研究を必要としている。

一方、男女別にSOCと血液データとの関連性の検討を行った研究がある[10]。日本人の20歳から60歳までの男女1,339人を対象としている。男性でのみ、SOCが高いほど血液データの炎症反応（hsCRP）が低い関連性が見られた。欧米の対象では、女性で炎症反応（CRP）と有意な関連が見られており、この結果とは一致していない。心理社会的要因のみならず、生物医学的なデータにもSOCの関連性の性差が見られる可能性を示している。また、生物医学的データに性差がある理由はわからないが、人種や環境要因が炎症反応などの生物医学的なデータにも関連していると考えられるのではないかと考察されている。

3) SOCの性差をどう考えるか

多くの健康状態の性差に関する研究から推測されるように、SOCの性差に関しても、帰属する社会あるいは集団によって期待される性役割や責任など社会文化的背景を反映していると考えられる。SOCの性差に関しては、SOC得点自体の男女による高低の違いを議論するよりはむしろ、SOCの関連要因つまり汎抵抗資源の異同やSOCのメカニズムの性差を議論すべきであろう。性差（gender）は社会的に決定された女性および男性の役割と責任という意味をもっている。養育環境によって性差が決定づけられてくるとすれば、SOCの形成要因と関連してくるだろう。性差は研究の一つの切り口であり、そこから文化的側面や社会的側面に規定されたSOCの関連要因（汎抵抗資源）が見えてくるのではないだろうか。

2. 地域によるSOCの特徴とはどのようなものだろうか

1) 地域に着目する重要さと魅力は何だろうか

資源理論においても、資源は文化を反映するとされている。国際間比較では、性格傾向として欧米は個人主義的であり、日本は集団主義的であるなどの違い

も指摘されている。国際間のみならず同一国内においても、都市部と農村部においては地理的条件や産業構造の違いから社会文化的背景は異なり保有する資源や、健康に関連する資源が異なることが指摘されている。SOC研究において、社会文化的背景の異なる地域間の比較という点では、同一国内においてもSOC得点自体、また汎抵抗資源の異同に着目した研究は少ない。

都市・農村地域間では、地理的条件や産業構造、社会形態や生活様式など社会文化的条件の違いがあり、社会と歴史の諸条件は異なる。都市部は農村部よりも個人主義的傾向が見られ、農村部は親戚が近くに多くいることもあり集団主義的傾向が都市部よりも見られ、対処戦略（coping strategy）も都市部と農村部では異なることが指摘されている。社会文化的条件が異なれば、利用可能な汎抵抗資源が異なり、SOCの形成・強化にかかわる要因が変わってくることが考えられる。心理的資源のみならず、サポートネットワークや地域活動などの社会的資源も都市部と農村部では構造が異なることが予想されるが、社会的資源を含めての地域間比較研究は多くはない。都市部と農村部、地域性を反映した資源を捉え、地域別に検討した研究を紹介する。

2) 都市地域と農村地域の2地域間比較研究からわかること

SOC得点の地域による違いはあるのだろうか。SOCに関連する地域性が反映された資源（汎抵抗資源）とはどのようなものだろうか。また、地域を越えて共通する資源（汎抵抗資源）とは何だろうか。大都市と農村の2地域間比較研究を通して見ていくこととする。

30歳から59歳までの日本人700人を対象にSOC得点とSOCの関連要因の地域間比較研究のため配票調査[11]を実施した。地理的条件や産業構造、社会形態や生活様式など社会文化的条件の異なる大都市地域と農村地域の2地域の一般住民を対象とした。

研究目的は二つである。
① SOCの関連要因を大都市・農村地域別に検討し、その地域間比較を行う
② 大都市・農村地域間のSOC得点の差にかかわる要因を検討する

SOCの関連要因として以下を、アントノフスキーの理論仮説と先行研究に基づき設定した。

・人口学的特性…性別、年齢、学歴、職業の有無、暮らし向き（経済的ゆとり感）、慢性疾患の有無、家族形態（独居か核家族か三世代同居か）
・内的資源…自己効力感（self-efficacy）、ユーモア感覚
・外的資源…地域とのかかわり（定住意向、親戚・近隣との行き来の頻度）、サポートネットワーク

　29項目7件法のSOC得点の平均点（±SD）は、都市地域131.7（±19.8）点、農村地域124.4（±19.0）点であり、有意に大都市地域のほうが高くなっていた。先行研究[7]の東京都某区の一般住民男女（20歳～69歳）のSOC得点は131.1±23.9点で、本研究の大都市地域とほぼ同じ得点であった。

　SOCの関連要因を検討するため、大都市・農村地域別にSOCを被説明変数として人口学的特性・内的資源・外的資源を説明変数として重回帰分析を行った。その結果、2地域に共通するSOCの関連要因として、自己効力感とサポートネットワークが正の関連性があり、SOCに内的資源と外的資源の両方が影響していることが明らかになった。地域間で異なるSOCの関連要因としては、大都市地域では暮らし向き、農村地域では定住意向、親戚との行き来、ユーモア感覚であった。大都市地域では学歴、暮らし向きを含む人口学的特性の説明力が、農村地域は地域とのかかわりを含む外的資源の説明力が大きくなっていた。つまり、農村地域では心理社会的資源の一つである社会とのかかわり（social commitment）つまり互恵性のある人間関係が重要なSOCの関連要因となっていると考察された。

　二つ目の目的である大都市・農村地域間のSOC得点の差にかかわる要因を検討のため、2地域を合わせたサンプルで、SOCを被説明変数とし地域（1＝大都市、0＝農村）という変数を最初に投入し、人口学的特性・内的資源・外的資源を順次加える階層的重回帰分析を行った。大都市地域で農村地域よりもSOC得点が高くなっていたのは、両地域でSOCと正の関連を示す暮らし向き、サポートネットワーク、自己効力感がそれぞれ大都市地域で有意に高くなっていたことによると考えられた。サポートネットワークは、調査項目でサポートの提供者を親戚や近隣の人に限定せず、知人や友人も含んでおり、農村地域では家族、親戚、近隣の人など地域に根ざしたサポートネットワークをもち、大都市地域では家族、友人、知人など地域とのかかわりとは関係のないサポート

ネットワークを多くもっていると考えられる。また、自己効力感の高さについては、自己効力感は個人要因の中心的なもので、自己に対する信頼であり、都市生活者の特徴として指摘される「個人主義」や「個人立脚」の傾向が影響・反映していることによると考えられる。

3) SOCの地域差が意味するもの

　社会文化的条件の大きく異なる地域では、SOC得点自体も異なる可能性が示唆された。しかし、その得点の差をつくっているのは、居住地域の直接の影響ではなく、地域によって育まれ、もつ資源が同じではないということであった。SOCに関連する資源（汎抵抗資源）が異なることや、同じようにSOCに関連する資源であっても、資源とSOCの関連の強さが異なることによるものであった。アントノフスキーの理論仮説において、汎抵抗資源は社会文化的および歴史的文脈に規定されるということが示されていると考えられる。また、心理社会的汎抵抗資源が大きな役割を占めるといわれ、社会と歴史の諸条件が、利用可能な心理社会的汎抵抗資源を左右し、SOCを形づくるうえで重要であるとされている。つまり、地域間比較による実証研究によって、地域性を反映した資源の存在が明らかになり、各々の地域で不足している要因や資源を補ったり、重要な要因や資源を強化するなど、地域性を考慮した政策や取り組みの重要性が示唆され、地域レベルでのSOCの実証研究は実践的にも意義があるだろう。

　地域の健康づくりにおいてもSOCを取り入れた実証研究は重要であると考える。地域の健康づくりを考えるとき、地域社会・文化がもつコミュニティーメンバーにとっての資源に注目することは重要である。SOCは健康促進資源（health promoting resource）ともいわれる。SOC自体も資源でありながら、資源を動員する力としても働くことから心理的資源とは異なる力ももっている。SOCが高ければより多くの健康資源をもち、より多くの健康資源を動員し、よい健康状態につながると考えられる。ヘルスプロモーションやエンパワーメントの観点からもSOCは注目されており、地域の保健力を高めるアプローチとしてSOCと健康資源の関連性を地域レベル、コミュニティレベルで検討していくことが望まれるだろう。地域および住民のストレスや危機への対処能力

や健康保持能力を向上させるうえで、地域性を考慮した政策や取り組みへの示唆が得られるだろう。

3. 国際比較研究の課題と期待

1) 国際比較研究の可能性

　SOC 得点や SOC の関連要因に関する国際比較を行った研究は数少ない。日本とオーストラリアの母親を対象とした文化間比較を行った研究[12]において、SOC 得点は、有意に日本人の母親が低くなっていた。OECD のレポートで、自国の生活を自由に行えたり個人の人権が尊重されていると信じている日本人の割合は低いと指摘されていること、さらに日本の若者の自律性が OECD の平均よりも低いことでこの SOC の違いを説明できるだろうと述べられていた。また、日本人とオーストリア人の母親のジェンダーの考え方にも差が見られ、日本人の母親はより伝統的な役割を示していたことも SOC の違いに表れていると考えられていた。

　日本、スコットランド、カナダの3カ国のデータにより、SOC 得点の差異と関連要因を検証した研究[3]では、SOC 得点は日本が最も低く、スコットランド、カナダの順で高くなっていた。日本の SOC 得点の低い理由として、年齢構成や教育歴、就労状況、婚姻状況はいずれも関係していないと考えられた。SOC の形成・発達・向上に資する利用可能な汎抵抗資源の多寡は関係しておらず、レスポンススケールの回答に文化的な特性が関与している結果と考察されている。

2) 国際比較研究の課題

　国際比較研究における様々な問題として、各国の社会制度が異なること、思想や制度により用語は同じでも用いられ方が異なること、社会情勢の変化により項目の意見が変化すること、言語の違いの問題がある[3]。国際比較において言語の違いは大きな問題として認識されている。翻訳・逆翻訳を経てスケールの等価性を担保して翻訳された SOC スケールであっても、実質的な意味が文化により大きく異なる可能性があり、各項目の意味内容の文化差の問題がある。

国際比較・文化間比較は容易ではない。

　また、レスポンススケールの回答傾向にも社会・文化による差があることが指摘されている[3]。日本人、台湾人、米国人、カナダ人を対象として7件法のリッカートスケールで測定した結果、日本人は中間である「4」と回答する者が米国人およびカナダ人よりも圧倒的に多いことが示されている。逆に、「1」や「7」の極値に回答する者は米国人で圧倒的に多く、日本人、台湾人、カナダ人の間には大きな開きは見られなかったとされている。各国民とも個人主義的傾向が強いほど極値に、集団主義的傾向が強いほど中間値の回答であり、志向性と回答値の間に大きな関係性があった。そのため、国際比較や文化間比較におけるリッカートスケールの回答傾向については、生活・人生における志向性を含め社会・文化的文脈を考慮することが必要である。

　アントノフスキーは健康生成論（Salutogenesis）における文化の役割に大きな関心をもっており、文化の役割を記している[13]。文化の役割として、①人生の状況を形づくる、②ストレッサーと資源をもたらす、③人生経験の予測可能性、負荷分散、有意義な役割に寄与する、④SOCの発達を促進する、⑤健康とウェルビーイングの認識を形づくることを挙げている。国際比較研究・文化間研究の課題を十分考慮したうえで、国際比較研究・文化間研究の進展が期待される。

（津野　陽子）

【引用文献】

1) Antonovsky A.: *Unraveling the Mystery of Health*. Jossey-Bass, San Francisco, 1987. 山崎喜比古, 吉井清子（監訳）.: 健康の謎を解く：ストレス対処と健康保持のメカニズム. 有信堂, 東京, 2001.
2) Volanen S-M, Lahelma K, Silventoinen, et al.: Factors contributing to sense of coherence among men and women. *European Journal of Public Health*, 14, 322-330, 2004.
3) 山崎喜比古（監修）, 戸ヶ里泰典（編）.: 健康生成力SOCと人生・社会. 有信堂, 東京, 2017.
4) Lena KAR, Larsson G, Birgitta AS, et al.: Psychosocial aspects of health in adolescence: the influence of gender, and general self-concept. *Journal of Adolescent Health*, 36, 530.e21-e28, 2005.
5) 日本人のストレス実態調査委員会（編著）.: NHK現代日本人のストレス. NHK出版, 東京, 2003.
6) 本江朝美, 山田牧, 平吹登代子, 熊倉美穂子.: わが国における60歳以上の活動的高齢者のSense of Coherenceの実態と関連要因の探索. 日本看護研究学会雑誌, 26(1), 123-135,

2003.
7) 高山智子, 浅野祐子, 山崎喜比古, ほか : ストレスフルな生活出来事が首尾一貫感覚 (Sense of Coherence: SOC) と精神健康に及ぼす影響. 日本公衆衛生雑誌, 46, 965-976, 1999.
8) Carmel S, Anson O, Levenson A, et al.: Life events, sense of coherence and health: gender differences on the kibbutz. *Social Science & Medicine*, 32, 1089-1096, 1991.
9) Pallant J, Lae L.: Sense of coherence, well-being and personality factors: further evaluation of the sense of coherence scale. *Personality and Individual Differences*, 33, 39-48, 2002.
10) Naser Moaddeli A, Sekine M, Kagamimori S.: Gender differences in associations of C-Reactive Protein with atherosclerotic risk factors and psychosocial characteristics in Japanese civil servants. *Journal of Psychosomatic Medicine*, 68, 58-63, 2006.
11) Tsuno SY, Yamazaki Y.: A comparative study of Sense of Coherence (SOC) and related psychosocial factors among urban versus rural residents in Japan. *Personality and Individual Differences* 43, 449-461, 2007.
12) Mautner E, Ashida C, Greimel E, et al.: Are there differences in the health outcomes of mothers in europe and East-Asia? A cross-cultural health survey. *BioMed Research International*, Article ID 856543, 2014.
13) Benz C, Bull T, Mittelmark M, Vaandrager L. Culture in salutogenesis: the scholarship of Aaron Antonovsky. *Global Health Promotion*, 21(4):16-23, 2014.

第7章　家族の SOC

　教育、福祉、保健医療の領域において、家族のあり方が患者の人生や生活の安寧（QOL）、病状の悪化・回復などの予後に影響するとの報告や、子どもの身体や人格の生育にとって重要であるとの報告は少なくない。

　本章では、家族を「親」「家族集団」「遺族」の三つの次元で捉え、各次元における SOC の機能とその関連要因について見ていく。

1.　親の SOC

　前述（第3章 SOC の形成要因）のとおり、健康生成モデルでは親の子育てパターンは SOC 形成にかかわる要因とされ、家庭環境は汎抵抗資源として重視されている。

　ここでは、1）親の SOC と養育機能、2）親の SOC に関連する心理社会的な要因、3）親の SOC が子どもの SOC や適応に及ぼす影響について焦点をあてる。

1）　親の SOC と養育機能

(1)　親の SOC が障害児・慢性疾患児の育児ストレスや育児負担に及ぼす影響

　障害児や慢性疾患児の親の育児ストレスや育児負担感が高いことを指摘する研究は多い。この背景には、障害者や慢性疾患患者の地域生活を支えるケア提供者としての役割が家族のなかでも親によって担われていることがある。

　ライフとリムマーマン（Raif & Rimmerman）[1]は、5歳以下の発達障害児の親80名（男性10人、女性70人、平均年齢34歳）を対象として、障害児施設への入所意向と育児ストレスの認知に対する SOC とソーシャルサポートの緩衝効果を共分散分析により検証している。その結果、親の SOC と家族や友人によるイン

フォーマルなソーシャルサポートには、育児ストレス認知と障害児施設への入所意向を低める効果があることが明らかになった。この結果は、SOCは発達障害児の親が積極的に在宅ケアを継続するための内的資源となり、親のストレスマネージメント力や介護負担への対処力を予測する機能があることを示唆している。

それではSOCはどのようなメカニズムで子どもの養育にかかわる認知に影響を及ぼしているのであろうか。スババルスドッティル（Svavarsdottir, EK.）ら[2]は、0歳から6歳までの喘息の乳幼児のいる75家族（父親62人、母親75人）の介護負担と家族ストレスが親のウェルビーイングに及ぼす影響に対するSOCと家族の不抜耐忍性（family hardiness; 以下FH）の緩衝効果を検証した。その結果、SOCとFHはウェルビーイングに対して直接効果はあったが、緩衝効果（交互作用）は見られなかった。さらに、スババルスドッティルら[3]は、アイスランドとアメリカの喘息児の父母のSOCとFHが家族適応を予測するというモデルを地域別および父母別に検証した。その結果、親のSOCの緩衝効果は地域と親のジェンダーにより異なっていたと報告している。

(2) 親のSOCは、障害や慢性疾患の子どもの病状やQOLとどのように関連するのか

親のSOCと慢性疾患児の健康状態との関連性を検証した研究がいくつかある。グロホルト（Grohølt, EK.）ら[4]は北欧5カ国の2歳から17歳の子どもをもつ親9,524人のデータを分析し、SOCスケール3項目版[5]で測定した親のSOC得点を高SOCと低SOCの二つに区分し、親のSOCを従属変数、子どもの慢性的な健康問題、親の健康状態、その他の社会的要因（収入、職業、学歴など）を独立変数とするロジステック回帰分析を行った。その結果、子どもの慢性的な健康問題が親のSOCに与える効果は社会・経済的な状況（収入、職業）や親自身の健康状態に比べて小さかった。しかし、子どもの健康に問題がない親7,452人中でSOCが低い親の割合は22.5％であったのに対し、慢性的な健康問題をもつ親1,362人中でSOCが低い者の割合は27.7％とわずかに高い傾向があった（p<0.001）。さらに、特定の子どもの健康問題に低いSOCを有する親の割合が統計的に有意であった。糖尿病の17人中58.9％、てんかんの16人中50.2％、精神・神経的問題の61人中42.1％であった。同時に、これらの疾患をもつ子どもの親の低SOCのオッズは、およそ2倍から5倍であった。糖尿病、

てんかん、精神・神経的な問題と調査対象の子どもの疾患は病因も症状もまったく異なるため、親のSOCに影響する共通の要因を見出すことは難しいが、病状のコントロールが難しいこと、発作の予測が困難であること、不確実な発作への不安や恐怖を伴うことなどのこれら疾患の特性が親のSOCに関連する可能性も否定できない。

2) 親のSOCと関連する社会・心理的要因

　それでは、親のSOCはどのような社会・心理的条件に規定されるのか。アントノフスキー（Antonovsky）[6]は「有意味感を獲得するためには、社会的に価値のあるものとみなされることがどうしても必要である。そして、社会的にどれだけ多くの役割や地位を経てきたかという観点から人を評価する現代社会において、主婦の役割経験は初めから終わりまで同じ段階にある。そこから、主婦という人生経験をSOCの有意味感の要素を強化するものとみなすための根拠はほとんどない」と述べている。しかし同時に、「人の役割はより広域の社会において価値が認められないときにも、ある下位文化のなかでは、あるいは、その人にとっての重要な他者によっては、社会的に価値のあるものと見なされるのかもしれない。有意味感のためには、これで十分なのかもしれない」とも述べている。ここから、母親のSOCを規定する社会的な役割として二つの要因が考えられる。一つ目は、母親自身のフォーマルな社会的役割の状況である。例えば、社会的な地位が高い職業あるいは役職についているか、フルタイムで働いているのか、PTA、自治会、ボランティア組織などで重要な役割についているかなどがこれにあたる。二つ目は、母親の身近な家族（夫や子ども）が主婦業（家事や育児）を「価値のある役割」として認識していると母親自身が認識、実感しているかである。

(1) 母親のSOCレベルと社会的・情緒的な孤独感

　アルヤーゴン（Al-Yagon, M.）[7]の調査において8歳から11歳の子どもをもつ母親57人のSOCと母親の社会的および情緒的な孤独感（social-emotional loneliness）と相関分析をした結果、低いSOCを有する母親ほど、社会的孤独感（r=-.46***）および情緒的孤独感（r=-.38**）のどちらも高い傾向が見られた。

(2) 父親のSOCが家族特性の認知と満足度に及ぼす影響について

マルガリット（Malgalit, M.）[8]らはイスラエルのキブツで暮らす障害児の父親66人と健常児の父親74人を対象に、父親のSOCが家族特性（family climate）と家族生活の満足度にどのような関連があるのかについて比較調査した。その結果、SOCスケール29項目版の平均得点は健常児の父親（152.46点）に比べて障害児の父親（146.25点）は低く、家庭生活の満足度も低く、さらに自分の家族特性を家族メンバーの成長を促進しないものと認識していた。さらに、家族特性をクラスター分析により四つのクラスター（A: 個人的成長志向、B: 葛藤志向、C: 葛藤回避志向、D: レクリエーション回避志向）に分類し、障害の有無の分布をχ^2検定により比較した結果、分布に違いが見られた（p<.05）。障害児の父親が最も多く分布していたのはクラスターAであり、この群の父親は最もSOCと家族生活の満足度が高く、自分の家族特性を家族メンバーの個人的成長を促すものと認識していた。クラスターごとにSOCを従属変数、家庭環境尺度（FES）の下位尺度を予測変数として段階的重回帰分析を行った結果、クラスターによって家庭環境下位尺度のSOCに対する説明力に違いが見られた。クラスターA（個人的成長志向）において、SOCに対する決定係数（R^2）が最も大きかったのは、組織の維持（system maintenance）で14％であった。クラスターB、C、Dについては、いずれも個人的成長（personal growth）の説明力が最も大きく決定係数（R^2）は17％から21％であった。ついで関係性（relationship）が続いていた。ここから、高いSOCを有する障害児の父親は、健常児の父親よりも自分の家庭環境を個人的成長につながっていると肯定的に受け止めて、家庭生活への満足度も高いことが示唆されたと考える。

(3) 日韓の母親のSOCと就労状況

著者らが小学生の母子カップルを対象に行った調査[9, 10]と妊娠中の女性を対象に行った調査[11]で、いずれの調査においてもフルタイムで働くグループのほうが、専業主婦のグループよりもSOCスコアの平均値が統計的に有意に高いという結果であった。

従来のわが国の子育て支援政策は、就労する女性の対象とした仕事と家庭の両立をねらいとするものが主流であったが、これらの結果より、今後、子育て支援において、母親の子育ての内的資源に着眼した支援策が求められているこ

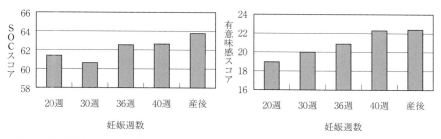

図7-1　SOC総合スコアの変化　　図7-2　有意味感スコアの変化

とが示唆された。

(4) 「子どもをもつことの意味」とSOC

「母は強し」というが、「子どもを産む」という人生の大仕事（人生経験）は、親のSOCにどのような影響を及ぼすのだろうか。

ハブロー（Habroe, M.）ら[12]は、不妊治療を受けているデンマークのカップル1,934組を対象に、SOCが出産により変化するのかについて縦断的に調査した。その結果、不妊治療を受けて出産にいたったカップルは、女性が1.81倍、男性が1.27倍、出産直後と比べて1年後のSOCが高くなっていた。また、出産直後のSOCが高いほど1年後のSOCが高くなる傾向が見られた。

日本では坂野ら[13]は、都内の病院で出産した女性48名の妊娠前期、中期、後期、出産直前、出産1カ月後までの5時点でSOCを測定して、この時期によってSOCスコアが変化するかどうかを反復測定データの分散分析によって検証した。その結果、SOCスコアに統計的に有意な変化は見られなかった。しかし、SOC合計スコア（図7-1）と有意味感（図7-2）を見ると妊娠週数が進むにつれて高くなる傾向が見られた。

以上の国内外の研究結果は、「子どもを産む」という社会的に認められた役割を果たすという人生経験が両親、特に母親のSOCに影響を及ぼしていることを示唆していると考えられる。

(5) 妊娠中のSOCは出産後の精神的な不調などの育児リスクを予測できるのか

図7-3は、妊娠中期の妊婦のSOCが、出産後1カ月の育児期の精神的不調を予測できるのかについて検証した[13]。その結果、妊娠中期に低いSOCである妊婦は、出産後に精神的不調である傾向が見られた。また、年齢が若いほど、

妊娠中から精神的不調が
あった人ほど、出産後の精
神健康が不調である傾向が
見られた。この結果は、育
児リスク（育児ストレス、う
つ、虐待等）のある妊婦の
早期発見、介入の指標とし
てSOCが有用であること
を示唆している。

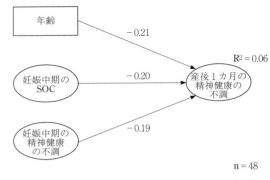

図7-3　妊娠中のSOCが出産後の精神的不調に及ぼす影響

(6)　親のSOCと育児・養
　　育態度は子どものSOCおよび適応と関連するのか

　健康生成モデルにおいて、「子育てパターン」は汎抵抗資源のひとつとして位置づけられている。アントノフスキー[6]は、社会と歴史の諸条件が利用可能な汎抵抗資源（GRRs）を左右してSOCの連続体上の位置を決める人生経験のパターンの原型をつくると述べている。SOCを左右する人生経験パターンとして、「一貫性のある経験」が把握可能感、「過小負荷―過大負荷のバランス」が処理可能感、「結果の形成への参加」が有意味感の基礎となるとしている。

　サギー（Sagy, S.）ら[14]は、89人の退職者を対象とした人生を振り返るインタビューを行い、成人のSOCに最も関連のある幼少期の経験は、結果を形成する過程への参加であったと報告している。

　アルヤーゴン[7]は、57組の小学生の母子カップルに調査を行い、母親のSOCが子どものSOCと孤独感にどのような影響を及ぼしているのか、重回帰分析により検討した。その結果、母親のSOCが高いほど、子どものSOCが高く、情緒的孤独感は低い傾向が見られた（表7-1）。

　日本の小学生の母子カップル（717組）のデータを分析した結果[9]を図7-4に示した。母親のSOCと養育態度が子どものSOCと自律神経系の自覚症状に及ぼす影響をパス解析で検討した。母親の養育態度の尺度は、オーストラリアのパーカー（Parker）ら[16]のParental Bonding Instrument（PBI）を用いた。PBIの下位因子は、暖かさや共感などの受容的要素であるケア因子（care factor）と操作性や自立行動の阻害など支配的要素である過干渉因子（overprotection factor）の2因子モデルが多く用いられており、本研究においてもこの2因子モデルを用いた。子どもの心身の自覚症状はベンシーラ（Ben-Sira）[17]が開発したthe Scale of Psychological Distress（SPD）を用いて、頭痛、腹痛、睡眠困難、動悸、

表7-1 母親のSOCと心理的要因が子どものSOCと孤独感に及ぼす影響（アルヤーゴン[7]の表を著者が一部抜粋）

Predictor: material factor	Children's factor			
	Sense of coherence		Loneliness	
	Standard β	T	Standard β	T
Avoidant attachment	−.01	−.07	.12	.88
Anxious attachment	.33	.25	.04	.29
Sense of coherence	.59	3.90***	−.55	−3.71**
Emotional loneliness	−.14	−1.01	−.17	−1.17
Social loneliness	.30	1.93	−.09	.92
Overall R^2	.30**		.32***	

*$p < .05$.　**$p < .01$.　***$p < .001$.
Table 2 Regression testing the contribution of material factors to children's adjustment measures

めまい・立ちくらみ、イライラの6項目について4件法で回答を求めた。得点が高いほど精神的苦痛が強いことを表している。パス解析の結果、母親のSOCは養育態度のケア因子を促進し、過干渉因子を減少させていた。このことは、親のSOCが育児パターンに影響することを示唆している。さらに母親のSOCには子どものSOCを直接的に増加させる傾向が見られた。この母親のSOCと子どものSOCとの関係には、どのようなメカニズムが働いているのだろうか。例えば、一緒に暮らしていることにより、生活経験を共有していることがその背後にあるのだろうか。このメカニズムについては、今後さらなる研究が必要である。

次に母親の養育態度の2因子が子どもの健康に及ぼす影響を子どもの自覚症状と子どものSOCへのパス係数で見ると、養育態度のケア因子はSOCを高めている関係にあった。

親の過保護、過干渉な養育態度である過干渉因子は子どものSOCとも自覚症状とも関連が見られなかった。また、子どものSOCと自覚症状との関係では、高いSOCである子どもは自覚症状が少ない傾向にありSOCは小学生でも健康保持・増進効果があることが明らかになった。

以上の結果から、①子どものSOCの形成要因として母親のSOCと養育態度の愛着にかかわる因子が関連していること、②母親のSOCは養育態度と関連があること、さらに、③子どものSOCは成人と同様、子ども自身の健康を維

持・増進する機能があることが明らかになった。子どものSOCを育成する「親の子育てパターン」にはどのような要素があるのか、その内実を地域や文化との関係を視野に入れて明らかにしていくことは、子どものSOCの形成を支援する養育プログラムを開発していくうえで重要な課題である。

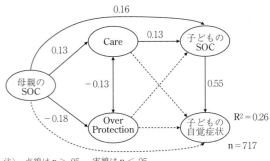

注) 点線は $p > .05$. 実線は $p < .05$.

図7-4 母親のSOCが養育態度と子どものSOC、自覚症状に及ぼす影響[9]

2. 家族集団のSOC

ここでは、集団として捉えた家族SOC (family sense of coherence; FSOC) について、1) FSOCの定義と測定尺度、2) FSOCが健康に及ぼす効果、に焦点をあてる。

1) FSOCの定義と尺度

(1) 定義

アントノフスキー[6]は、SOC概念は社会的なレベルにも適応可能であり、強い首尾一貫性感覚(SOC)は家族から近隣、都市、地方、国家あるいは地元のボランティア団体まであらゆる社会的単位を特徴づけることが可能であるとしている。

集団のSOCに注目する意義として、アントノフスキーは集合体の世界の見方が集合体成員のSOCレベルを形成するうえで独立変数(説明変数)になるという仮説を提案している。この仮説が同語反復以上のものになるために、集団のSOCは個人のSOCから切り離して概念化され測定されなくてはならないと述べている。さらにアドラーの集団の能力研究のなかの「システム成員が合意にいたった所属システムの価値に関する判断と、同じ成員による自分自身の価

値についての判断とはまったく関係がないことがしばしば認められ、たいていの組織やコミュニティにはシステムの自信あるいは自信の欠損に匹敵するような集合感覚が存在する」という結果を支持したうえで、集団の SOC を把握する方法として、個々人の成員に、彼ら自身の価値や有効性についてではなく、システムの価値や有効性について尋ねればよいと述べている。

(2) 測定尺度

FSOC の測定尺度[18]は、個人の SOC 構造を家族について拡大した26項目から構成されている。アントノフスキーとスラーニ（Sourani）の障害のある退職者を対象とした研究においては、FSOC を「家族生活を一貫性のあるものとする認知」としている。さらに、FSOC はライフイベントとストレッサーと身体的・情緒的症状の関連性を弱める要因であるとしている。理論的に FSOC の高い家族は適応がうまくできて、危機の後の再編成も高いレベルのものになる。FSOC 尺度はこの定義に関する内容に加えて家族集団がストレス性の高い出来事に対処できるという見通しについて尋ねる内容となっている。

FSOC は、家族のストレスや危機への家族抵抗資源（family resistance resource）であり、ここから、FSOC は疾患によるストレスや危機と家族の QOL との関連性を緩衝する要因であると位置づけることができる。その定義は「自分の家族は生活上の要請を調整することができ、生活を把握可能で意味のあるものと認識することができるという確信（spouse agreement）」「FSOC の強さは家族ストレッサーへの対処の成功の中心にあり、家族間や地域の中で適応しているという満足度と関連がある」と述べられている。具体的な質問項目は、「あなたの家族はお互いをよく理解しあっていると感じていますか（家族全員が完全に理解しあっている―まったく理解していない）」「家族全員の協力によってしなければならないことがあるとき、あなたはどのように感じますか（その種の物事が片付くチャンスはほとんどない―その種の物事はいつもうまく片付く）」などの26項目である。開発者のアントノフスキーが提示した構成概念モデルは、個人の SOC と同様に「家族の把握可能感」「家族の処理可能感」「家族の有意味感」の三つの下位概念から構成されている（表7-2）。

表7-2 日本の大学生のFSOCスケールの回答分布[19]

調査項目	最小 (1点)	最大 (7点)	回答肢 1	2	3	4	5	6	7	m ± SD
把握可能感 (comprehensibility)										
*x1 あなたの家族はお互いをよく理解しあっていると感じていますか?	家族全員が完全に理解しあっている	家族はまったく理解していない	4(1.2)	29(8.4)	47(13.6)	52(15.1)	83(24.1)	101(29.3)	29(8.4)	4.7±1.48
x4 思いがけない来客が家に来ることになって、まだ、迎える準備ができてないと状況を想定してください。あなたは、どのように感じますか?	その仕事は一人にふりかかる	みんなで協力して迎える準備をする	9(2.6)	32(9.3)	36(10.4)	40(11.6)	75(21.7)	87(25.2)	66(19.1)	4.9±1.68
x7 あなたの家族の誰かが、家庭内の役割分担がはっきりしてないと思っていると感じていることはありますか?	いつもそう感じている	そう感じることはまったくない	12(3.5)	31(9.0)	51(14.8)	49(14.2)	44(12.8)	56(16.2)	102(29.6)	4.9±1.85
x14 あなたが、疲れていると、がっかりしたり、怒っている、といったことをいっている場合、あなたの家族はみんな、あなたの気持ちをわかってくれると思いますか?	家族の誰も私の気持ちはわからないであろう	家族全員が私の気持ちをわかるであろう	17(4.9)	29(8.4)	52(15.1)	56(16.2)	79(22.9)	76(22.0)	36(10.4)	4.5±1.65
*x15 家庭内でこれから起こりつつあることがはっきりしているとどの程度感じることができていると思いますか?	そのように感じることはまったくない	いつもこのように感じている	12(3.5)	38(11.0)	47(13.6)	108(31.3)	48(13.9)	63(18.3)	29(8.4)	4.3±1.56
*x18 あなたにとって家族のルールがはっきりしているとの程度感じることがあると思いますか?	ルールは完全に明確である	ルールはまったく明確ではない	13(3.8)	43(12.5)	60(17.4)	77(22.3)	74(21.4)	58(16.8)	20(5.8)	4.2±1.55
*x21 あなたはお金に関する事柄について、どの程度の計画ができると思いますか?	金銭面の計画は十分できている	何の計画もできていない	7(2.0)	20(5.8)	29(8.4)	74(21.4)	73(21.2)	76(22.0)	66(19.1)	5.0±1.55
*x24 あなたの家庭の規律について考えると、あなたの家族は、	とても規律正しい	まったく規律がない	11(3.2)	29(8.4)	29(8.4)	77(22.3)	98(28.4)	71(20.6)	30(8.7)	4.6±1.49
処理可能感 (manageability)										
x2 家族全員の協力によってしなければならないことがあるとき、あなたはどのように感じますか?	その種の物事がたやすく片付くチャンスはほとんどない	その種の物事はうまく片付く	8(2.3)	16(4.6)	25(7.2)	72(20.9)	88(25.5)	92(26.7)	44(12.8)	4.9±1.44
*x3 あなたの家族は、何か問題が起こった場合、いつでも援助が得られると感じていますか?	家族全員から援助を得られることができる	家族から援助は得られない	4(1.2)	15(4.3)	25(7.2)	47(13.6)	52(15.1)	84(24.3)	118(34.2)	5.5±1.55
*x5 家族全体にかかわる重要な決定をしなければならない場合、あなたはどのように感じますか?	いつも家族みんなのためになるような決定がされる	家族みんなの決定が家族みんなのためにならないことがある	9(2.6)	19(5.5)	37(10.7)	76(22.0)	84(24.3)	70(20.3)	50(14.5)	4.8±1.52
*x9 しっかりしたいても、時々「なんやつだ」と思えることがあります。過去にあなたの家族でこのように感じたことはありますか?	いつもこのように思っている	いつもこのように思ったことは一度もない	11(3.2)	37(10.7)	103(29.9)	69(20.0)	47(13.6)	61(17.7)	17(4.9)	4.0±1.52
*x10 あなたのご家族が新しい状況に引っ越したと想定してください。あなたはどのように思いますか?	家族が新しい状況に適応できる	家族が新しい状況に適応するのは困難であろう	6(1.7)	18(5.2)	39(11.3)	60(17.4)	77(22.3)	85(24.6)	60(17.4)	5.0±1.52

項目	内容						
x11	あなたの家族が近所の何かに腹を立てているなと想定してください。あなたはそれをどのように思いますか？	腹立ちを防ぐためにいろいろできる	14(4.1)	30(8.7)	44(12.8)	97(28.1)	90(26.1)	52(15.1)	18(5.2)	4.3±1.45
x16	家族が困難な問題に直面したとき、あなたはそれをどのように感じますか？	私たちは困難を完全に克服する	2(.6)	7(2.0)	19(5.5)	64(18.6)	125(36.2)	83(24.1)	45(13.0)	5.1±1.20
x20	家庭生活で起こりそうな大きな問題を考えるとき、あなたは	困難を克服する望みはない/あらゆる場合に解決策を見出すことができる	14(4.1)	22(6.4)	46(13.3)	76(22.0)	90(26.1)	64(18.6)	33(9.6)	4.5±1.53
*x22	あなたがつらい時期にいるとき、あなたの家族は、	家族は人生について落胆させたり失望させたりする/もっと良いことについて考えていて励ましてくれるように思う	4(1.2)	6(1.7)	15(4.3)	56(16.2)	84(24.3)	94(27.2)	86(24.9)	5.4±1.33

有意味感（meaningfulness）

項目	内容						
*x6	家庭生活はあなたにとって、	まったく退屈である/興味、関心にあふれている	10(2.9)	10(2.9)	36(10.4)	78(22.6)	79(22.9)	63(18.3)	69(20.0)	4.9±1.53
x8	もし家族のなかに問題、例えば、誰かが普通でない行動をしたり、銀行で大きな借金をしたり、解雇されたり、異常なほどの緊張が起こった場合、あなたはどのようにその問題が生じたのか家族で一緒に解明できると感じますか？	大いにできそうである/ほとんどできない	17(4.9)	25(7.2)	31(9.0)	49(14.2)	85(24.6)	62(18.0)	76(22.0)	4.9±1.73
x12	いままで、あなたの家族生活は、	明確な目的や目標がなかった/非常に明確な目標があった	25(7.2)	43(12.5)	53(15.4)	109(31.6)	56(16.2)	36(10.4)	23(6.7)	4.0±1.58
*x13	あなたの家族生活について考えるとき、非常にしばしば、	生きていることはすばらしいことだと思う/なぜ家族が存在するのかと自問してしまう	8(2.3)	6(1.7)	32(9.3)	88(25.5)	59(17.1)	79(22.9)	73(21.2)	5.1±1.49
x17	家族や家族の誰かにとって大切であることがうまく運ぶことが、	家族にとって大切ではない/家族にとって大切である	1(.3)	4(1.2)	5(1.4)	28(8.1)	60(17.4)	67(19.4)	180(52.2)	6.1±1.19
x19	もし、あなたの家族の誰かが重病になるなど何か困難な問題が起こったとき、どのように感じますか？	何はともあれ、生活をその家族で続けることへの挑戦である/その家族で生活を続けることに意味がない	1(.3)	7(2.0)	31(9.0)	69(20.0)	85(24.6)	152(44.1)		6.0±1.12
x23	家族の形を続けることにあまり意味がないと感じることが、	いつものようにしている/このように感じたことは一度もない	5(1.4)	13(3.8)	33(9.6)	38(11.0)	48(13.9)	86(24.9)	122(35.4)	5.5±1.58
*x25	あなたの家族が、近所から批判の的になっていると想定してください。その場合、あなたの家族はどのように対応すると思いますか？	家族全員が一致団結する/家族はばらばらになる	6(1.7)	7(2.0)	22(6.4)	71(20.6)	71(20.6)	85(24.6)	83(24.1)	5.3±1.44
*x26	悲しい経験をしたとき、どのくらい家族同士で分かち合いますか？	自分の悲しい経験を家族とは分かち合わない/家族全員と完全に分かち合う	32(9.3)	33(9.6)	44(12.8)	64(18.6)	77(22.3)	73(21.2)	22(6.4)	4.2±1.71

単位： 名（%） n＝345
*：逆転項目

2) 日本の大学生のFSOCと精神健康度との関連性

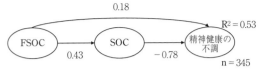

図7-5 改訂版FSOCが精神的な不調に及ぼす影響

坂野は、アントノフスキー[18]の「首尾一貫した家族状況感覚尺度」(FSOC)を翻訳し、日本の大学生345名のデータからそのモデルの適合度ならびに各要素間の関連性について構造方程式モデリングを用いて検討した。図7-5は前述の大学生(345人)のFSOC(改訂版)が精神健康に及ぼす影響をパス解析で分析した結果[19]である。これを見ると、家族SOCは学生のSOCを介して間接的に健康生成機能を果たしていることがわかる。この結果は集団としての家族SOCが個人SOCを形成する汎抵抗資源であることを証明する。一方、家族SOCと精神的不調の間には弱い正の関連、すなわち家族SOCが高い人に精神的不調の傾向があるという傾向も弱い関連ではあるが見られた。しかしながら、この関係は精神的不調であることが家族のSOCを逆に強めているという関係性を表している可能性も考えられる。いずれにしても集団レベルのSOCの機能については、今後、さらなる研究が待たれる状況である。

(坂野　純子)

3. 遺族のSOC

1) 遺族のSOC

遺族とは一般に、死亡した人の家族や親族のことをいう。遺族のSOCに関する実証研究はほとんどないが、わずかに、トラウマティックな死別をした遺族を対象にした実証研究が行われている。ここでは、トラウマティックな死別をした遺族のSOCを取り上げる。

先行研究を見てみると、SOCは死別による悲嘆といったネガティブな側面と負の関連性を有するだけでなく、逆境下での成長など、ポジティブな側面と正の関連性を有していることが報告されている。ネガティブな側面については、周産期に死別を経験した女性において、SOCが悲嘆の予測因子になる可能性

が示唆されている[20]。他方、ポジティブな側面については、子を亡くした親を対象にした実証研究で、SOCが個人の成長やソーシャルサポートに影響する可能性を示した研究がある。また、SOCのなかでも特に有意味感が、個人の成長と関連していることが示されている[21]。ズノイ（Znoj, H.）らは、SOCをトラウマ後成長の源と位置づけており、トラウマ後成長は、ライフイベントに対処するキャパシティが形成されていることの帰結としている[22]。

このように、近年ではSOCとトラウマ後成長に焦点をあてた研究も増加している。トラウマ後成長との関連では、第二次世界大戦でドイツの少年兵だった生存者を対象にした研究で、SOCの有意味感が、トラウマ後成長を促進する可能性が示唆されている[22]。また、自動車事故の生存者において、SOC、特にSOCの有意味感がトラウマ後成長に関連していたことも確認されている[23]。高いSOCを有する人では、経験を意味づけることによって自己の成長につなげていくなど、困難に成功的に対処しやすいことが推察される。

2) 薬害HIV感染被害者遺族とは

ここでは、本邦でHIV感染被害者遺族を対象に行われたSOC研究を報告する。

1980年代前半から半ばにかけ、わが国では血友病の特効薬として米国売血由来の血漿を原料とした輸入非加熱濃縮血液製剤（以下、非加熱血液製剤）が使用された。しかし、その非加熱血液製剤がヒト免疫不全ウイルス（以下、HIV）に汚染されていたことによって、血友病患者の3分の1にあたる約1,400人の患者がHIV感染者となる未曾有の事件となった。その後訴訟を経て1996年に和解が成立したが、現在でも薬害HIV事件による累積死亡者数は増加し続けている。血液凝固異常症生活実態調査によると、2017年5月31日時点における感染者数（死亡者を含む）は1,432人、累積死亡者数は710人[25]であり、今後も増加することが予想されている。しかし、薬害HIV事件の被害者は患者だけにとどまらない。

遺族は、薬害HIV患者と同様、血友病やHIV感染、AIDSの発症によって壮絶な苦労を強いられてきた。現在よりHIVおよびAIDSの実態が不明瞭であった事件発生当時、HIV感染者を過度に危険視する社会的風潮もあり、HIV感染者のみならずその家族、遺族も過酷で複雑な心理社会的状況下にあった。

また、非加熱血液製剤を使用する原因となった血友病は、母親由来の伴性劣性遺伝であることが大半であり、血友病患者としてこの世に生を授けたことに対する自責の念や血友病に対するスティグマを負いながら生きてきた遺族も少なくない。さらに、HIVに汚染された非加熱血液製剤を遺族自らの手で注射したことや、その安全性に危惧しつつも当時画期的と思われた非加熱血液製剤を使用し続けたことに対し罪悪感を抱いている遺族も多い。複雑な思いを抱えながら、患者と共に生き、その果てに死別を経験するという体験は、遺族らのSOCにも何らかの影響を及ぼしている可能性が考えられた。

3) きわめてトラウマティックな状況を経験した遺族のSOC

2002年の生活実態調査をもとに、子どもとの死別を経験した父親92人（平均年齢（SD）64.2（8.4）歳）、ならびに母親119人（平均年齢60.2（9.1）歳）を分析対象とし、SOCの高低に関連する要因やSOCの高低が精神健康に与えると考えられる影響に関する研究を行った結果、遺族におけるSOC（13項目7件法）の平均値は、父親で59.7（13.2）点、母親で57.7（15.7）点であった。遺族の場合、その人生の過酷さゆえに、SOCにもダメージが及んでいることが懸念されたが、2002年に東京都の一般住民を対象に行われた研究の平均値56.5±10.2点（平均年齢44.1±9.3歳）[26]や、全国調査での平均値[26] 59.0（12.2）点、男性59.1（11.8）点、女性58.9（12.5）点と比較しても決して低くはない水準である。では、なぜ、SOC平均値が保たれていたのだろうか。

同研究では「つらい経験をされてきたと思いますが、そのなかでも以下のような、ご自身が変わったり、得るものがあったと今ふりかえって思える点はありますか」といった質問に、「自分自身が成長した」「家族や周囲の人に支えてもらった」「家族の絆が深まった」「亡くなった方とじっくり向き合えた」「信頼できる知人や友人が増えた」「亡くなった方から多くのことを学んだ」「その他」「何もない」という項目を設けて尋ねているが、この質問に、得るものは「何もない」と回答した遺族は父親、母親ともに1割に満たない。アントノフスキー[6]は、有意味感について「不幸な経験が課されたときにも、その人はその挑戦をすすんで受けとめ、それに意味を見いだそうと決心し、尊厳をもってそれに打ち勝つために最善を尽くすだろうということ」と言及しているが、遺

族においても、様々な困難に対峙しながら、その意味を見出し、人生を再構築しながら生きてきたことが示唆された。トラウマティックな経験の多い職業に従事する者であれば、SOCの弱い人が離職し、強い人のみが仕事を継続しているという社会的選別（social selection）が起きる可能性もあるが、遺族らの場合は不可避であり、幾多の困難を受け入れて生きていかねばならない。したがって、遺族らは様々な困難に対処しながら、現状を受け止め、過酷な環境を生き抜いてきたといえる。むろん、著しく低いSOCを有する人の集団で回収率が低かったことも予想され、本研究によって得られたSOC平均値を薬害HIV被害者遺族の代表値とするには注意を要する。しかしながら、多くが精神健康上の問題を抱えながらも、比較的高いSOCを有していたことから、遺族らのSOCは、苦難や困難に積極的に対処し、人生の再構築を試みてきた遺族の「生きていく力」を反映したものであるとも考えられる。

4) SOCスコアの平均値とPTSD様症状、精神健康との関係

SOCはストレス対処・健康生成力とされている。本研究で得られた遺族の父親・母親のSOCの平均値は一般住民と比較しても低くなかったにもかかわらず、先の生活実態調査では半数近くの遺族らが、精神健康問題やPTSD様症状を有していることが明らかになっており、高いSOCをもつ場合でも精神健康問題を抱えていたり、PTSD様症状が出現している遺族が大半を占めていた。この点からも遺族の体験がいかに壮絶であったかが推察できる。

一方、SOCの高低と精神健康問題には負の相関が認められ、高いSOCをもつ人では、精神健康問題が少ない傾向が見られた。また、PTSD様症状についても、高いSOCをもつ人ではPTSD様症状が少ないことが明らかとなった。以上から、遺族らはきわめて過酷な人生を歩んできたために、精神健康問題やPTSD様症状を有しているが、SOCの高い人々ではこれらの症状が相対的に軽い傾向にあると考えられる。

5) SOCの高低に影響を与えると考えられる要因

先行研究[27]同様に、経済的なゆとりがある人で、SOCが高い傾向があることが認められた。周囲の人々からの孤立、被差別経験頻度や差別不安由来の生

活行動自主規制が多い人でSOCが低いことも示された。先行研究において、HIVによって家族を亡くした者に社会的孤立が起こりやすいこと[28]が指摘されているように、遺族らに依然として存在する差別不安や、人づき合いの回避が、サポートネットワークを縮小していることも予想される。

6) 本研究の意義と今後の課題

遺族らのなかには、死別から多くの歳月を経てもそのトラウマから逃れられずに精神健康上の問題を抱えている自身を、不甲斐ないと責めている者も存在する。しかし、それが自身の弱さに起因するものと解釈するのではなく、SOCを保持していても今なお精神健康問題を呈するほど、過酷な経験をしたと解釈することで、自身に対する否定的な感情から解放されることが期待される。同時に、遺族らが自身の「生」を肯定的に捉えなおす一助となる示唆を得ることができたという点で、本研究は意義あるものであったと考える。だが、遺族らの大半は、依然として精神健康上の問題を抱えていることから、差別不安の除去や軽減、経済的基盤構築のための支援が重要である。

(横山　由香里)

【引用文献】
1) Raif R, Rimmerman A.: Parental attitudes to out-of-home placement of young children with developmental disabilities. *International Journal of Rehabilitation Research*, 16(2), 97-105, 1993.
2) Svavarsdottir EK, McCubbin MA, Kane JH.: Well-being of parents of young children with asthma. *Research of Nursing Health*, 23(5), 346-358, 2000.
3) Svavarsdottir EK, Rayens MK.: Hardiness in families of young children with asthma. *Journal of Advanced Nursing*, 50(4), 381-390, 2005.
4) Grohølt EK, Stigum H, Nordhagen R, et al.: Is parental sense of coherence associated with child health?. *European Journal of Public Health*, 13(3), 195-201, 2003.
5) Lundberg O, Nystrom PMA.: A simplified way of measuring sense of coherence: Exeriences from a population aurvey in Sweden. *European Journal of Public Health*, 5, 56-59, 1995.
6) Antonovsky A.: *Unraveling the Mystery of Health: How People Manage Stress and Stay Well*. Jossey-Bass Publishers, 1987. 山崎喜比古 ほか (訳書).: 健康の謎を解く：ストレス対処と健康保持のメカニズム, 有信堂, 東京, 2001.
7) Al-Yagon M.: Maternal Personal Resources and Children's Socioemotional and Behavioral Adjustment. *Child Psychiatry and Human Development*, 28, 2007.

8) Margalit M, Leyser Y, Avraham Y.: Classification and validation of family climate subtypes in kibbutz fathers ofdisabled and nondisabled children. *Journal of Abnormal Child Psychology*, 17 (1) , 91-107, 1989.
9) 坂野純子, 戸ヶ里泰典, 山崎喜比古, ほか.: 児童用 SOC スケール13項目版 (CSOC13jp) の開発. 第13回日本健康教育学会 栃木, 2004.6.
10) 柳在貞, 坂野純子, 山崎喜比古, ほか.: 子ども用 SOC スケール13項目 (韓国語) 版の開発. 第14回日本健康教育学会 福岡, 2005.8.
11) 米山万里枝, 坂野純子, 松田義雄.: 妊婦の就労状況とサポートネットワークおよびメンタルヘルスについて 第46回日本母性衛生学会全国大会抄録集, 2005.
12) Habroe M, Schmidt L, Holstein BE.: Does childbirth after fertility treatment influence sense of coherence? A longitudinal study of 1,934 men and women. *Acta Obstetricia et Gynecologica Scandinavica*, 4, 1-7, 2007.
13) Sakano J , Yoneyama M, Yajima Y.: Evaluating Salutogenic Model for its adaptability to child birth --results of a quantitative longitudinal study. Not published.
14) Sagy S, Antonovsky H.: The development of the sense of coherence: a retrospective study of early life experiences in the family. *International Journal of Aging & Human Development*, 51(2), 155-166, 2000.
15) Sakano J, Yajima Y, Togari T, et al.: Family Resources and Children's sense of coherence and Well being, Not published.
16) Parker G.: Parental characteristics in relation to depressive disorders. *British Journal of Psychiatry*, 134, 138-147, 1979.
17) Ben-sira Z.: The scale of psychological distress (SPD) -cross- population invariance and validity reserch communications in psychology. 7(3), 329-346, 1982.
18) Antonovsky A, Soutsni T.: Family sence of coherence and family adaptation. *Journal of Marriage and the Family*, 50(1), 79-92, 1988.
19) Sakano J, Yajima Y.: Family sense of coherence and mental health among Japanese university Students. Not published.
20) Tanya H. Uren & Colin A. Wastell.: Attachment and meaning-making in perinatal bereavement. *Death Studies*. 26(4), 279-308, 2002.
21) Znoj, H.: Bereavement and Posttraumatic Growth. In L. G. Calhoun & R. G. Tedeschi (Eds.), *Handbook of posttraumatic growth Research & practice*. Routledge, pp.176-196, 2006.
22) Forstmeier S, Kuwert P, Maercker A, et al.: Posttraumatic Growth, Social Acknowledgment as Survivors, and Sense of Coherence in Former German Child Soldiers of World War II. *The American Journal of Geriatric Psychiatry*. 17(12), 1030-1039, 2009.
23) Nishi D, Matsuoka Y, Kim Y.: Research Posttraumatic growth, posttraumatic stress disorder and resilience of motor vehicle accident survivors. *BioPsychoSocial Medicine*. 4:7, 2010.
24) 財団法人エイズ予防財団.: 血液凝固異常症全国調査 平成18年度報告書. 2007.
25) 薬害 HIV 感染被害者遺族調査の総合報告書. 2006.
26) 戸ヶ里泰典, 山崎喜比古, 中山和弘, 他.: 13項目7件法 sense of coherence スケール日本語版の基準値の算出. 日本公衆衛生雑誌, 62(5), 232-237, 2015.
27) See K, Sek Y, Violeta L.: Sense of coherence, coping and quality of life following a critical illness. *Journal of Advanced Nursing*, 49, 173-181, 2005.
28) Robinson LA; Disclosure after a sibling's death from AIDS. *Family & Community Health*, 5, 22-31, 2002.

第8章　戦争とSOC

　戦争になると、家をはじめ慣れ親しんだ建物が崩壊する、差別・強姦・暴行・拷問を受ける、家族や友人と離れ離れになって避難せざるをえなくなり孤独を感じる、日常生活に常に不安を感じる、失業し経済的にも社会的にも低い立場になる、意味を感じられるような活動に参加できなくなる等の体験をする人が多く、このような経験が健康を損なう大きなリスク要因であることが様々な先行研究で確認されている[1-12]。

　こうした戦争に関する研究の多くが、ストレスフルな状況下において個人がどのような病理的な反応をするのかを予測・説明することに焦点があてられている。しかし戦争という大量殺人が正当化される状況自体が病理的で、社会全体がそのような行動をとっているなかで、どうすれば病気を発症することなく健康を保持することができるのかのほうが、「戦争を生き抜く」という視点からは重要なのではないだろうか？　実はこの発想でアントノフスキー博士は、16歳から25歳のときに強制収容所にいた女性たち（調査時は更年期）を対象とした調査を実施した。そして「収容所で想像を絶するような恐怖を経験し、その後何年も難民であり続け、三つの戦争を目の当たりにしたイスラエルで人生を建て直し、それでいてなお良好な健康を保っているのは、なぜか？」と収容所体験をもちながらも情緒的な健康を保っていた女性に目を向け、健康生成論を開発したのである。そのなかで博士は彼女たちが高いSOC（Sense of Coherence; 首尾一貫感覚）を保持していたからこそ、良好な健康状態を得られていたと解説している。

　しかし、健康生成論のなかで明らかになっていないことがある。それは、自己のアイデンティティや社会的な発達において基本的な志向性が育まれるのに重要な青少年期[14, 15]に、戦争の激化した地域にいたにもかかわらず、高い

SOC を育んだ人と、低い SOC を育んだ人とがいるのであれば、そこにはどのようなストレス対処や状況の違いがあったのかについてである。

そこで旧ユーゴ紛争[a]を勃発させたクロアチア紛争を青少年期に体験した女性たちを対象に上記の点を探求するための研究を実施した。本章ではクロアチア紛争生存女性たちの心理・社会的な経験や高い SOC を育むのに影響したと考えられる四つのストレス対処の特徴や状況を紹介し、そのうえで、戦争を健康生成的に生き抜く秘訣に迫りたい[b]。

1. クロアチア紛争生存女性と SOC

青少年期に、激戦地域で想像を絶するストレスフルな経験をしても、健康を維持しているばかりか、それを人間的な成長の糧にさえしている人々がいるのはなぜなのか？

この答えを求めて、筆者はクロアチア紛争を生き抜いた女性たちの体験や、各女性たちの SOC の高低とその関連要因について、2年がかりの調査分析を行った[c]。紛争を13歳から23歳までに体験した生存女性17名の協力を得て、焦点をしぼったエスノグラフィー研究（focused ethnographic study）[d]および質的縦断的研究（qualitative longitudinal study）を実施し、SOC スケール（29項目7件法版）と半構造化インタビュー（以下、面接；1回の所要時間2時間程度）により回答を得たのである。

---

  [a] 旧ユーゴ紛争：第二次世界大戦後、クロアチアを含む六つの共和国と二つの自治州により、ユーゴスラビア社会主義連邦共和国（以下、ユーゴ）という一つの国家が誕生した。チトー大統領のカリスマと国内融和政策によって統一がもたらされていたが、1980年にチトー大統領の死去後、ソビエト共産主義体制が弱まり、東欧でも民主化が広がった。ユーゴにおいても、共産党の一党独裁を廃止して自由選挙の動きが始まるなか、反連邦派のトゥジマンを議長としたクロアチア民主連盟が1990年の選挙で圧勝、1991年6月に独立を宣言した。同時期、スロベニアも独立を宣言し、旧ユーゴ紛争を引き起こしたといわれている。資源が豊かなクロアチアの独立に伴いクロアチア人とセルビア人が対立したクロアチア紛争と、セルビア人、クロアチア人、ムスリムが対立したボスニア紛争、アルバニア人とセルビア人が対立したコソボ紛争は、特に激化・長期化し、「民族主義」「民族浄化」の名のもとに、民族間で互いに虐殺が繰り返された。

  [b] 戦争が国家間で起きる武力衝突であるのに対して、紛争は内戦や小規模の地域間の争いを指す場合が多く、厳密には異なるが、本稿では戦争と紛争は同義として扱う。

  [c] 財団法人メンタルヘルス岡本記念財団による研究助成事業として行われた。

1) 調査方法

　2002年2月と2004年5月に、紛争が集中的に激化したクロアチア北東地域に1カ月ずつ滞在し、調査を行った。調査参加者は、13〜23歳の間に戦争激化地域にいた（同地域で生まれ育った）、2002年時、24〜34歳の、英語が話せ、PTSDを発症していない女性17名で、スノーボールサンプリング法を用いて集められた。女性を選んだ理由は、一時的な疎開、離れ離れになった家族の心配、愛する人の死、戦後の退役軍人の父や夫との暮らし、新しい民主主義社会への適応、失業率の高い社会での仕事探しなど、戦争のせいでストレスフルな体験をした（さらに調査当時もしていた）にもかかわらず、男性（元兵士）や拷問被害者、長期難民以外を対象とした調査はあまりなされていないため、現状把握をする意味においても、さらなる調査の必要性を社会に訴える意味においても大切だと考えたためである。また調査実施者である筆者が女性であるため、信頼関係を築き、調査を遂行しやすいことも、女性を対象とした一因である。

　英語の話せる人に限ったのは、本調査は心の内面まで踏み込むのに対し、多民族国家特有の民族の複雑性をもつ本地域においていまだに水面下で心の隔たりが存在すること、また小さな地域のため互いに顔見知りであることから、通訳を用いるとデータ収集に悪影響を及ぼすと判断したためである。

　PTSDは、過去の体験を振り返り、報告するという本調査の回答内容に影響を及ぼす可能性があり、また本面接が病状を悪化させる可能性があるため、発症者は本調査から除外した。

　クロアチア滞在中、筆者は、参加者のうちの2名と同居し、社会・文化・経済・政治的な背景を理解するため、そこで起きたことを常にフィールドノートに記録しておき、結果の分析の際、参考にした。

　SOCスケールは、参加者17名をSOC得点の高い順から高群、中群、低群に概ね1：2：1に人数が入るように3群に分けて検討する際、用いられた（表8-1）。年齢や家族の民族構成、教育レベルによる際立った違いは見られなかった。調査参加者の典型的な体験を、紹介しよう（**Box8-1**）。主語を「ワタシ」

---

　d) エスノグラフィーとは従来、民族集団のことを指していたが、最近はより一般的にある集団の人々の相互行為や社会集団に関する調査のプロセス、およびその結果を記述したものという使われ方をしている[29]。

表 8-1

	低群 点数：85～119	中群 点数：120～144	高群 点数：145～160
#参加者番号 (SOC 得点)	# 7．*(86)@ #17．(112) #14．(114)@ # 5．(116)@	# 8．(120)　# 1．(134) #10．(121)　# 2．(138) # 6．*(123)　# 9．(138) #13．(130)　#12．(139)	#16．(145) #11．(149)@ # 4．(152) # 3．(155)@ #15．(158)@

＊マークのついている人は、身体・心理的な問題のため、定期的に医療機関にかかっている。
＠マークのついている人は、混血かクロアチア以外の民族と回答した人である。

と表現したので、ぜひ私事として想像しながら、読んでいただきたい。

Box8-1　調査参加者の体験の例

　戦前、皆がユーゴスラビア人で共産主義者だった。経済状態は国家の管理下にあり安定しており、高水準の教育が無料で受けられ、広い国内を自由に旅行することができる多文化国家にいることに誇りを感じていた。

　しかし 1991 年のある日突然、民族と宗教の違いを意識させられ、隣人、友人、親類など以前は親しかった人が、「民族が異なる」という理由で、突然、攻撃的になった。同時に町に爆弾が投下される等、物理的な攻撃も始まった。ワタシは戸惑いと怒りを感じた。

　紛争が激しくなり、両親と離れて親戚の家か、学校や地域がアレンジした先に疎開することになった（参加者 # 4、8、12、14、15、16 以外）。疎開先で、今までのアイデンティティに、「難民としてのワタシ」が加わった。そこでワタシは「モノはやるが、友だちにはなりたくない」と思われているように感じ、またひどく同情されているのを感じた。紛争地にいる両親のことを心配する日々が続き、いつまで難民生活が続くのか不安だった。そうしたなか、ワタシは同じ境遇にいる人と結束力を強めた。

　たまに攻撃を受けたり、近隣にはまだ占領下にある町もあったりするが、とりあえず紛争はおさまったとの知らせを受け、ワタシは母国に戻った。家は崩壊していたが、離れ離れになっていた家族とまた一緒に暮らせるようになり、喜びを感じた。

　紛争中に強化された結束力は、良きにも悪しきにも、引き続き残っていた。多民族で構成されている家族をもつワタシ（参加者 # 3、5、7、11、14、15）は、帰還後、差別や嫌がらせを経験した。少しでもクロアチアで受け入れられたかったワタシは、クロアチア人の多くが信仰しているカトリック教会に通い始めた。ワタシのような人は多く、ワタシたちのことを皮肉的に「インスタントカトリック教徒現象」と呼ぶ人もいた。同時期、「民族構成を把握する」という名目の国民調査で、民族を選択・登録することが義務づけられ、ワタシは民族的なアイデンティティを探求し、確立した。

　戦争が終わると不況の波が押し寄せ、失業率が高まり、貧富の差が大きくなった。独立や民主主義が何のメリットももたらさなかったことに気づき、紛争の無意味さを実感し、失望した。紛争前に存在していたソーシャルネットワークを失い、また紛争中やその直後に存在していた結束力も弱まったことに、ワタシは今、淋しさを感じている。

2) SOCを育むストレス対処の特徴と状況

次に、現在のSOCを育むのに影響を及ぼしたと考えられる四つのストレス対処の特徴や状況を、参加者の実際の回答を交えて、挙げていこう。

(1) 幼少期の安定性

幼少期の、感情面、経済面、移動面における安定性を尋ねると、SOC得点の高い群は、全員、安定していたと答えたのに対し、中群・低群の参加者のうち半数（#5、6、8、9、14、17）が感情面や経済面において不安定だったと答えた。感情面の不安定さの理由としては、両親の不仲や離婚、父親のアルコール依存症問題や家庭内暴力の問題による別居が挙げられた。SOCの得点に関係なく、参加者のほとんどが紛争中、近所の人や学校の友だち、家族ぐるみの友だちや親戚からの、民族の違いによる裏切りやそれによる失望を少なからず、経験していた。こうした経験は、世界を信頼できるものとして見ることを、そして戦争前のように他者を信頼することを難しくしていた。典型的な回答は次のとおりである。

「オシエク[e]の人たちは、オシエク以外の人たち、私たちほど戦争を経験していない人たちとは違うの。あの経験は、私を変えました。この年、私は突然、大人になったのです。…今、私はもっと人を観察します。もう以前のように、人を信じることはないわ」（参加者#1）。

しかしそのようななかでも、安定した幼少期を送った参加者には、少なくとも家族や、同じ民族の親類や友人、同じ状況にいる人を信じるという共通点があった。例えば、戦争中、疎開せず、母親と地下室で生活していた参加者#4は、こう言っている。

「私は、同じ建物に住む人たちと一緒に地下室にいました。そこで今まで知らなかった人たちとも友だちになれたの。私たちは、戦争によってつながりあえたのです」（参加者#4）

一方、不安定な幼少期を送っていた参加者は、他者を信頼するのが、より難しいようだった。例えば、参加者#14は、父親がアルコール依存症の問題をもっていたため、3歳から両親とは離れて暮らし、祖母に育てられた。参加者#4と同じく、戦争中避難せず、祖母と地下室で生活していた。

---

e) 紛争が激化した一都市名。

「あのときは、誰も、お互いを信用していなかった。私たちは同じ状況にいたから、理解はしあっていたけど、お互いをケアしていたわけではありませんでした」（参加者#14）

SOC得点の中群・低群のなかにも安定した幼少期を過ごした人はいたが、彼女たちに共通したのは、家族は信じられるものの、それ以外の人に対して一体感や帰属意識等を抱くことはないという点であった。

(2) 民族的アイデンティティとの向き合い方

民族問題は、本紛争において、避けられない問題であるが、紛争中やその直後、クロアチア人以外の民族もしくは混血の人は皆（参加者#3、5、7、11、14、15）、SOCの高低にかかわらず、"純粋な"クロアチア人でないため、差別やいじめを受けていた。その状況を少しでも改善しようと、参加者#3以外はカトリック教会に通い、クロアチア人のように見せていた。しかしSOCの高い人は、戦後しばらくすると、自分の祖先や自分自身を受け入れたうえでアイデンティティを確立する傾向にあった。

例えば、参加者#11は、セルビア人の父親とクロアチア人の母親をもち、戦争中は疎開していた。帰還後、混血であることや疎開していたことで非難される経験をもった彼女は"純粋な"クロアチア人のように見せるために、信じてもいないのにカトリック教会に行ったりしたが、その波が過ぎた現在では、こう言っている。

「私は真の混血だから、民族はもたない。ただクロアチアの国民権があるというだけ」（参加者#11）

一方、低いSOCの人は、クロアチアで受け入れられて暮らすために、本来とは別の、"純粋な"クロアチア人という枠に、現在でも、自分のアイデンティティを歪めて入れ込んでいる傾向にあった。

例えば、参加者#5は、クロアチア人の父親とムスリムの母親をもち、紛争中は疎開していた。帰還後はカトリック教徒となり、クロアチア人として登録をした。彼女は、面接時、次のように嬉しそうに述べていた。

「私はクロアチア人です… 母は優しくて完璧な人で、『あなたはクロアチア人に違いない、ムスリムにしてはステキすぎるわ』とよく言われていた」（参加者#5）

しかし、混血であるがゆえに、クロアチア人の信じるカトリック教徒になり、クロアチア人と登録していても、常に「クロアチア人としては完璧ではない私」と感じる瞬間が多々あるようだった。

(3) **不確実なことに対する対応**

　高いSOCの参加者には、自分の境界（その人にとっての大切な世界）のなかで起こることの意味が見出せにくくなったら、自分の内面やスピリチュアルな信念に目を向ける、将来の夢を叶えるために勉強したりボランティアをしたりする、そこで起きていることを私事ではなく外のこととして捉えジョークにしてしまう等の行動を通して、考えても問題が大き過ぎてわからないことは、あえて考えないようにし、境界を有意味感を抱けるレベルへと狭めるという傾向があった。

　「戦争中だって、少なからず、一貫性はありました。もちろん、戦争で、何が起こるか、なんてわからなかったけど、明確ではありました。…私は、この人生ですべき使命感をよく感じるのです。…戦争中は、砲弾が飛んでくるなか、ラジオ局に、毎日、ボランティアとして通いました。そのときは、ラジオ局とは何の関係もなかったけれど、兵士たちのメッセージを整理する手伝いをしていたのです」（参加者#15）

　また、境界の外には決して出ることのない大切な問題に対面したとき、例えば愛する人の死などを体験したとき、高いSOCの人は、そのストレッサーから目を逸らそうとはせずに、きちんと向き合い意味を見出し、そのうえでそれに対処しようと参加・関与し、自発的な意志をもつ傾向にあった。愛する人を失った参加者#12は、次のように、語っている。

　「彼は私の人生の一部でした。なのに、私は、それを失ったのです。…彼が亡くなってから、私の夢は、警察官になることになりました。だって、私が彼を失ったのは、軍隊が私たちの町を攻撃したときだったから。だから、私は、私の一部を、平和と人を助けることに捧げるべきだと思ったのです。で、今、私は、警察官になることができました。簡単に、この仕事に就くことはできなかったけど。…でも強く、この仕事をしたいと願い続けたんです」（参加者#12）

　一方、低いSOCの参加者は、戦後10年が過ぎてもなお意味を見出せず、苦しみを乗り越えられていなかった。

「どうして私が生きているのか、わからない。痛みがあるし、まだ苦しんでいるのです。…私の最大の願いは、この感情を取ってしまうこと。存在させないように」(参加者#7)

また紛争後、参加者はSOCの高低にかかわらず皆、戦争や社会変化の結果もたらされた状況に少なからず失望していたが、高いSOCの人にはその状況を受け入れ、新しい社会でできること、手に入れられるものの限界を理解し、そのうえで、できるだけ幸せな生活をし、満足できるように、自分の考え方を適応させるという共通点があった。

「この年(戦争が起こった年)、オシエクで何が起こるか予測することは不可能だったけど、その後は、得意なことを活かして生き残るために努力するのみ。…そしていま、本当に幸せ。仕事も、ボーイフレンドも、母も父も、友だちも、安心して暮らせる場所もあるのだから」(参加者#15)

一方、低いSOCの人は、新しい社会での限界を受け入れられず、当惑・失望し、2回目の面接時もどうやって新しい社会に適応すればいいのか、混乱している傾向があった。

「クロアチアは最悪な国になりました。だって、ここでは若者が将来の見通しをもつことができないんですもの。仕事を見つけることはとても難しいのです。だから、いつもどこかに行って、誰かに頭を下げないといけない。…私はとても失望しています。すべてが下がっています。この世の中は難しい。すべてが見知らぬものだらけなのだから。周りで起きていることについて時々は気にすることもあるけど、ただ通り抜けられればいいのです」(参加者#17)

(4) 仕事に対する意義の実感

失業率の高いこの地域では、就職している参加者(#3、5、6、10以外)は皆、就職できている現状に満足していたが、SOC中高群にいた参加者はさらに、仕事に積極的な意味を見出していた。「あなたの仕事は、何をあなたにもたらしてくれますか?」という質問に対する典型的な答えは、経済的安定のほかに、喜びや満足感(参加者#1、2、9、11、15、16)、人との出会いやつながり(参加者#2、4、8、13)、社会貢献(参加者#12、15、16)、自信(参加者#1、4、11、15)だった。

一方、SOC低群にいた参加者は、もっと消極的な意味を見出していた。典

型的な答えは、あり余る時間からの解放（参加者 #17）、大人とつき合うよりはマシ（参加者 #14、17）だった。

収入については、「大きな問題だけれども、お金がすべてを解決するわけではない」という意見が多くの参加者に共通する回答で、参加者 #5、7 のみ、現状の不満をすべて経済的な問題に置き換えていた。

ただしこうした回答は本研究参加者が、収入の低い人でも、自分の収入を「慎み深い生活を送るには十分な額」と捉えていたことに関係していた可能性はある。SOC 点数の高群の平均月収は4,720クーナ[f]、中群は2,925クーナ、低群は3,595クーナと、必ずしも SOC 点数が低いほど収入が少ないというわけではなかった。

2. 戦争を健康生成的に生き抜くために

SOC は人生経験を通じて刻み込まれる学習性の感覚である[13,14]ため、身体のトレーニングのように、一時的な介入によって変化する類のものではない。このため、一言で、「これがあれば高い SOC が育める」とは言い難いが、紛争が激化した同じ地域で生まれ育ち、また一時的に疎開したとしても、今もなお、同じ地域で暮らしているにもかかわらず、前述の四つのストレス対処の仕方や状況が、SOC の得点に少なからず、影響していることは、興味深い。

1) 幼少期の家庭やコミュニティ内の安定性が重要な理由

本研究では、SOC 得点の高い群にいる全員から、「幼少期は安定していた」という共通した回答が得られた。また安定した幼少期を送った参加者は、家族や、同じ民族の親類や友人、同じ状況にいる人を信じていたのに対し、不安定な幼少期を送っていた参加者は、他者を信頼するのがより難しい傾向にあったという結果が得られた。こうした結果は、紛争が勃発する前、自分の世界が物質的にも、社会的にも、頼れるものだという確信がどの程度育まれていたかに関係していると考えられる。

本研究の調査参加者は、戦争やそれに伴う混乱の起きた青少年期を境に、民

---

[f]　1クーナ＝18円（2004年8月時）

族を意識し、共産主義から民主主義へと移り、新しい常識のなかで暮らすことになった人々である。そうした人々にとって、幼少期における安心できる触れ合いやコミュニティの安定が、新しい世界を安心して探求していくうえでの基盤として特に重要なものだったと考えられる。またこのことは、様々な先行研究でも確認されている[14-17]。なぜなら、そうしたしっかりした基盤なくしては、激動の社会変化にただ流されてしまい、起こっていることを把握するのがより困難となり、そもそも把握したり対処したりしようと試みる気すら生まれないからではないだろうか。

他方で、安定した幼少期を体験した参加者は、「仮のSOC」ともいえる、自分の生活世界はある程度頼れるものだという基盤となる感覚が芽生えた後、紛争によるストレスフルな経験をした。この場合、「仮のSOC」を用いてうまく対処でき、そのうまく対処できた経験がまたSOCを高めることにつながったのだろう。

興味深いことに、本研究参加者より約一回り若いときに、子ども兵士として戦争体験をしたにもかかわらずレジリエントな思春期を迎えた人々を対象とした調査[18]でも、家庭内暴力がなかったことや家族内の社会経済的状況が良かったこと、宗教的サポートが得られていたこと等、家庭やコミュニティ内の安定性が心的外傷後のレジリエンスに関連があったことを示した結果が報告されている。

こうしたことから、戦争が始まる前の幼少期に、安定した家庭やコミュニティで暮らす経験をしておくことが、戦争関連ストレスを対処するためには望ましいといえる。

2) 幼少期の安定が得られない場合どうしたらいいのか

しかし、幼少期、安定していなかったから必ず、高いSOCが育まれないということでもない。アントノフスキー博士は「どれだけ理想的な幼少期を送ったとしても、思春期の経験によっては、すべての基礎がひっくり返ってもおかしくない」[13]と述べており、不安定な幼少期を過ごしたとしても、思春期の経験によっては逆境下における適応の仕方が変わり、生き抜く力が身につくことも確認されている[19]。

本研究では、「信頼できる他者との関係は継続する」という確信をもちながら、その他者と結婚し、一緒に暮らし始めた参加者＃5と＃14は、2年間で、物事の捉え方や志向性のパターンが変わっていた。継続的で安定した愛を感じることで、「自分は愛される価値がある」と信じることができるようになり、さらには自分の世界で起こることは、どんなことであろうと意味のあることで、エネルギーを投入するに値する、と受け止めることができるようになっていた（まさに有意味感が高まっていた）のである。こうした状況のなかでストレスフルな経験をした場合、その信頼する他者からの支援を得ながら、その状況を把握し処理しようとチャレンジするように動機づけされる。この新しい生活パターンが、SOCを高めたのだろう。詳しくは「4）　心的外傷後成長とSOC」(138頁)で後述するが、戦争生存者にとっては、有意味感が傷ついた経験をポジティブな心理的変容へとつなげるための最も重要な要因であり、そのためにも自分の行動や自尊心等に影響を及ぼす信頼できる他者に認められる経験をすることの重要性が確認されている[20]。これはまさに、本研究に通じるものである。

　安定した幼少期を過ごせなかった人が戦争を体験したからといって、必ず、SOCが低まり、精神的健康が損なわれるわけではない。「これだけつらくても、それでも生きているのには意味がある」と感じさせてくれるような他者と出会い、信頼関係を長期的に築いていくことで、健康生成的に生き抜けた人たちはいたのである。

3)　自分の存在価値を激動の社会に委ねる危険性

　本研究では、SOCの高低にかかわらず、少数民族であるクロアチア人以外の民族あるいは混血の参加者は、民族による差別やいじめというストレッサーを軽減するために、民族的アイデンティティを歪めた時期が一時的にあった。しかし、高いSOCの人はその後、自分の祖先の歴史や自分自身を受け入れていたことが確認された。他方で、低いSOCの人は、そうした本来のアイデンティティを受け入れず、クロアチア社会が求める姿を追い求める傾向にあった。
　「自分のすべてを受け入れて生き続けてきたか、もしくは一部を否定して生き続けてきたか」という日々の経験が、現在のSOCに何らかの影響を及ぼしている可能性がうかがえる。民族に限らず、実は、こうした社会が求める完璧

性を求める傾向が精神的健康を損ねる一因であることは、先行研究でも確認されている[21-23]。

　完璧性を求めるのは「自分が存在しているということに価値がある」という自尊感情によるものではなく、「この行動をとるから自分には価値がある」という認知の表れだといえる。つまり、自分自身が存在することに対して価値が感じられないため、まわりの人が価値を置いているとその人が認知している"完璧な行動"をとることで、その行動をとっている自分自身にも価値を感じようとしているのである。特に、戦争時に自己の存在価値の基準を社会に委ねてしまうと、さらに、ひどいことになりかねない。なぜなら、戦争やそれに伴う激動の社会や政権の変化の時代というのは、一貫性のない社会だからである。自分の存在価値や行動の基準を求めても、その時々で求められるものが目まぐるしく変化するため、通常時に比べ混乱しやすくなる。一貫性のない経験がSOCを低める一因であることはサギー博士らの研究[24]で明らかになっているが、現状も将来への見通しもつかない状況のなか、戦争関連ストレッサーを、自分を当惑させる避けられないものだと信じ込むと、ただその状況に流されるようになる。そうした積み重なる経験は、SOCを低め、精神的健康を損ねかねないと考えられる。

4）　心的外傷後成長とSOC

　本研究では、愛する人の死や嫌がらせ体験など、自分の存在と切り離せないほどの重要な世界でストレスフルな出来事が起こったとき、SOCの高低にかかわらず参加者は皆、最初はどうしてそんなことが起こるのかわからず、混沌としたストレッサーとして捉えていた。しかし、高いSOCの人は、徐々に「それでも生きていていいんだ。いや、自分がこうして生きていられていることには何らかの意味がある」という思い（有意味感）を抱くようになっていた。そのうえで、そのストレッサーに対処するためにどうしていくべきか、柔軟に考えるようになり、対処していくための手段に焦点をあてて前に進んでいた。またそうした日々の生活のなかで、満足感や幸せを感じる瞬間を、少しずつ取り戻していたようである。

　実は、高いSOCの人が心的外傷後成長を経験しやすくなる可能性は示唆さ

れている。心的外傷後成長とは、「危機的な出来事や困難な経験における精神的なもがき・闘いの結果生ずる、ポジティブな心理的変容の体験」のことである[25]。つらい経験により最初は傷つき、絶望するが、徐々に「それでも生きていていいんだ。いや、自分がこうして生きていられていることには何らかの意味がある」と捉え、ストレス対処に向けて前に進み出すというのは、まさに心的外傷後成長の特徴ともいえる。

　筆者は前著『生き抜く力の育て方：逆境を成長につなげるために』[26]で、心的外傷後成長とSOCの関係をまとめた。ポイントを紹介すると、心的外傷後成長を発見したカルフーン（Calhoun, LG.）博士らは「SOCが低い人はトラウマに対して苦悩等の負の反応しか起こさず、一方でSOCが高い人はトラウマによる影響を受けにくい（トラウマが自分の世界観を崩壊させるほど困難なものになりにくい）ため成長度合いも小さい。よって、中程度のSOCが望ましい」と仮説を立てていた[27]。

　しかしSOCと心的外傷後成長との関係を見た実証研究[28]では、「SOCが高いと心的外傷後成長が見られる」という、SOCと心的外傷後成長との間に正の相関が確認されたのである。特に戦争生存者にとっては、有意味感が心的外傷後成長につながるための最も重要な要因であり、そのためにも自分の行動や自尊心等に影響を及ぼす他者に認められる経験をすることの重要性が確認されている[20]。こうした点は本研究結果にも通じるものである。このことからも、SOCの高い人が戦争関連の心的外傷後成長を経験しやすくなることはうかがえる。

　つまり、自分の世界が崩壊するほどの、トラウマとなるほどのつらい経験をし、新たな現実に苦しみ、もがくことになったとしても、その後、そうしたストレスにうまく対処したり、成長したりすることは、できるのである。

　戦争は、大量殺人が正当化されるきわめて病理的な社会状況であり、その場に居合わせてしまった以上は避ける選択肢がほとんど残されていない巨大ストレッサーである。それにより、自分の世界が崩壊するほどのつらい経験をすることも多い。

　しかし、だからといって、戦争生存者が皆、低いSOCを育み、その後の人

生を病理的に生き続けているわけではなく、高いSOCを育むこともできる。本章では多感な青少年期につらい戦争経験をしても、それでも健康的に生き抜くポイント四つを紹介した。今後、当研究テーマがさらに解明されていくことを願っている。

(蝦名　玲子)

【引用文献】
1) Chung RC-Y, Bemak F, Kagawa-Singer M.: Gender differences in psychological distress among Southeast Asian refugees. *Journal of Nervous and Mental Disease*, 186, 112-119, 1998.
2) Ghazinour M, Richter J, Eisemann M.: Quality of life among Iranian refugees resettled in Sweden. *Journal of Immigrant Health*, 6, 2, 71-81, 2004.
3) Jerusalem M, Kaniasty K, Lehman D.: Individual and community stress: integration on approaches at different levels. In Hobfoll SE, De Vries MW, eds.: *Extreme stress and communities: impact and intervention* (pp105-129). Kluwer Academic Publishers, Dordrechit, 1995.
4) Kivling-Boden G, Sundbom E.: The relationship between post-traumatic symptoms and life in exile in a clinical group of refugees from the former Yugoslavia. *Acta Psychiatrica Scandinavia*, 105, 461-168, 2002.
5) Lavik NJ, Hauff E, Skrondal A, et al.: Mental disorder among refugees and the impact of persecution and exile: some findings from an out-patient population. *British Journal of Psychiatry*, 169, 726-732, 1996.
6) Lie B.: A 3-year follow-up study of psychosocial functioning and general symptoms in settled refugees. *Acta Psychiatrica Scandinavia*, 106, 415-425, 2002.
7) Silove D.: Trauma and forced relocation. *Current Opinion in Psychiatry*, 13, 231-236, 2000.
8) Sondergraad HP, Ekblad S, Theorell T.: Self-reported life event patterns and their reaction to health among recently resettled Iraqi and Kurdish refugees in Sweden. *Journal of Nervous and Mental Disease*, 189, 838-845, 2001.
9) Steel Z, Silove D, Bird K, et al.: Pathways from war trauma to posttraumatic stress symptoms among Tamil asylum seekers, refugees, and immigrants. *Journal of Traumatic Stress*, 12, 421-435, 1999.
10) Sundquist J, Johansson SE.: The influence of exile and repatriation on mental and physical health. A population based study. *Social Psychiatry and Psychiatric Epidemiology*, 31, 21-28, 1996.
11) Sveaass N, Castillo M.: An interview study on psychosocial intervention and social reconstruction in Nicaragua. Peace conflict. *Journal of Peace Psychology*, 6, 113-133, 2000.
12) Weine SM, Becker DF, Mcglashan TH, et al.: Psychiatric consequences of "ethnic cleansing": clinical assessment and trauma testimonies of newly resettled Bosnian refugees. *American Journal of Psychiatry*, 152, 536-542, 1995.
13) Antonovsky A.: *Unraveling the mystery of health: How people manage stress and stay well*. Jossey-Bass Publishers, San Francisco, 1987. 山崎喜比古，吉井清子(監訳).: 健康の謎を解く：ストレス対処と健康保持のメカニズム．有信堂，東京，2001.

14) Antonovsky H, Sagy S.: The development of a Sense of Coherence and its impact on responses to stress situations. *Journal of Social Psychology*, 126(2), 213-225, 1987.
15) Ainsworth MDS.: Object-relations, dependency, and attachment: A theoretical view of the infant-mother relationship. *Child development*, 40, 969-1025, 1969.
16) Cattell RB.: Structural learning theory applied to personality change. In RB Cattell & RH Dreger (Eds.).: *Handbook of modern personality theory*. Wiley, NY, 1977.
17) Erikson EH.: Growth and cries of the healthy personality. *Psychological Issues*, 1, 50-100, 1959.
18) Klasen F, Oettingen G, Daniels J, et al.: Posttraumatic resilience in former Ugandan child soldiers. *Child Development*, 81(4), 1096-1113, 2010.
19) Masten AS, Burt KB, Roisman GI, et al.: Resources and resilience in the transition to adulthood: continuity and change. *Development and Psychopathology*, 16(4), 1071-1094, 2004.
20) Forstmeier S, Kuwert P, Spitzer C, Freyberger HJ, Maercker A.: Posttraumatic growth, social acknowledgment as survivors, and sense of coherence in former German child soldiers of World War II. *American Journal of Geriatric Psychiatry*, 17(12), 1030-9, Dec 2009.
21) Hawley LL, Ho MH, Zuroff DC, et al.: The relationship of perfectionism, depression, and therapeutic alliance during treatment for depression: latent difference score analysis. *Journal of Consulting and Clinical Psychology*, 74(5), 930-42, 2006.
22) Shafran R, Lee M, Payne E, Fairburn CG.: The impact of manipulating personal standards on eating attitudes and behaviour. *Behavior Research and Therapy*, 44(6), 897-906, 2006.
23) Ogai Y.: Relationship between two aspects of self-oriented perfectionism and self-evaluative depression: using coping styles of uncontrollable events as mediators. *Shinrigaku Kenkyu*, 75(3), 199-206, 2004.
24) Sagy S, Antonovsky H.: The development of the sense of coherence: a retrospective study of early life experience in the family. *International Journal of Aging and Human Development*, 51(2), 155-166, 2000.
25) Tedeschi RG, Calhoun LG.: The Posttraumatic Growth Inventory: Measuring the Positive Legacy of Trauma. *Journal of Traumatic Stress*, 9, 455-471, 1996.
26) 蝦名玲子．：生き抜く力の育て方：逆境を成長につなげるために．大修館書店，東京，2016．
27) Calhoun LG, Tedeschi RG. 宅香菜子・清水研（訳）．：心的外傷後成長の基礎：発展的枠組み．Calhoun LG, Tedeschi RG（編）宅香菜子・清水研（監訳）．：心的外傷後成長ハンドブック：耐え難い体験が人の心にもたらすもの．医学書院，東京，2014．
28) Nishi D, Matsuoka Y, Kim Y.: Posttraumatic growth, posttraumatic stress disorder and resilience of motor vehicle accident survivors. *BioPsychoSocial Medicine*, 24, 4-7, 2010.
29) ウヴェ・フリック（著）小田博志，山本則子，春日常，宮地尚子（訳）．: 質的研究入門，3刷．春秋社，東京，2003．

第9章　患者の SOC

　第5章では健康と SOC との関係について、疾病生成論的に健康であることと SOC との関係について扱った。しかし、疾病生成論的に健康であることと健康生成論的に健康であることとは異なる。患者という存在は疾病生成論的には健康でない存在である。しかし健康生成論的には必ずしも健康でないとは言えない。健康生成論では健康か健康でないかの二分法ではなく、健康―健康破綻連続体上の健康概念を考えるからである。そこで、本章は患者における SOC について次の2つの観点で整理して考察をしていきたい。

　第一に、人が疾患や障害を抱えた場合、高い SOC を有する人は低い SOC を有する人よりもその克服が早いのではないか、あるいは SOC が高い人ほど、疾患の自己コントロールに長けているのではないかという点である。これは高い SOC を有することが、免疫系と内分泌系の機能が高いことにつながりやすいという仮説[1]や、「手段的な問題の性質や次元をより的確に特定する傾向があり、挑戦としてその問題に接近する傾向にあり、資源のレパートリーの中から問題に対して適切な者を選び出し、その資源を合理的に用いることが出来る」[1]という仮説から考えることができる。

　第二に、疾患を克服する、あるいは疾患とともに生きる経験により、SOC そのものに変化が生じるのではないかという点である。これは、SOC が、人生経験をもとに発達していくという SOC 形成・発達の仮説（第3章参照）から考えることができる。

　そこで本章ではまず、疾患や障害の克服、健康の回復に、SOC はどのように関係しているのか、次に、疾患の克服あるいは、病とともに生きる経験は SOC にどのような影響を与えるのか、という二つの観点から、いくつかの実証研究を紹介し、患者において SOC がもつ意味と、患者を見守りかかわる存

在である医療従事者の役割について掘り下げていく。そして最後に、わが国における例として、薬害 HIV 感染被害者の SOC について紹介する。

1. 患者における SOC の機能・効果

患者の SOC について着眼した実証研究は様々である。エリクソンとリンドストロム（Eriksson, M. & Lindström, B.）は、1992年から2003年までに実施された32件の SOC と QOL との関係について検討がなされた論文のシステマティックレビューを行った[2]。その結果、一部は患者家族を対象としている者があったが、ほとんどの研究は障害を有しているか、疾患を抱えている人を対象としており、すべての研究で高い関連性を示していたことを明らかにした。つまり、障害や疾患などの問題を有していても、高い SOC を有していれば、ストレス対処・健康生成力としての機能を発揮し、良好な QOL を実現することが可能である。

その後の研究からも、障害や疾患を有する人の SOC の機能・効果に関する知見は相次いで報告されている。

ヴィーンストラ（Veenstra, M.）らは慢性心疾患や喘息、糖尿病などを含む慢

Box9-1　健康関連 QOL とウェルビーイング

　WHO 憲章における健康の定義にあるように、健康には少なくとも、身体的、精神的、社会的等、様々な側面がある。こうした様々な側面を含めた良好な状態としてよく評価されている指標として HRQOL（Health Related Quality of Life; 健康関連 QOL）やウェルビーイング（Well-being）に関する尺度がある。

　HRQOL とは身体的側面に加え、心理的、社会的側面を含んだ、自己記入式あるいは、構造化面接（インタビューによる他記式）による計量心理学的な（主に多項目スケールによる）方法で測定する、主観的な医療評価指標である。

　ウェルビーイングは、きわめて幅広く用いられている用語であり、幸せや幸福といった邦訳があてられる場合もある。しばしば HRQOL や健康（Health）の言い換えで用いられることもあるが、専門用語としてはそれ自体では意味をもたない場合が多い。しかし近年主観的ウェルビーイング（Subjective well-being）や心理学的ウェルビーイング（Psychological well-being）、一般健康状態（General-well-being）等についてはその定義の明確化が図られてきているが、本節ではマクドウェル（MacDowell）の分類に従って、心理的ウェルビーイングに属する「生活満足度」や、「うつ」や「不安」等の精神症状とは異なる「幸福感」とその対に位置する「苦悩（distress）」を扱う。

性疾患患者771名を対象に、SOC-13とSF-36の体の痛み、身体機能、社会的機能の3尺度との因果関係を検討した[3]。高いSOCが体の痛みが少ない状態および良好な社会的機能に影響するという因果関係が検証されたが、身体機能は、逆の因果関係、すなわち、身体機能が良好であることが、高いSOCにつながるという関係が示された。

　ヘップ（Hepp, U.）らは、ドイツの総合病院での事故外傷によるICU（Intensive Care Unit; 集中治療室）入院患者のPTSD（Post Traumatic Stress Disorder; 心的外傷後ストレス障害）様症状について、事故発生より12カ月後にDSM Ⅲ-Rに基づくCAPS-2という問診票で測定し、事故直後1カ月のSOCと、12カ月後のPTSD様症状の出現との間に関連性があることを示した[4]。

　ほかにも炎症性腸疾患患者におけるSOCと精神健康[5]ならびに疲労[6]の関連性、乳がん患者においてSOCが健康関連QOL各側面の6カ月間変化を予測すること[7]、HIV陽性者における健康関連QOL[8]および心理学的ウェルビーイング[9]との関連が示されている。また、慢性心疾患患者においては、敵意（Hostility）特性と健康関連QOLとの関係において媒介効果を有することが示されている。ウィンガー（Winger, JG.）らはがん患者を対象とした研究でSOCとディストレス（distress）指標（不安や抑うつなど）との関連性に関するレビューを行いメタアナリシスの結果高い関連性を有していたことを示した[10]。

　また健康行動との関連性についても検討が行われている。シラロバ（Silarova）は肝動脈疾患患者179名の追跡研究で、冠動脈造影前（経皮的冠動脈形成術や冠動脈バイパス術などの施術前）に測定したSOCが施術後12〜28カ月後の禁煙状況、良好な栄養管理を予測し、冠動脈バイパス術患者においては低い飲酒量を予測することを明らかにした[11]。他方、日本国内のHIV陽性者を対象とした研究ではHIV陽性判明後4年未満の群においては抗ウィルス薬の飲み忘れ回数が多いことと低いSOCであることとの関連が示された。しかし4年以上の群の場合は関連性がないことが示された[12]。

　アパーズ（Apers, S.）らは、先天性心疾患患者12名（平均20歳）を対象とした質的研究で、低いSOCを有する患者は高い患者に比較して、疾患に対する知識が不足し、物事をポジティブに捉える傾向が見えなかったこと、ソーシャルサポートネットワークが狭いことを報告している。また、SOCが高い患者は

ネガティブな生活出来事に対して、自分自身でコントロールして克服している一方で、低いSOCを有する患者は悲しみにとらわれて乗り越えることができないでいた[13]。

以上より、患者のSOCが主観的な健康指標の回復に大きく関連することが明らかとなった。また、概ね高いSOCを有する慢性疾患患者は良好な疾患コントロール（必要な健康習慣、内服など）と関連があることがわかった。つまり、高いSOCは、たとえ疾患にかかっていたとしても、その後、疾患の克服や健康の回復に大きな役割を果たす証拠が次々と明らかになっている。しかしながら、急性期からリハビリ期、慢性期、終末期にいたるまで、疾患サイクルをまたいだ縦断デザインによる研究は限られており、今後の研究課題といえよう。

2. 病いとともに生きる経験とSOCとの関係

SOC形成・発達に関する理論（第3章）によれば、病いの克服や病とともに生きるという経験を強いられる場合にSOCが強化されることが十分に考えられる。つまり、病いとは大きなストレッサーであり、このストレッサーへの対処がSOCの強化につながるほか、病いを乗り越える際に経験する汎抵抗資源により提供される良好な人生経験がSOCをいっそう強めていくことが考えられる。

ムーンス（Moons, P.）らは健康な一般の人々と比較して慢性疾患患者のSOCがより強まる理由として以下の3点を挙げている[14]。第一に、患者は、病気をもたない人よりも自己について、特に疾患をもつ自己について、医療従事者や家族等の信頼できる他者と議論をする機会が多くなること、第二に、患者は、治療を受け入院生活を送るにあたり、汎抵抗資源（generalized resistance resources; GRRs、第1章、3章参照）ともいえる医療従事者や家族等からの支援を受け、また彼らからも様々な汎抵抗資源の情報や利用の薦めを受ける機会があること、第三に、患者は、手術をはじめ危機的な状況に遭遇しそこを脱するという体験に対し、自己の意味づけを行うことになりうることである。加えて、この第一の点が把握可能感の形成に、第二の点が処理可能感の形成に、第三の点が有意味感の形成につながると仮説的に述べている[1]。

また、ホッホウェルダー（Hochwälder）とフォーセル（Forsell）は2,330名の看護師を対象として18ヵ月の縦断調査により自身の疾患発症も含む22のネガティブなライフイベントによるSOCの変化に関する調査を行った結果、SOCの低下は見られなく、むしろSOCが高い場合はネガティブイベントの経験を抑制する効果もあることを報告している[15]。疾患に罹患すること自体、必ずしもSOCの低下を引き起こすイベントではない可能性がある。

そこで、実証研究においてはどのような検討がどこまでされているのか、また、医療従事者はこうした検討を踏まえたうえでどのようなかかわりをもてばよいのかについて述べていく。

1) 病いの経験とSOCの強化に関する研究の例

実際に病気を経験した群とそうでない群とのSOCスコアを比較した研究がある。ゴーテイ（Gotay）らは、米国ハワイ州のがん患者のうち、322名（診断後5年以上の生存者162名と、診断後5年未満の160名）を対象とし、年齢を調整した結果、一般住民の群よりも疾患群はSOC-13スコアが高いことがわかった[16]。その一方で、楽観的な性格については差がなかったと報告している。これについてゴーテイらは、乳がん治療の最中には様々な人生についての考察や乗り越えるための援助の発見などの経験を行っているという先行研究や、SOCではないが、がんの診断が、自己の人生の意味の探索を引き起こしたとする研究を挙げており、あくまでも妥当な結果であるとしている。楽観的な性格に関しては、生活満足度との相関がきわめて高いことからも、がんの壮絶な経験が人々を楽観的にさせるものとは考えにくいと述べている[16]。

他方、日本におけるHIV陽性者を対象とした調査では一般住民調査結果に比較してSOCが低いという結果が報告されている[17]。HIV陽性者はきわめて大きなHIV/AIDSに関連するスティグマに晒され、またスティグマを感じていること、その多くが性的マイノリティであり、それに関連したスティグマも感じながら生活を強いられていることが考えられる。

患者と患者でない人たちとを比較した研究以外に、患者群を追跡しSOCスコアの変化を検討した研究がある。スカースター（Skärsäter）らは、スウェーデンの大うつ病患者24名を対象とした研究で、診断されたときをベースライ

ンに、1年間の追跡を行った結果、1年後に大うつ病から回復した群では有意にSOCが上昇していたが、回復していない群においては変化が見られなかった[18]。さらに、小サンプルであり断言はできないとしていながらも、上昇した背景には日々の生活におけるストレッサーを処理し乗り越える努力があり、その成果であるはずだと述べている[18]。

また、質的なデータ分析から病の経過がSOCの強化につながる可能性を追及した研究が見られている。ベールンヒエルム（Bäärnhielm）はスウェーデンに生まれながらトルコ語を母語とする在宅心身症患者37名[19]および、スウェーデン語を母語とする同じく在宅の心身症患者32名[20]を対象とした半構造化面接調査の結果を質的に分析したところ、いずれの結果においてもSOCが病いの意味の再構築（Restructuring）のプロセスに大きくかかわってくる可能性があり、さらに、新たに構築された意味やそれまでの経験をもとにその人のSOCを強化する方向に導かれることこそが患者の回復に重要であると述べている。

以上より、この分野の研究は限られているものの、病いの経験によりSOCが強化される可能性とともに、高いSOCをもつことにより、逆に病いの意味の再構築を図りやすくしている可能性も示されており、高いSOCが良循環を促していることも浮かび上がってきた。

他方、HIV陽性者のように、抗しがたいスティグマをはじめとする慢性ストレッサーに常にさらされている場合、病いの経験の再構築、ポジティブな意味づけをどこまで積極的に進めることができるか慎重に考えていかねばならない。つまり、陽性者本人や当事者の見方や向き合い方の問題だけではなく社会における差別・偏見の問題の解消も同時に進めていかない限り、全体的なSOCの向上を見込めないともいえるだろう。

こうした研究は今後さらに積み重ねていく必要がある一方で、低いSOCである人がストレス対処に失敗しさらにSOCが低くなる悪循環に陥る可能性がある。アパーズらの先天性心疾患患者12名（平均20歳）を対象とした質的研究では、低いSOCを有する患者において、疾患に関する知識が不足していること、自身のコントロール感覚とソーシャルサポートをはじめとする資源の不足、ネガティブなライフイベントに対してポジティブに受け止めることができず負担として認識する傾向が強かったこと、対処戦略の選択が不適応型（受動型）

に偏っている傾向にあることが示された[13]。

　こうした低い SOC を有する人のパターンは、SOC を向上することで解決できる可能性もあるが、SOC の向上は第 4 章でも見たように、一朝一夕で実現できるものではない。数年かそれ以上の単位で見ていく必要があるだろう。SOC が低い患者・障害者に接するケア関連職種は、SOC が向上する経験を準備するというかかわりをもつことが重要となる一方で、この悪循環を繰り返す患者に対して、その環を断ち切る介入もまた、必要になるだろう。こうした介入の担い手としては、医療従事者のなかでも特に看護職に期待が寄せられる。以降、看護職の役割について見ていこう。

2）SOC の形成・強化に対して看護師が果たす役割

　患者の生命、生活の全般にかかわって援助することを期待されている看護職は、換言すれば低い SOC である患者が陥るであろうストレッサー対処の失敗と SOC 低下の悪循環を断ち切る介入、さらに SOC の強化につながる介入を迫られているともいえる。そこで病いの経験と SOC の形成・強化に関する研究成果は重要な意味をもってくる。

　ムーンスらは病いの経験に関する研究成果をレビューし、医療従事者が患者の SOC を強化の方向に導きうるかかわり方を提供し、病いを乗り越えるための方法について示唆をしている[14]。すなわち、家族や医療従事者が病気に関する情報をコンスタントに患者本人に対して提供していくこと、家族や医療従事者によって病気とともに生活を送ることに対する適切な程度のサポートを行うこと、患者各人が自己の生を脅かすような経験に対して意味づけをすることの 3 点が必要であるとしている。したがって患者の SOC を強化するためには、自分の経験を見つめなおすという患者個人個人の作業と同時に、患者を見守る家族や医療従事者の上記のようなかかわり方が必要である。

　このことは、SOC を強化するという直接的な部分だけではなく、SOC が弱い人に欠けている部分、弱点としてある部分を浮き彫りにし、その支援に焦点をあてたケアの実践の必要性を示唆しているともいえる。つまり SOC が低いことで生じる次の状態を看護ケアにより解消していくことが行われている。まず、情報収集・処理能力あるいはヘルスリテラシーが低い状態を克服すべく看

護師によるタイムリーな知識提供、意思決定の支援を行うことである。次に、ソーシャルサポートネットワークが狭いという状況を克服すべく、看護師により様々な側面でのソーシャルサポートが提供されることである。最後に、経験に対してネガティブに、負担として捉えがちな部分について、それをポジティブに意味づけをし直し、再構築することを看護師は支援し、成功的な対処につなげていくことを後押しすることである。

　これは換言すればニーズに応じた理想的な看護として整理できることかもしれない。むしろ看護師はSOCが低い患者のキーリソースそのものであるといえるだろう。キーリソースとは、資源理論の文脈で紹介される概念で、様々な資源を選択し動員する力となる、カギとなる資源を指す[21]。このキーリソースの代表例としてSOCが挙げられ、楽観性、ハーディネスが挙げられている。つまり、看護師あるいは看護ケアはSOCがもっている機能をとかなりの部分で重なるのではないだろうか。この観点で低いSOCである対象者の支援にあたって看護師の役割はきわめて大きいと考えられる。ただしこのあたりの詳細は、看護理論の整理を通じて再度検討をしていく必要があり、別稿に譲りたい。

　今後の課題として看護介入をはじめ、SOCが低い対象者への支援に関する成功事例の蓄積が期待される。また、質的データによる実証研究の蓄積も必要である。こうしたケースレポートや質的研究の成果に基づいたうえで、介入プログラムを慎重に開発していくことが望まれる。

　また、看護師の役割について、患者の生命や生活を脅かすリスクファクターを除去するといった疾病生成論的な役割だけでなく、患者のSOCや汎抵抗資源といったサリュタリーファクターを形成・強化していくといった、健康生成論的な視点からも、再点検、再整理していく必要もあるのではなかろうか。

（戸ヶ里　泰典）

3.　薬害HIV感染患者のSOC

1）「この先、生きていくうえで何が一番大事？」という当事者からの問いに応えて設けたSOC

　わが国では、1980年代中頃、米国から輸入された非加熱濃縮血液製剤の使用

により1,500名近い血友病患者がHIV（ヒト免疫不全ウィルス）に感染し、その後20年余の間に550名以上の患者がエイズ（AIDS；後天性免疫不全症候群）等で亡くなった。1989年以降次々に起こされたHIV訴訟が96年に和解にいたり、国の責任において被害者救済を行うことが約束された。その翌年の1997年から2010年頃まで約10年にわたり、筆者らが所属していた東京大学大学院医学系研究科健康社会学教室は、当事者団体との協力共同で、薬害HIV感染患者とその家族・遺族を対象に、ライフ・ニーズ（生存・生活・人生上の必要）の把握を基本目的とし、対象者を少しずつ違えて3次にわたる調査研究を進めてきた。SOCは、いずれの調査でも取り上げられた。が、それは、われわれ研究者側の好みで取り上げられることになったわけではない。

　一連の調査研究は、当初より、当事者参加型リサーチ（participatory research）方式[22]、すなわち調査の企画から実施を経てまとめにいたるまで終始当事者と研究者の協働で行われてきた[23,24]が、最初に取り組んだ生存患者調査[23,25]の質問紙作成の過程で、当事者委員から次のような問いが投げかけられた。「自分たちには、この先もさまざまな困難が予想されるなか、よりよく生きていく上で一番大事なこと、心掛けるべきことは何なのだろう？」と。それに対して、「前向きに生きていくことかな？」と別の当事者委員が反応した。すぐに筆者らは、数年前から勉強中のSOCのことを思い出し、そして提案した。「逆境にもめげず前向きに明るくたくましく生きていく力とされているSOCの尺度を用いて、薬害HIV感染生存患者におけるそういう力の現状を知り、その強弱に関わる要因を探りませんか。また、何年後かに再度調査に協力してもらえば、SOCのレベルが違うとその後の生活と健康にどのような違いが生じてくるのか、前向きに生きていくことがどれほど大事なことなのかを検証することができます。」という提案を受け入れて頂いた[26]のが、薬害HIV被害者のSOC研究の始まりであった。

　第2次の薬害HIV被害者遺族調査[27]で明らかになった遺族のSOCについては、本書の第7章で紹介されている。本章では、第1次の東京HIV訴訟患者原告を対象に1998年に実施された質問紙調査（以下98年調査）[23,25]と、第3次の東京・大阪HIV訴訟患者原告を対象に2005年に行われた質問紙調査（以下05年調査）[28]によって明らかになった患者のSOCについて、一方で学術誌への投稿

表9-1 様々な集団におけるSOC13項目スケール得点の平均値と分布

調査対象	分析対象者数	平均年齢	SOC平均得点	調査実施年
①薬害HIV感染患者（ほぼ全員男性）東京HIV訴訟患者原告	284人	32.5±12.3歳（14〜69歳）	53.4±14.1点	1998
②薬害HIV感染患者（ほぼ全員男性）東京・大阪HIV訴訟患者原告	245人	38.2±9.3歳（22〜72歳）	53.5±13.0点	2005
③東京都A区住民男女[3]	198人	47.5±13.6歳（21〜70歳）	55.3±6.0点	1998
④東京都B区住民男女[3]	167人	44.1±9.3歳（30〜59歳）	56.5±10.2点	2002
⑤秋田県C町住民男女[3]	156人	47.6±7.4歳（30〜59歳）	54.5±9.9点	2002
⑥都内3大学3・4年生男女	282人	21.4±1.5歳	50.6±10.9点	2002

注1) 本表は、八巻知香子[29]がまとめた表をもとに、山崎が追加し、まとめなおしたものである。
注2) ③は高山智子ら[30]、④⑤は住川陽子ら[31]、⑥は戸ヶ里泰典ら[32]によりすでに論文発表されているが、本表のデータについては、八巻がこれらの著者から提供を受けてまとめたものである。
注3) ③④⑤の調査では29項目版が使用されており、13項目版を構成する項目のみ抽出し平均値が算出しなおされている。

論文も用意されているが、ここでは発行済みの報告書と著作において公表されている範囲内で紹介したい。

2) 薬害HIV感染事件後10数年から20年を経た生存患者のSOC

表9-1のとおり、薬害HIV感染生存患者のSOC13項目スケールの平均得点は、98年調査で53.4点、05年調査で53.5点と、ほぼ同じであった。それは、われわれが同じ頃4地域で行った成人男女一般住民調査での平均得点と比べて、やや低い傾向にある。しかし、年齢が長ずるにつれて一般にSOCは少し上がる傾向にあるが、薬害HIV感染生存患者は地域住民に比べて平均で10歳以上若い。より重要なことは、HIV感染生存患者のSOC得点を10歳刻みの年齢層別に見ると、98年調査では20歳代で、05年調査では30歳代で有意に落ち込んでいて、その他の年齢層では、一般住民とほとんど差が見られない点である。

こうして薬害HIV感染生存患者のうちでも、これから本格的に社会化が始まる青年期にHIV感染とその告知を受け、その後の社会的役割の獲得に大きな困難をもたらされたコホート（同一年齢層の集団）においてのみ、SOCの形成と成熟が妨げられ遅れていること、逆にいえば、その他のコホートでは薬害HIV感染事件の影響にもかかわらずSOCの形成と成熟が進んでいることが示唆されたのである。

次に、SOCと関連する変数について、単純な2変量間の関連性の分析結果であるが、98年調査では以下のような結果であった。健康状態に関する変

数のうち、身体症状の訴え数や健康状態の自己評価、GHQ（General Health Questionnaire）で測定される精神健康度などの主観的健康度指標では、SOC とは SOC 得点が高いと主観的健康度も良好という強い関連性が見られたのに対し、客観的健康度指標では出血頻度がないという者でのみ SOC 得点が有意に高く、その他の CD 4 細胞数や AIDS 発症の有無などの変数では有意な関連は認められなかった。心理社会面経済面の変数では、就労している者、配偶者または子どもがいる者、経済的ゆとりがある程度以上あるという者、今後の経済的不安が少ない者、差別不安由来の生活・行動の自主規制が少ない者、情緒的サポートネットワークがある程度以上ある者、そして、生きていくうえでの楽しみや支えがあるという者で SOC 得点が有意に高かった。

　05年の調査データでも、ほぼ同様の結果が得られているが、新しく設けた変数で SOC 得点と強い正の関連性を示した変数に、「薬害 HIV 感染以降今までに得たというものの件数」があった。きわめて厳しい人生を余儀なくされながら、それに抗して、何とかよりよく、前向きに生きていこうとあれこれしているうちに、「人生を乗り越えていける自信」や「家族とのきずな」が強くなった等の、肯定的に評価できる変化を経験し知覚することがある。こうした知覚された肯定的変化は、"perceived positive change" など[33-35]と呼ばれ、逆境に何とか対処し人生を再構築しつつあることの証（あかし）として、近年世界的に注目を集めている。上述した薬害 HIV 感染以降今までに得たものの件数は、知覚された肯定的変化の度合を示すものであり、SOC の形成・成熟あるいは回復を促しているものと考えられたのである。

3）　98年生存患者の05年までの 7 年間における SOC と健康および生活との相互関係

　今回、われわれは、1998年と2005年調査の両方で回答が得られた87人の薬害 HIV 感染生存血友病男性患者を対象に、第一には、SOC がこの 7 年間に患者の生活と健康にどのような影響をもたらし、第二に、逆に SOC は、この 7 年間、何によって影響を受け、何と密接に関連して変化しているのかについて縦断的に分析検討した。87人は、05年調査時において、30歳代が最も多く（39％）、次いで40歳代（30％）、20歳代から50歳代までが95％を占めていた。

7年間におけるSOCと健康および生活の諸変数間の相互関係の検討については、フェルト（Feldt, T.）ら[36]の考え方に基づき、原因変数には、各変数のレベル変数 ｛［98年の値］＋［05年の値］）÷2｝を用い、結果変数には各変数の変化変数（［05年の値］－［98年の値］）を用いて、年齢の影響を制御して2変量間の相関、すなわち偏相関分析を行った。

　98年調査に回答した241人中、05年調査時までの7年間に26人（10.8%）が主にHCV由来の肝臓疾患により死亡し、生き延びることができたのは215人であった。死亡群では、生存群に比べて、98年当時、肝臓疾患有症者とAIDS発症者が有意に高かったが、SOCには差は認められなかった。また、生存群215人中、60%にものぼる05年調査への未回答群128人は回答群の87人に比べ、情緒的サポートネットワークの範囲が有意に小さかっただけで、医学的状態にもSOCにも差は認められなかった。

　追跡群87人の98年から05年までの7年間を全体的に見ても、健康と生活面は、SOCこそ有意な変化は認められなかったものの、精神健康度GHQと経済的な暮らし向きと不安は有意に悪化、差別不安由来の生活自主規制件数は有意に増加、肝臓疾患有病率とAIDS発症有りおよび不明の率は増加傾向、情緒的サポートネットワークの範囲は縮小傾向という厳しい状況に置かれてきたということができる。

　追跡群87人の7年間におけるSOCレベルの高低が健康と生活面での7年間の変化に有意もしくは傾向レベルで影響していたのは、4変数であった。すなわち、SOCレベルが高いと、AIDS発症と身体症状数はそれぞれ有意に抑えられるか抑えられる傾向にあり、精神健康度GHQと情緒的サポートネットワークの範囲はともに有意に守られるという関係にあった。

　逆に、SOCの変化に有意に影響していたレベル変数は、肝臓疾患の有無のみで、肝臓疾患がある場合にSOCは有意に低下をきたしやすいという関係が見られた。

　レベル変数と変化変数の両方でSOCと有意な関連性を示す、つまり、7年間を通じてSOCレベルが低ければ、健康と生活面で有意に不良、ないし不良傾向のレベルにあり、SOCが低下すれば、同じく有意もしくは傾向レベルで悪化するという健康と生活面の変数には、健康面では精神健康度のみ、生活面

では顕著なものに、経済的不安と、生きるうえでの楽しみや支えになり生き生きとした時間を過ごせる対象の件数があり、それほど顕著ではないが、差別不安由来の生活・行動自主規制件数もそういう関係にあった。

かくして、わずか87人の相関分析結果という制約はあるものの、少なくともSOCが、生存患者を健康と生活面の悪化や破綻の危機から守っている可能性のあることが示唆された。05年調査でも明らかになったことは、薬害HIV感染生存患者の多くがHIV感染、HCV感染、そして血友病という重複感染・重複疾患の患者であり、そのうち肝臓疾患は、患者にとって近年は不確実感や健康不安・将来不安の最大の源になっているということであった。今回の検討で、その肝臓疾患にSOCが脅かされている可能性が示唆され、また、経済的不安、差別不安由来の生活・行動自主規制、生きる楽しみや支えや充実感の希薄さが強まると、SOC得点は低下するという関係にあることが明らかになった。安心―不安はSOCの重要な構成要素の一つ、あるいは三つの構成要素の別表現なのではないかと考えられたのである。

（山崎　喜比古）

【引用文献】
1) Antonovsky A.: *Unraveling the mystery of health: How people manage stress and stay well*. Jossey-Bass Publishers, San Francisco, 1983. 山崎喜比古，吉井清子（監訳）: 健康の謎を解く：ストレス対処と健康保持のメカニズム．有信堂，東京，2001.
2) Eriksson M, Lindstrom B.: Antonovsky's sense of coherence scale and its relation with quality of life: a systematic review. *Journal of Epidemiology and Community Health*, 61(11), 938-944, 2007.
3) Veenstra M, Moum T, Roysamb E.: Relationships between health domains and sense of coherence: A two-year cross-lagged study in patients with chronic illness. *Quality of Life Research*, 14, 1455-1465, 2005.
4) Hepp U, Moergeli H, Büchi S, et al.: Coping with serious accidental injury: A one-year follow-up study. *Psychotherapy and Psychosomatics*, 74, 379-386, 2005.
5) Freitas TH.: Associations of sense of coherence with psychological distress and quality of life in inflammatory bowel disease. *World Journal of Gastroenterology*, 21(21), 6713, 2015.
6) Opheim R, Fagermoen MS, Jelsness-Jørgensen L-P, et al.: Sense of Coherence in Patients with Inflammatory Bowel Disease. *Gastroenterology Research and Practice*, 989038, 2014. doi: 10.1155/2014/989038.
7) Rohani C, Abedi H-A, Sundberg K, et al.: Sense of coherence as a mediator of health-related quality of life dimensions in patients with breast cancer: a longitudinal study with prospective design. *Health and Quality of Life Outcomes*, 13(1), 195, 2015.

8) Langius-Eklöf A, Lidman K, Wredling R.: Health-related quality of life in relation to sense of coherence in a Swedish group of HIV-infected patients over a two-year follow-up. *AIDS Patient Care and STDs*, 23(1), 59-64, 2009.
9) Mukolo A, Wallston KA.: The relationship between positive psychological attributes and psychological well-being in persons with HIV/AIDS. *AIDS and Behavior*. 16(8), 2374-2381, 2012.
10) Winger JG, Adams RN, Mosher CE.: Relations of meaning in life and sense of coherence to distress in cancer patients: a meta-analysis. *Psychooncology*. 25(1), 2-10, 2016. doi: 10.1002/pon.3798.Relations.
11) Silarova B, Nagyova I, Rosenberger J, et al.: Sense of coherence as a mediator between hostility and health-related quality of life among coronary heart disease patients. *Heart & Lung: The Journal of Acute and Critical Care*, 45(2), 126-131, 2016.
12) Togari T, Inoue Y, Abe S, et al.: HIV-Related Health Status, Adherence, and Stress Coping Capacity among Men Living with HIV in Japan. *HIV/AIDS Reseach and Treatment*, 5(1), 1-8, 2018.
13) Apers S, Rassart J, Luyckx K, et al.: Bringing Antonovsky's salutogenic theory to life: A qualitative inquiry into the experiences of young people with congenital heart disease. *International Journal of Qualitative Studies on Health and Well-being*, 11, 1-11, 2016. doi: 10.3402/qhw.v11.29346.
14) Moons P, Norekval TM.: Is sense of coherence a pathway for improving the quality of life of patients who grow up with chronic diseases? A hypothesis. *European Journal of Cardiovascular Nursing*, 5, 16-20, 2006.
15) Hochwälder J, Forsell Y.: Is Sense of Coherence Lowered by Negative Life Events? *Journal of Happiness Studies*, 12(3), 475-492, 2011. doi: 10.1007/s10902-010-9211-0.
16) Gotay CC, Isaacs P, Pagano I.: Quality of life in patients who survive a dire prognosis compared to control cancer survivors. *Psycho-Oncology*, 13, 882-92, 2004.
17) HIV Futures Japan. Futures Japan research 1st wave Summary. https://survey.futures-japan.jp/doc/summary_all_v2.2.3.pdf. Published 2015.
18) Skärsäter I, Langius A, Ågren H, et al.: Sense of coherence and social support in relation to recovery in first-episode patients with major depression: A one-year prospective study. *International Journal of Mental Health Nursing*, 14, 258-264, 2005.
19) Bäärnhielm S.: Restructuring illness meaning through the clinical encounter: A process of disruption and coherence. *Culture, Medicine and Psychiatry*, 28, 41-65, 2004.
20) Bäärnhielm S.: Making sense of different illness realities: Restructuring of illness meaning among Swedish women. *Nordic Journal of Psychiatry*, 59, 350-356, 2005.
21) Frydenberg E.: Adolescent well-being: Building young people's resources. In: Frydenberg E. (ed.): *Beyond Coping*. New York: Oxford University Press, 2003.
22) Chesler, MA.: Participatory Action Research with Self-Help Groups: An Alternative Paradigm for Inquiry and Action. *American Journal of Community Psychology*, 19(5), 757-768, 1991.
23) 山崎喜比古，瀬戸信一郎（編）.: HIV感染被害者の生存・生活・人生：当事者参加型リサーチから．有信堂，東京，2000．
24) 山崎喜比古，井上洋士（編）.: 薬害HIV被害者遺族の人生：当事者参加型リサーチから．東京大学出版会，東京，2008．
25) 薬害HIV感染被害者生活実態調査委員会．: 非加熱血液製剤によるHIV感染被害者の健康・医療・生活・福祉に関する総合基礎調査報告書．1998．

26) 山崎喜比古.: ストレス対処・健康保持能力 SOC への着眼. 山崎喜比古, 瀬戸信一郎（編）.: HIV 感染被害者の生存・生活・人生：当事者参加型リサーチから. 有信堂, 東京, 120-121, 2000.
27) Rapley M.: *Quality of Life research – a critical introduction*. Sage Publications, London, 2003.
28) 薬害 HIV 感染被害者（患者・家族）生活実態調査委員会.: 薬害 HIV 感染患者とその家族への質問紙調査報告書：薬害 HIV 感染被害を受けた患者とその家族のいま. 2006.
29) 八巻・木村・知香子.: 遺族の SOC. 薬害 HIV 感染被害者（遺族）生活実態調査委員会.: 2003薬害 HIV 感染被害者遺族調査の総合報告書：3年にわたる当事者参加型リサーチ. 139-142, 2003.
30) 高山智子, 浅野祐子, 山崎喜比古, ほか.: ストレスフルな生活出来事が首尾一貫感覚 (Sense of Coherence: SOC) と精神健康に及ぼす影響. 日本公衆衛生雑誌, 46, 965-976, 1999.
31) Tsuno YS, Yamazaki Y.: A comparative study of Sense of Coherence (SOC) and related psychosocial factors among urban versus rural residents in Japan. *Personality and Individual Differences*, 43, 449-461, 2007.
32) Togari T, Yamazaki Y, Takayama TS, et al.: Follow-up study on the effects of sense of coherence on well-being after two years in Japanese university undergraduate students. *Personality and Individual Differences*, 44, 1335-1347, 2008.
33) McCausland J, Pakenham KI.: Investigation of the benefits of HIV/AIDS caregiving and relations among caregiving adjustment, benefit finding, and stress and coping variables. *Aids Care*, 15, 853-869, 2003.
34) Linley PA, Joseph S.: Positive change following trauma and adversity: a review. *Journal of Traumatic Stress*, 17(1), 11-21, 2004.
35) Siegel K, Schrimshaw EW.: Perceiving benefits in adversity: stress-related growth in women living with HIV/AIDS. *Social Science & Medicine*, 51, 1543-1554, 2000.
36) Feldt T, Kinnunen U, Mauno S.: A mediational model of sense of coherence in the work context: a one-year follow-up study. *Journal of Organizational Behavior*, 21, 461-476, 2000.

第10章 病気の子どものSOC
―― 病気の子どものSOCは病気ではない

　誰もが「病気をもつ子どもであっても、幸福な日々を送ってほしい」と願うであろう。それを支えるためには、子どもなりに病気とともに生きようとしていることをよく理解する必要がある。その一つの方法として、この章では、病気の子どものSOCはダメージを受けていないことについて述べる。まず、病気をもつ子どもとその親のSOCに関するいくつかの研究を紹介する。次に、病気をもつ子どものなかで、小児がんの子どもが闘病生活でSOCを育んでいると思われる経験を、子ども自身が語ったことや両親の手記をもとに述べる。

1. 病気をもつ子どもとその親のSOC

1) 高い傾向にある病気の子どものSOC
　健康生成論は、広い分野で研究されているが、現在のところ子どもを対象とした文献は少ない。ここではまず、子どもを対象にしたレビュー論文を紹介したうえで、遺伝疾患、小児がんを経験した子どものSOCに関する研究を紹介する。
　英国の文献レビュー[1]では、子どもを守り、安心やwell-beingを高める要因を考える際、健康生成論的な視点で整理していくことが有用であるとしている。
　著者のテイラー（Taylor, JS.）らは、育児、社会的要因、FTT（Failure to thrive；低栄養などによる健やかな成長の妨げ）の関連を探索するためのシステマティックレビューを行った。まず、既存の実証研究を概観し、FTTに関連する要因を次の四つに分類している。第一の要因は親要因である。親要因（親の特性）は、親自身の環境や属性のことであり、重要なものとして、母親の年齢、

メンタルヘルス、IQ、self-esteem、学歴、母親自身の子どもの頃の経験が挙げられた。第二の要因は、育児要因である。育児要因は、育児を行うプロセス、行動、スタイルに関するものである。育児スタイルは、育児スキルとしても説明されており、関心が寄せられている。第三の要因は、子の要因である。子は、ただ受動的に育てられる存在ではなく、子の行動や気質と、育児のプロセスは影響し合っている。この分野の研究は少なかったが、アタッチメントや児の気質、行動、食事行動についての研究が見られた。第四の要因は、社会的要因である。社会的要因と親の環境は、分けることが難しい。両者を合わせて、社会的要因として概念化することもある。区分が難しく、文脈が常に重要になるとされている。ソーシャルサポートは、このカテゴリーに置かれる。

　レビュー論文ではさらに、生物学的領域、心理学的領域、対人関係的領域、社会文化的領域に分けて健康生成論的（サルートジェニック）マトリクスを作成している（表10-1）。これにより、子どもを守り、安心や well-being を高める要因を特定したり、その要因を用いたりすることが可能となる。学際的な理解や協働、そして、子どもたちをさらに守っていくための要因を明らかにしていくためのフレームワークとして、健康生成論は実りのある枠組みをもたらしてくれる。健康生成論的概念は、看護実践や研究のなかで広く用いられており、子どものケアや保護の研究や発展、実践において、理論的なツールとなる可能性があることを著者らは示している。

　次に、子どもの身体的不調と、SOC との関連について検討した研究[2]を紹介する。この研究では、子どもの感情的機能について三つのグループ間で比較をしている。三つのグループは、通常の小学校の児童で、①ほとんど身体的不調のない子ども（59人、33人が男児で26人が女児、平均年齢10歳7カ月、標準偏差16カ月）と、②身体的不調を多く訴えている子ども（61人、30人が男児、31人が女児、平均年齢10歳7カ月、標準偏差14カ月）、そして、③機能性腹痛や便秘と診断され外来通院している子ども（33人、17人が男児、16人が女児、平均年齢10歳5カ月、標準偏差16カ月）である。

　調査には身体的症状リスト（Somatic Complaints List）、気分の質問票（Mood Questionnaire）、子どもの抑うつ目録（Child Depression Inventory）、SOC スケール（13項目）、情緒的変化質問票（Emotion Awareness Questionnaire）を用いている。

第10章　病気の子どものSOC

表10-1　育児ならびに社会的要因とFTTとの関連性を表現するサルートジェニック・マトリクス

	生物学的領域	心理学的領域	対人関係的領域	社会文化的領域	別の要約
親要因	研究なし	知的能力の低下 低学歴 うつの可能性 小児期における困難な境遇	ストレスを受けた可能性 夫婦関係における葛藤	社会環境における不利	←親因子をターゲットとした早期介入の必要性
育児要因	研究なし	刺激の少なさ	放棄的態度 >虐待やネグレクトに関する文章 敵意と否定 食の乱れ 食事時の交流の少なさ	ネグレクトするような育児方針	介入対象とされているが、効果は見られていない 虐待やネグレクトの測定に関する文章はあるが効果が測定されていない
児の要因	発育不良 不十分な栄養状態	感情の起伏が激しい行為 異常行動 認知発達障害	虐待とFTTの複合リスク >発育運滞	社会的不利（身体的虐待や育児はどではない）	←児の発育と栄養状態への介入 発達への何らかの効果
社会的要因	研究なし	研究なし	ソーシャルサポートの減少	低収入 貧しい居住環境（特に暖房） 過密状態	←介入は間接的な視点だが、測定されていない社会的因子への効果がある
行の要約	初期介入は栄養摂取必要量に関するものとなる。育児介入の効果が児の発達に現れる	育児介入の効果は児の因子に現れるが、認知発達については十分でない	ここでの介入は育児因子には効果はなく、測定されていない親因子および社会的因子に効果を有する	介入は間接的な焦点（例：資源に関する援助）を有する。介入のこの領域では測定されていない	

FTT: Failure to Thrive（低栄養など健やかな成長の妨げ）

その結果、外来通院をしている子は高い頻度で不調を訴える生徒と似かよっていた。これらの生徒は、さみしさだけではなく怒りや不安といった否定的な気分をもっており、SOCスコアも低かった。ネガティブな状況を、予測不能でコントロールできないものと認識していることが身体的不調にも関連していることをSOC得点が示唆していた。

ベーカー（Baker）[3]は中南米の3カ所の小児メディカルセンターに膿疱性線維症[a]で入院した後、外来でフォローされている思春期の12歳から22歳の患者121名に、SOCとセルフケアについての研究を行っている。膿疱性線維症のように重症な病気をもつ思春期の子どものSOCの調査をまとめ、SOCの重要性を述べることを目的としている。調査にはSOCスケール（29項目）のほか、複数の基本的環境要因、自己管理行動、自己管理に関する項目を使用している。その結果、彼らは死の問題に直面している患者にもかかわらず、SOCの平均点（134.9）は多くの調査が示している平均点（125〜170）とそれほど変わらなかった。このことによりベーカーは、彼らの多くがSOCを高めるような人生経験をもっていると予測している。

SOCは一貫性（consistency）、結果への形成への参与（participation in shaping outcomes）、バランスのとれた負荷（overload balance）を含んだ個人の経験により高められるといわれている。ベーカーは、膿疱性線維症の患者が2カ月ごとに外来でフォローアップされることと、病気の症状を自己管理しなければならないことが、一貫性を高めていると考察している[3]。また、患者は自己管理を行うこと、つまり結果の形成への参与で、良い健康状態を保つことができる。さらに、患者は看護師と接する機会が多くある。そのために、病院のスタッフが患者の家族の一員のような関係になり、患者の人生観に影響を与えるようになる。多くの家族も患者の自己管理をサポートしている。このように重症な経過を追う患者であってもSOCを高める経験をしている[3]。

ベーカーによると、アントノフスキーの汎抵抗資源（generalized resistance

---

[a] 膿疱性線維症（Cystic Fibrosis）は染色体劣性遺伝で、欧米では出生児2,500人あたり1人の発症頻度であるが、日本を含む東南アジアではきわめてまれである。呼吸器や膵臓や消化器など全身の臓器に障害がおこる疾患である。患者の多くは20〜30歳代で死亡する[5]。これに伴い、思春期をむかえている患者は、自己管理を行うことや自立することが課題となっている。

resources）とオレム（Orem, DE.）の力の構成要素（power components）は理論的に類似している[3]。汎抵抗資源の心理社会的なもののうち、知識、自我同一性、ソーシャルサポートなどが含まれる。オレムは自己管理（self-care）を人生の調整（regulation of life）、健康、成長、幸福を保つために個人が自主的にかかわっていく活動であると定義づけている[4]。SOCの汎抵抗資源とオレムの力の構成要素を比較した結果、研究者は自我の強靱性、健康の価値観（valuing of health）、健康への知識と自己決定能力、健康への配慮、エネルギー、自己表現力（the ability to talk about one's feelings）に正の相関関係が見られたと報告している[4]。

また、骨髄移植後の小児がんの子どものQOLと健康状態を理解する目的で、骨髄移植後3年経過し、外来でフォローされている、9歳から22歳までの小児白血病の患者32名と、悪性腫瘍ではない他の血液疾患をもつ患者20名を対象とした、スウェーデンの研究[6]がある。調査項目は、自覚症状、痛み、活動、学校生活に関するチェックリストである「健康・症状の自己チェックリスト（Subjective Health and Symptom Inventory Checklist）」、遊びの活動レベルについては「ランスキー・カルノフスキー尺度（Lansky and Karnofsky Scales）」、SOC（13項目）、身体的・精神的な健康またはQOLに関する尺度である「スウェーデン語版子どもの健康調査票（The Swedish Version of the Child Health Questionnaire）」、自己概念については「自分だと思う（I Think I Am）」を使用している。9歳から12歳まで子どものSOCは、SOCと同じ内容の調査用紙「自分をどう思う（How Do I Feel?）」を用いている。この項目は自記式（self-report）で子ども（学童期〜思春期）の自己概念を測定するものである。その結果、骨髄移植を受けた白血病患者のSOC-13の平均値は64.0、健康な子どもの平均値は63.7、てんかん患者の平均値は64.1であった。12歳以下では、骨髄移植を受けた9歳の白血病患者の場合、平均値は48.9で健康な子どもは48.7であった。骨髄移植を受けた白血病患者のSOCと後遺症の自覚症状に相関関係は見られなかったが、SOCと身体的・精神的な健康またはQOLとの間に正の相関関係があった。研究者は、骨髄移植を受け外来フォローされている子どものSOCは健康な子どもと同じように、生活の質も高く健康であると感じていると述べている。また、骨髄移植を受けた子どものリスクだけでなく、家族関係やSOC

のような保護要因に注目する必要性を示唆している[6]。

以上の研究で、膿疱性線維症や小児がんの健康障害をもつ子どものSOCは、いずれも健康な子どもと同じかそれ以上に高いことが示されている。これは、子どもの健康状態の低下が必ずしもSOCを低下させるとは限らないことを意味している。

一度病気を患うと、健康ではないと見なされがちである。しかし、病気を患ったとしても、懸命に生きている子どもたちがいる。近年、フーバー (Huber, M.) らはBMJ誌において、健康の新しい考え方を次のように提案している[7]。

> 社会的・身体的・感情的問題に直面したときに適応し、何とかやりくりしようとする能力 (the ability to adapt and self manage in the face of social, physical, and emotional challenges)

本章で紹介した子どもの姿に見られるように、病気になったとしても子どもたちはそれに適応し、何とかやりくりしようとしてきた。少なくとも、病気の子どものSOCは心身の病気とは別の次元であり、ダメージを受けていないことが示唆される。すなわち「病気の子どものSOCは病気ではない」のである。

2) 病気をもつ子どもの親のSOC

慢性疾患といわれる喘息の子どもをもつ親のストレス対処力（SOC）、親の幸福 (parents' general well-being)、家族の忍耐力 (perception of family hardiness) を文化と性別で比較した横断的研究[8]がある。米国とアイスランドに住む137組の夫婦に、SOCは29項目7件法、幸福感としては「主観的良好状態評価一覧 (General Well-Being Schedule；以下GWB)」、忍耐力には「家族の忍耐力指標 (the Family Hardiness Index; 以下FHI)」を用いて調査した。GWBは18項目で不安、抑うつ、一般的な健康、前向きな幸福、自制、活気が含まれ、FHIは家族生活をとおしての委任、挑戦、管理の三つの項目からなっている。対象者の年齢は18歳から53歳で、米国の夫婦の子どもの平均年齢は3歳9カ月（発症1歳7カ月）で、他方の子どもは2歳9カ月（発症年齢は1歳）であった。また、教育程度と8年の結婚期間は両グループ間に相違は見られなかった。調査の結果、対

象者に高いSOC、高い満足度、高い忍耐力、低い抑うつが見られた。この高いSOCについて研究者らは、家族に今までの状況を変える出来事がおこったときに、その家族の人生を信頼でき、予測でき、管理できると思う前向きな姿勢が、家族の要望を管理したり判断したりする能力をもつ要因となっていると述べている。また、高いSOCと自分を幸福だと思うことは、家族の忍耐力（弾力性ともいっている）を高める可能性があることも示唆されている[8]。

2. 小児がんの子どものストレスへの対処力、弾力性を支える人生経験とは

ストレスへの対処力であるSOCは一貫性（consistency）、結果への形成への参与（participation in shaping outcomes）、バランスのとれた負荷（overload balance）を含んだ個人の経験により高められる[9]といわれている。小児がんの子どもは、決められた長期間の治療を受け病院という社会で生活しなければならない。例えば、痛みを伴う抗がん剤治療や検査に対して最初は嫌々かもしれないが、親や医療スタッフによる治療への参加を促すような励ましを受ける。そして病気が治り退院し学校へ戻るという目的をもつようになる。このようにして子どもが徐々に「主体的になって（あるいは主体的に行っているような気分になって）」、治療を受けることを決心し、その辛い治療を乗り越える、という経験はまさにアントノフスキーがいう結果形成への参加の経験になっている。

入院中、退院後も辛い治療を受けながら、泣いたりわめいたりしながらも、自分の周りにある資源、例えば、家族、医療スタッフ、仲の良い友達、自分の遊び道具などを活用し入院する前の生活時間を維持している。このようして子どもは辛い入院生活に対処している。このことは資源の充実と活用によって負荷のバランスを何とか保ちながら療養生活を送っている状態と捉えることができる。これは「バランスのとれた負荷」といえるであろう。そのなかで、定期的なルーチン、例えば、この治療が終わったら次の治療まで外泊できるとか、毎日院内学級に行くとか、学校の先生が来てくれるとか、週末は家族が遊びに来てくれるとか、クリスマスや花火大会、節分やひな祭りなどの行事、あるいは、たいへんなときはいつもかならずお母さんが守ってくれるとか、かならず

受持の看護師さんがやさしくしてくれるとか、こうしたイベントがある入院生活のなかでの「一貫性の経験」を保つことがSOCを育んでいる。小児がんの子どもは、このSOCを育む三つの経験を健康な子よりも多くしている可能性もあり、SOCが高くなっていると予測できる。

　近年、小児がん患者の診断時から5年以上の生存率は約70％である[10]。がんの子どもが学童期や思春期で体験する発達課題、例えば、学童期は同じ年頃の友人とつき合うことを学ぶことをこなしながら、彼らは「がん」とどのように向き合い、どのような経験をして学校や社会へ戻っているのだろうか。ある米国の研究では、小児がんの子どもが「がん」の診断を受けた後、病気に立ち向かい、個人能力（personal competence）を高めるまでに、四つの過程を経ると述べられている[11]。その過程とは、診断時から退院後までを、不安の認知（cognitive discomfort）、気を紛らす（distraction）、認知的安心感（cognitive comfort）、個人能力で示される。まず、子どもは自分の病気を告知されることで不安になる。いざ、入院し治療を受ける頃には、病気のことを考えることより、入院生活を楽しい時間で費やすことで気を紛らわそうとする。次第に将来の希望を考えることができ、退院に向け学校に戻ることを考えるようになる。

　近年は、患児とその家族において、SOCに類似した弾力性（Resilience）という概念も使用されている[12]。この概念は広くストレスへの耐性という意味で用いられており、小児がんの患者を対象にした研究も多い。小児がんの子どもが闘病生活で、家庭、学校、勉強、友だちとの関係などをとおして経験していることがらが、手記や親に語った言葉にも見られる。そこで、以降では病気に立ち向かう力やストレスへの弾力性を高める小児がんの子どもたちの経験を、診断、入院、退院後の時期別に述べる。

1）診断時期

　葛藤の末、親は勇気を振り絞ってわが子にがんの告知をする。病気の告知を受けたときに、子どもは親に励まされ前向きになることも少なくない。また、子どもが親を思いやり励ますこともある。次にその例を述べる。

　ある女子大学生は小児がんの告知を受けたとき、なぜ身体の調子が悪かった

のかその理由がわかってすっきりした。そして、「どうにかなると思うから、心配しないでよ」と親に伝えている[13]。9歳の男子は病気のことを告げられたときに、ちゃんと治さないと死ぬこともあるが、強い薬を使うと治ることを母親が話すと、「じゃあ、がんばる」と答えた[14]。他の例もある。ある男子中学生は悪性腫瘍と肺全体への転移が認められ、抗がん剤の効果は期待できない状態であった。思い悩んだあげく、母親はそのことを子どもに告知した。診断を受けた6ヵ月後ごろに、治療で肺の痛みが消えた。告知されたときの気持ちを「ガンになった自分がいやでたまらなかった（が、）……今のように、地面を見つめ、前に歩き出せるようになった。今では、じぶんが好きです。だってガンは僕の家族を強く結びつけたし……そして、なによりも両親がいたのです。」と語った[13]。

2) 入院時期

ほとんどの小児がんの子どもは入院の前日までは学童期または青年期の発達課題と取り組みながら生活している。エリクソン（1902～1994）によると、人間は生涯、心理・社会的な発達を遂げている。人間の一生にはそれぞれの発達段階に解決しなければならない八つの課題がありそれを解決し次の段階へと進んでいく。学童期（6歳から11歳ころ）の発達段階は勤勉性対劣等感といわれ、やればできるという経験を通して努力することを学ぶ。この時期の子どもは熱心に勉強に取り組むが、他方では自分は子どもで不完全であるということから、劣等感にとらわれるおそれがある。劣等感はどのような病気になっても起こりうる。課題を克服するのに勤勉性だけを得ればよいというのではなく、劣等感とのバランスが必要である[15]。勉強だけではなく、学校生活では教師や友だちとの関係が重要になり、他者との関係づくりを学習し自己主張、自尊心や自制心を身につける[16]。青年期（12歳から19歳ころ）の発達段階はアイデンティティの確立対アイデンティティの拡散を克服することが課題となる。同一性の確立とは「自分は何者なのか、どこに属し、どこに行こうとしているのか」について答えを見出そうとする心である。これに対し、「自分がわからない、社会的責任はとりたくない」などは、自分についての拡散状態である[17]。小児がんの子どもはこのような日常の生活が、まったく違った病棟社会で送られることに

なる[18]。

　学校生活で学童期の子どもが取り組む課題は、能力や技術を習得し教師と仲間との関係において、正当な地位を確立することである[16]。入院時に目的や希望をもつことは、前向きになる要因といえる。学校はそういう意味でも重要な場所である。財団法人小児がんを守る会の「がんの子どもの教育支援に関するガイドライン」[19]では、最終目的は、小児がんの子どもが、健やかに成人し、職業や家庭生活など社会の活動へ積極的に参加できることであるとしている。子どもたちは病気を治して学校に帰ることを、家に帰ることと同じように、楽しみにしている。また、病気療養中でも教育を受け続けることが、病気が治る確信になったり、勇気をもって病気と闘う原動力になったりしている。

　病院にある学校には、病院併設の「特別支援学校」、小中学校が病院に開設している「病弱・身体虚弱特別支援学級」、特別支援学校から病院に教師が派遣される「訪問教育」などがある（病院内にある学校のことを、広く一般的に「院内学級」という場合もある）。いずれにせよ、子どもは達成感を体験し、自信をもつことで自尊心を高め病気やそれに伴う諸問題に立ち向かうことができる。さらに、院内学級は、入院中の子ども同士がかかわれる場所であり、そこで思いやり、励まし、協力する心を育んでいく。退院後の復学の準備にもなる。病院内に学校という「日常」が保障されていないのは、子どもや親にとっては心細いことである[17]。

　小児がんの子どもは学校の大切さを語っている。9歳の小児がんの子どもは「がんばれば、幸せになれるよ」という言葉を残した[14]。彼は何度も「がん」を再発し、そのたびに辛い治療を受けている。しかし、彼は学童期の子どもの発達課題である勤勉性は、決して劣等感を抱くようなものではなかった。入院している子どもの多くが抱くように、9歳の彼も一時退院したら学校へ行くことが一番の楽しみであった。勉強は好きではなかったが、学校は80人の友達に会いに行くところだった。また再発を経験していたある中学生は、以前から将来の夢を決めていた。その目的のために、入院の早期から学校の勉強に励み、退院後も外来受診の日以外は全部の授業に出席していた。外来に行く日がないといいのにとぼやいていたほどである。別の中学生は、一時退院のときには、1日でも学校へ行った。授業にはならなかったが、友だちや教師の励ましでが

んばる力を得ていたのである[20]。

小児がんの子どもは入院生活や学校生活のなかで、自分を見つめ精神的に成長して、人生経験の質を高めている。「ではまた明日」と毎日日記につづられているように、一日一日を精一杯生きている。

18歳の高校生は、治療効果が思わしくなく落ち込んでいたとき、「……生きのびることが最大の目標ではなく、毎日を精一杯生きることが大切……俺はやれるだけやってみようと思うよ。……」「大学受験のためではなく、浪人生として一日一日を精一杯勉強して、まっとうしたいんだ。……」と決心している。その後何回か病状が悪化し落ち込むことがあったが、「病状が悪化しても落ちこまないことがこれからの課題だ」と気持ちを立て直している。骨髄移植を受けたある女子大学生は、白血病やバンクを知ってもらいたいと病室からメッセージを送っている。それが全国のキャンパスに広がっている。病気をしたことで、人はいつまでも生きているわけではないことに気づき「……どれくらいハッピーでいられるかが勝負だろうなっていう気が、今はする」と述べている。ある女子高校生は、「健康な体があたりまえなんて思わないでほしい。生きているのがあたりまえなんて思わないでほしい。そのあたりまえが許されない子どもたちが、たくさんいるのですから……」といっている[13]。

3) 退院

学童期は学校という規律のある社会の一員となる。教師と友だちとの関係が重要となり、また、影響を受ける。子どもは友だちと比較することで、自分自身の能力、強さ、弱さなどを感じたり、他者と協力したり援助したりすることを身につけていくなど社会性が育つ時期である。思春期になると、自分自身の中心になる目標、要求、価値観を探索する[16]。この時期に入院することで、学童期の子どもは、勉強に遅れ、仲間はずれになるのではないかといった不安が生じる。青年前期では、勉強の遅れ、晩期障害（治療の副作用で生じる健康障害）、病気の予後や自分の将来についてなど、複雑な問題を抱えるようになる。

退院し、学校に戻ったとたんに、病気のことを理解してくれる人が少なくなる。しかし、社会には精神的にサポートしてくれる味方がいる。米国のスタンフォード大学子ども病院の看護師が、スヌーピーの作家チャールズ・シュルツ

氏に手紙を書いている。白血病の子どもがいじめを受けていることについて、病気を学校で理解してもらうためであった。現に髪がないことでいじめを受けている患児はいる。『チャーリー・ブラウンなぜなんだい』の本のなかで、ジャニスが一時退院し登校してくるが、脱毛を隠すために被ってた帽子を上級生が取り上げ、「おーい、みろよ。つるつるじゃないか」と大声をあげた。ライナスはその子に向かって、「……あの子は、病気をなおすために化学療法を受けて、それで髪の毛がぬけちゃったんだぞ。それがうれしいのかよ。あの子とおなじめにあってみたいか、よくかんがえてみろ……」といってジャニスをかばっている[21]。

　子どもたちの夏のサマーキャンプは、親元を離れ子どもたち同士が心を通わせる目的で、日本でも行われている。カナダのある病院では、冬のキャンプを試みた[b]。小児がんの子どもの体力を考慮するとそれを簡単には決心できなかったそうである。参加した中・高校生はそのキャンプを無事完成させたことで、自信がついていた。帰りの空港では、家族がロビーで待っていた。患者たちは自信満々な表情で飛行機を降りてきた。そして、みんなで踊りながら（盆踊りのような）家族が待っているほうに向かって帰っていった。

　抗ガン剤はいやな薬で子どもを悩ます。髪がポロポロと全部抜けていくことは、大きなショックである。小学生前の子どもが外泊のため、電車で帰る途中、「髪の毛剃ってるの？」と尋ねられたとき、「病気でこうなっているんだよ」「薬のせいだよ」といったそうである。小学生の男の子も同様であった。しかし、帽子で隠そうとしない。「だって大人でもハゲている人もいるじゃん。そういう人はどうするのよ。」といったそうである。ある小学生は男の子から「おまえ、なんでハゲなんだよ」といわれ、他の子どもがかばいはじめたとき、「いいんだよ、○○はハゲのことは全然気にしていないからいいんだよ。それに、もうじき生えてくるんだから」といっている[14]。

　カナダでの国際小児がん学会に参加した中・高校生の患者が脱毛でつるつるの頭に大きなアルファベットを書き、壇上に並んで後ろを向き「well come」してくれた。このように、ストレスをユーモアに変えている患者もいる。ある

---

b）1999年カナダのトロントで行われた国際小児がん学会で上映されたビデオより。

女子大生は髪が抜けてしまった頭で帽子も被らず、「銀座へ行ってきたの、最新ファッションと思われて写真を撮らせてといわれた」と話している[13]。

　ある女子中学生は、脱毛について思い切って彼や友達に打ち明けている。彼らにそのことを理解してもらえたとき、はじめてきちんと病気に向きあえた気がすると述べている。ある男子高校生は、思い切ってクラスメートのみんなの前で、病名を告知している。「自分はガンで……でも、絶対治して帰ってきますので、応援よろしくお願いいたします」といったとき、帰ってきた拍手、がんばれよといわれたこと、励ましの手紙が、肉体的・精神的に疲れている自分をどれほど癒してくれたか、と友達への手紙に書いている[13]。

3. 再発と末期

　再発は親と子どもには大きなショックである。ある子は、3回の手術を受ける決心をすると、「手術しないってことはしんじゃうってことじゃん。だから○○は手術するよ。だってやってみなくちゃわからないじゃないか」といっている[14]。予後不良の病気をもつ子どもや、死と直面せざるをえない子どもは、日々をどのように生きているのだろうか。

　社会的サポートは子どもが希望をかなえるために、また、楽しい思い出をつくるために手助けしている。メイク・ア・ウイッシュ・オブ・ジャパン（make a wish of Japan）は難病の子どもたちの夢をかなえるために活動をしている、日本の市民ボランティア団体である。ある末期がんの小学生は「砂を踏むとアチチというような南の島で泳ぐこと」が第一の希望であった[14]。さっそくその夢がかなえられ、家族全員でハワイ行きが決定した。学校では、「ハワイへいく夢があるから長生きするのだ」、といっていたそうである。

　アメリカのフロリダ州にはギブ・キッズ・ザ・ワールド（give kids the world）という、難病の子どもとその家族のためのリゾート施設がある。旅費や1週間の滞在費などすべて無料である。多くのアメリカの企業がかかわり、2,000人のボランティアが働いている。その創始者であるユダヤ人のヘンリー・ランズワーズさんは、12歳の頃、第二次世界大戦中にナチスの収容所で5年間過ごしている。ささやかな願いもかなえられずに死んでいくがんの子どもが、

収容所での自分の経験をよみがえらせ、死と闘う子どものために役立ちたいと思ったと述べている c)。ギブ・キッズ・ザ・ワールドへ到着する末期の子どもたちは、長旅の疲れも忘れて笑顔になる。アイスクリームも食べ放題、あこがれのミッキーマウスにも会える、サンタクロースが毎週やってくる、また、近くの遊園地はすべて無料、並ばなくてもメリーゴーランドにすぐ乗れる、車いすのままでプールに入れる、さらに、両親のデイトの時間は子どもと 1 対 1 で遊んでくれる人がいる、食堂では上げ膳据え膳、一軒家の宿泊施設など、病気の子どもと家族にとって、至れり尽くせりの環境である。15年間に 5 万人の家族が招待され日本からも参加している。2 人の子どもを亡くしたある夫婦は、ここで楽しそうに過ごした子どもの姿がそれからの生きる力になっていた。

　死んでいく子どもたちの手記や話からも、SOC を感じることができる。そして、最後には親や周りの人への感謝の気持ちが語られている。
　末期には、がん細胞が全身を浸食し、腰や足の痛みが増すなかで、放射線治療のため身体が動かないにもかかわらず、必死になって自分からストレッチャーに移ろうとする姿を見て、母親は思わず絶句してしまったと述べている。息苦しい息の下で「おかあさん、もし○○が死んでも暗くなっちゃダメだよ。明るく元気に生きなきゃダメだよ。わかった？」といったそうである。末期にある高校生は「……病気を患っている人にとっては、闘病そのものが人生の質を高めるということに気がついたんだ。……」といっている。また、「……自分だけの命なら延命もむなしいと思うが、周りの人やものに感謝するためなら生きてもいいかなと思う」「……今までは俺が生き残るとか、俺がどうとか、自分のことばかりだった。……」といっている[11]。ある男子高校生は、「長く生きていたい。母が年をとって亡くなるまでそばにいてやりたい。……僕の時間は終わった。あとの時間は借りた時間だと。それがどれだけありがたいことか」と友だちに手紙を送っている。また、「みんながこんなに僕のことを心配してくれる。ありがたいね。……」「ありがとう僕を生んでくれて……」と感謝している[13]。

---

　　c）　NHK テレビ番組「難病の子どもを救え」で、1990 年 2 月 16 日にギブ・キッズ・ザ・ワールドが紹介された。

ある小学生は、死を自分で予期して、そのときを迎える覚悟のような気持ちをもっていたそうである。「〇〇はね、今死ねないのだよ。お母さんの心の準備ができていないから」、とある患者の親へいったそうである[14]。ギブ・キッズ・ザ・ワールドの教会に置かれているノートには、「お母さんは自分のために大変苦労をしているので、お母さんを楽にして下さい。私の最後のお願いです」、と書かれている。ある高校生は父親へ「おれがよくなっても亡くなってもお母さんを頼むよ」とか、「18年育ててもらったのに恩返しができなかった」といっている[13]。小学生の生徒は「〇〇はいつも自分のことより人のことばかり祈っているんだよ」といっている[14]。彼らは死期を予感するころにも、苦しい闘病生活のなかでこのような親への思いやりを示している。

4. 親が病気の子どもから得た経験

テイラー (Taylor) は、子どもの満足感 (quality of life) が親の SOC を高める要因になっているとも述べている。小児がんで子どもを亡くした親の語りを以下で紹介する。

「……明るく生きなきゃダメだよ」という子どもの言葉を支えに、精一杯生きてきた。そして闘病のわが子を見守るうちに、家族が人に対するやさしさや思いやりの気持ちが生まれてきた。「……お母さんは頑張ったよ。やり切ったよ」と胸を張っていえるよう、悔いのない人生を送りたい[14]。

生きるとは何か。私は、先に逝ったその人の分も、どれだけがんばり幸せに生きるかが、遺された人に与えられた課題なのではないかと思っている。先に逝った人は、遺された人を、不幸にするために悲しませるために、生まれてきたのではないのだから[13]。

人生の最大の目的は、1日でも長く生きながらえることだと信じていたことが、子どもの死によって、打ちのめされた。絶望のどん底にあったとき、励ましや思いやりや勇気を与えられ、周りの人々にお返しをしたいと今では病院、学校などボランティア活動を行っている。

あるがまま受け入れ逝きし吾子を思ふわれもあるがまま今を生きゆく

親にとって、娘や息子は授かりものではなく、預かりものなのだと思う。竹

取物語の世界。預かったものはいつか、お返しするときがくる……別れとはお返しするということなのか……そう思おうと、心がやすらぐ。気持ちが落ちつく……[13]。

おわりに

小児がんの子どもや難病の子どもは、家族や社会の支援によって精神的に成長を続け、また闘病生活で得た人生経験をとおして、SOCを高めている。彼らのSOCは、健康で力強く、親のSOCを高めることが示唆された。このことを、病気をもつ子どもとその家族が幸福な人生を送るための支援につなげていくことが今後の課題である。

(石橋　朝紀子、横山　由香里)

【引用文献】

1) Taylor JS.: Salutogenesis as a framework for child protection: Literature review. *Journal of Advanced Nursing*, 45(6), 633-643, 2004.
2) Jellesma FC, Rieffe C, Terwogt MM, Kneepkens CMF.: Somatic complaints and health care use in children: Mood, emotion awareness and sense of coherence. *Social Science & Medicine*, 63, 2640-2648, 2006.
3) Baker LK.: Sense of coherence in adolescents with cystic fibrosis. In McCubbin HI, Thompson EA, Thompson AI, et al, (Eds.): *Stress, Coping, and Health in Families: Sense of Coherence and Resiliency*. Sage, Thousand Oaks, 145-168, 1998.
4) Orem DE.: Nursing: Concepts of practice (4th ed.). Mosby Year Book, St. Louis, 1991.
5) 伊藤正男, 井村裕夫, 高久史麿.: 医学書院医学大事典. 医学書院, 東京, p1920, 2003.
6) Forinder U, Lof C, Winiarski J.: Quality of life and health in children following allogeneic SCT. *Bone Marrow Transplantation*, 36, 171-176, 2005.
7) Huber M, Knottnerus JA, Green L, et al.: How should we define health? *BMJ*. 343, d4163, 2011.
8) Svavarsdottir EK, Rayens MK.: Hardiness in families of young children with asthma. *Journal of Advanced Nursing*, 50(4), 381-390, 2005.
9) Antonovsky A.: The life cycle, mental health and the sense of coherence. *Israeli Journal of Psychiatry and Related Science*, 22, 273-280, 1985.
10) 月本一郎.: 小児白血病診療ハンドブック. 中外医学社, 東京, p13, 2003.
11) Hinds PS, Martin J.: Hopefulness and the self-sustaining process in adolescents with cancer. *Nursing Research*, 37(6), 336-340, 1988.
12) Rutter M.: Resilience in the face of adversity: Protective factors and resistance to psychiatric disorder. *British Journal of Psychiatry*, 147, 598-611, 1987.

13) 佐藤律子．：種をまく子供たち：小児ガンを体験した七人の物語．ポプラ社，東京，2003.
14) 山崎敏子．：がんばれば、幸せになれるよ：小児がんと闘った9歳の息子が遺した言葉．小学館，東京，2003.
15) 岡堂哲雄，山内芳子，岩井郁子，野田洋子．：患者ケアの臨床心理．医学書院，東京，1997.
16) 上田礼子．：生涯人間発達学．三輪書店，東京，2005.
17) 岡本夏木，清水御大明，村井潤一．：発達心理学事典．ミネルヴァ書房，京都，2000.
18) 田代順．：小児がん病棟の子どもたち：医療人類学の視点から．青弓社，東京，2003.
19) ガイドライン作成委員会．：がんの子どもの教育支援に関するガイドライン．財団法人がんの子供を守る会，東京，2002.
20) 谷川弘治，稲田浩子，駒松仁子ほか．：小児がんの子どものトータル・ケアと学校教育．ナカニシヤ出版，京都，2000.
21) シュルツ，チャールズ M．：チャーリー・ブラウンなぜなんだい？：ともだちがおもい病気になったとき．細谷亮太（訳），岩崎書店，東京，1995.

第11章　高齢者のSOC

　人は誰しも老いを避けることはできない。そのような老いとともに高齢者のSOCは衰えていくのか、保持されるのか。また、そのSOCは高齢者にどのような人生を提供しているのか。本章では、アントノフスキーが論じた人の生命力あふれる人生を送る可能性を考察し、国内外の高齢者のSOC研究から、人生において老いとうまく調和させてゆく高齢者のSOCの働きと、それによってささやかな生きがいを見つけ、生きていることの意味を見出す高齢者の生き方に言及していく。

1.　高齢者のSOCとは

1)　健康生成論による高齢者のSOC

　高齢者において老いや病への対処は避けがたい課題である。しかしアントノフスキー（Antonovsky, A.）は、人間の寿命や自然発生的な分子の退化に伴う老化プロセスは避けられないとしつつも、彼の健康生成論[1]（p1-18）で、人間は生物学的な寿命のごくごく最後まで生命力あふれる人生を生きることができるとしている。つまり人間の生存曲線[a]の長方形化の考えを支持しており、その可能性を開くのが健康生成への問いの答えとして定式化されたSOCであるという。ではどのように高齢者のSOCは、老いや病に直面しながらも生命力あふれる人生を保障していくというのだろうか。
　このことは、アントノフスキーの生活世界の境界の概念から理解することができる。彼によると、人間は誰しも様々な内的外的環境刺激が生じる自らの生活世界に境界というものを設けているという。その境界の内側に含まれる人生

---

　[a]　横軸に年齢、縦軸に生存数をとったもの。

の重要な領域は、SOCの柔軟な働きによって決定され、生活世界のストーリーを首尾一貫したものとしていく。つまり高齢者のSOCにおいては、たとえ身体が衰え病んだりしたとしても、そのことだけに固執するのではなく、そのこと以外の新たな可能性に関心を向けていくことで、生命力あふれる人生を創造していくのである。

しかし、その境界の内側の重要な領域に避けようもなくかかわってくることとして、人の内的な感情、身近な人間関係、主要な活動、存在にかかわる問題（死、避けられない失敗、欠点、葛藤、孤立）の四領域があるという。高齢期における死への接近は、紛れもなく存在そのものにかかわる重要な人生の領域の課題となる。したがって高齢者には、死に接近することも受け入れ調和を図るというSOCの働きが必要不可欠となるのである。こうした見方は、もはや生物学的な老いや疾病の原因を探求する医学的モデルでは説明できない。高齢者のSOCに着目することは人間を身体面だけではなく精神的、社会的、さらには価値観・信念が反映された霊的に生きる全体的な存在として捉え、なおかつ人生の過去、現在、未来を生きているストーリーに着目することにつながる。これにより、寿命の最後のそのときまで生命力あふれる人生の可能性が開かれるのである。

近年のSOCの質的研究を概観すると、SOCの構成要素の一つである有意味感やよりよく生きることを明らかにする研究が増えていることに気づく[2,3]。こうした背景には、老いや病といった避けることのできない困難を抱えて生きていく人々にとって、その困難を解決することや、自らのいのちの存在を信じることが難しく、生きている意味を問うことのみが残された希望であることにほかならない。つまり処理可能感でも把握可能感でもなく、有意味感ということである。今ここに自分が存在すること、そして最後まで生き抜こうとする意味の言及は、SOCの構成要素のなかでも、特に有意味感の可能性を指しているのかもしれない。

2）高齢者のSOCは衰えないのか

健康生成論において、SOCは30代くらいまで発達しその後一定化するとされている。戸ヶ里らのSOC13項目スケールの日本語版基準値算出の2,063人に

よる全国調査[4]では、年齢階層を25歳から74歳で5区分とし、年齢階層が高いほど低い階層よりもSOC得点が概ね高いことが明らかにされた。またスウェーデンにおいても、18〜85歳の43,598名による調査で、年齢とともにSOC得点が高くなっており[5]、平均年齢が91.2歳の超高齢者56名による5年間に及ぶ縦断研究[6]でも、SOC平均得点（SOC-13）が70.1点から73.7点へと有意に（$p = 0.029$）増加したことが報告されている。しかし、このSOC平均得点の増加の裏には、活動性の喪失や認知機能の低下といった負の生活事象が、SOCの低下を招いていた（$p = 0.025$）ことも報告されている。

これらより、SOCは高齢期において衰えるどころか生涯にわたって発達していると考えられる。しかし、SOCの生涯発達の障壁として、避けることのできない老いがもたらす活動性の喪失や認知機能の低下が厳然とした問題として立ちはだかっていることも事実である。

3) 高齢者のSOC研究におけるカオス理論の応用可能性

わが国では2025年に65歳以上の5人に1人が認知症高齢者になることが見込まれている。このことは、SOCの生涯発達の障壁になるだけでなく、SOCの測定すら困難にすると容易に予測できる。つまり、どのように生活世界を捉えているかといった生き方の志向性であるSOCは、人の認知機能が働いていることが前提になっているからである。したがって、これからの高齢者のSOC

Box11-1　混沌と秩序について

アントノフスキーは「混沌（chaos）から秩序（order）への変容の謎という文脈のなかに、健康生成論的問題を位置づける」と著した。ここでchaosに対応させてorderという語を用いているが、カオス理論が徐々に浸透してきている今日においては、chaos（混沌）はギリシャ語のkosmos（秩序・調和）に由来するcosmos（コスモス）と対応するものとして扱うことが多くなっている。

Box11-2　カオス

カオスとは、混沌や無秩序を意味する言葉であるが、ある時点の状態が決まればその後の状態が決定されるという決定論的な規則に従っているにも拘らず、極めて非周期的で複雑な振る舞いで、遠い将来の状態は予測不可能な現象のことをいう。ヒトにおいては、脳波や心電図、脈波などに表れ、外界の変化に柔軟に対応して、生体を動的に安定させる役を果たしていると言われている[7]。

研究には、あらためてSOCとは何かという問いに回帰し、認知的側面のみに限られない、より全体論的な観方でSOCを捉える必要があるのであろう。

このことに関連して、アントノフスキー (1987) は、今後解明すべき問題の第一に、「すべての科学に表れてきた中心的課題と私が感じているもの、すなわち、混沌 (chaos) から秩序 (order) への変容の謎という文脈のなかに、健康生成論的問題を位置づける」と述べている。つまり、われわれが生きているカオス（混沌）に満ちた世界（開放系の世界）では、自然現象（ストレッサー）のすべてによってエントロピー（無秩序性）が増大する方向に進んでいるが、唯一生命体だけがエントロピーの増大に抗して秩序を構築し、その要になるものとしてSOCがあるという仮説を科学的に解明する必要があるということである。

そこで今日様々な学問領域で注目され、最先端科学といわれている1980年代に誕生した複雑系の科学に着目すると、複雑系とは、システムを構成する要素の振る舞いのルールが、全体の文脈によって動的に変化してしまうシステムである[8]と理解できる。つまり、従来の還元論的・決定論的・線形的科学では捉えられない、いわゆる生命や社会といった「生きている」システムを、その構成要素ではなく全体の文脈として捉える全体論（ホーリズム）的な見方であるといえる。そしてこの複雑系の科学の代表的な数学モデルがカオス理論[7]であり、エントロピーやリアプノフ指数といった生体カオス反応として客観的に測定することが可能とされている。心身の健康にも関連しているといわれている生体カオスに関する研究は、近年少しずつ報告されており、特に人のストレスに対するセルフケアの有用性を調べた研究では、エントロピーやリアプノフ指数による特徴的な生体カオス反応が報告されている[9]。またさらに、本江らはセルフケア時におけるエントロピーとSOCの関連にも言及し、エントロピーとSOC-13項目得点、把握可能感、および処理可能感との間に強い負相関があることも明らかにしている[10]。

これらより、SOCの働きは、新しいカオス理論の観点から直接的客観的に測定され、SOCが扱う世界も主観的世界から客観的世界も包含した全体論的世界へと転換していくことが予見される。

2. 高齢者のSOCの関連要因の調査[11]

1) 通常の社会生活を営んでいる高齢者のSOCの関連要因

　高齢者が生命力あふれる人生を送るための重要な要素として考えられる心身の健康とSOCが関連していることは明らかであるが、双方の直接的な関係が存在するのか、あるいは健康行動を媒介とした間接的な関係なのか、その因果関係についてはメカニズムも含めて証明されるにはいたっていない。直接的な関係に関しては、アントノフスキーはSOCが免疫学的な能力を動員する可能性があると述べており、限られてはいるが、免疫学的な指標であるナチュラルキラー（NK）細胞活性に及ぼすストレスの影響に対するSOCの緩衝効果が報告[12]されている。一方間接的な関係においては、SOCを健康行動関連指標として客観的健康状態との関連について検討した結果、女子に直接的関与あるいは日常生活習慣を介する間接的関与が得られたとする報告[13]があるが、SOCと健康行動そのものの関連に言及する実証研究はわずかで[14-17]、一致した見解は得られていない。

(1) 調査目的と方法

　通常の社会生活を営んでいる高齢者のSOCはどのような生活上の要因や健康行動が関与しているかを明らかにするために、何らかの社会参加を週1回以上行っている60歳以上の高齢者188名（男性73名、女性115名）を対象に、SOCスケール（13項目縮約版5件法；レンジ13～65点）の関連要因を、ヘルスプロモーションモデル（Health Promotion Model）[18]の検証に頻用され、ワーカーらが開発し信頼性・妥当性が検証されている健康推進ライフスタイルプロフィールⅡ（Health-Promoting Lifestyle Profile Ⅱ；HPLP Ⅱ）[19]と、生活状況（高齢者に生じやすいと考えられる生活上のストレッサー、汎抵抗資源として考えられる内容）の各要因から検討した。HPLPⅡは開発者らの了承のもとで翻訳し、バイリンガルによるバックトランスレーションとプリテストを経たものを用いた。このスケールは全52項目、「健康の責任（健康保持に関するものを読んだりテレビを見たりするなど）」「身体的活動（計画的に運動をするなど）」「栄養（朝食をとるなど）」「精神面の成長（日常のなかで興味深いことや挑戦できることを見つけるなど）」「対人関係（自

表11-1 社会参加している高齢者のSOCと健康推進ライフスタイルとの関連に関する重回帰分析結果　　(n = 188)

変数名	β	β	β	β	β	β
性別（男＝1、女＝2）	−.17*	−.13	−.17*	−.20**	−.27***	−.15*
年齢（低＜高）	.05	.09	.08	.06	.07	.07
配偶者と同居（はい＝1、いいえ＝0）	−.01	−.01	.02	−.04	.01	−.03
子どもと同居（はい＝1、いいえ＝0）	−.05	−.05	−.05	−.07	−.08	−.06
疾患・障害（有＝1、無＝0）	−.08	−.04	−.05	−.10	−.09	−.03
健康度自己評価（良＜悪）	−.30***	−.32***	−.32***	−.05	−.26***	−.28***
経済状況（困る＜余裕）	.26***	.27***	.27***	.16*	.25***	.23***
健康推進ライフスタイル						
健康責任	.10					
身体活動		.05				
栄養			.09			
精神的成長				.50***		
対人関係					.34***	
ストレス管理						.18*
R^2	.30***	.30***	.31***	.45***	.42***	.31***

注1） β：標準化偏回帰係数
注2） *p＜0.05、**p＜0.01、***p＜0.001

分の問題や心配事を親しい人に相談するなど）」「ストレス管理（仕事と遊びの時間のバランスをとるなど）」の六つのカテゴリーからなり、行動の頻度をほとんどない（1点）～いつもある（4点）とする4件法で、スコアが高いほど頻度が高い。また全体のスコアの平均を使うことのほか、各サブスケールの平均値を独自に用いてもよいとされている。本調査における六つのサブスケール間の相関係数は0.27～0.69（すべてにp＜0.01）であり、スケール全体の信頼性係数であるCronbach's α係数は0.93、各サブスケールにおいては0.79、0.87、0.66、0.87、0.79、0.65であった。

(2) 結果

① 高齢者のSOCの関連要因

　通常の社会生活を営んでいる高齢者のSOCスケールスコアの平均値±標準偏差は46.6±7.4点であった。さらにSOCの関連要因を偏相関分析で有意であった健康推進ライフスタイルと各生活状況の要因を独立変数に投入した重回帰分析により検討した結果、男性ほど強く、全体的な健康の自己評価が高い人ほど

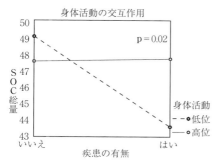 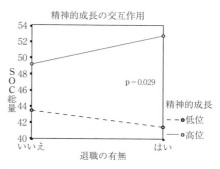

図11-1　身体活動の交互作用効果　　　図11-2　精神的成長の交互作用効果

強く、経済状態が良好な人ほど強く、「精神的成長」や「対人関係」、「ストレス管理」の健康推進ライフスタイルを送っている人ほど強いことが明らかとなった（表11-1）。SOC が経済状態や健康度自己評価に関連し、反対に慢性疾患や要介護家族の有無、子どもや配偶者との同居の有無、年齢については関連が認められなかったことは、一般成人を対象とした重回帰分析結果（投入変数が一部異なる）[20] と一致した。

② 高齢者の SOC に及ぼす生活上ストレッサーへの健康推進ライフスタイルの交互作用

SOC に及ぼす生活上のストレッサー（疾患の有無、過去1年間での退職・配偶者との死別・家族とのもめごとの有無、要介護負担の有無、独居の有無）の影響に対する健康推進ライフスタイルの交互作用効果を検討したところ、疾患や障害の影響に対する「身体活動」（図11-1）と、1年以内に退職を経験したことの影響に対する「精神的成長」（図11-2）で交互作用効果を認めた（p = 0.02、0.029）。SOC が弱いとストレスフルな生活出来事でさらに弱められるが、SOC が強ければ影響を受けない[21] ことはすでに明らかにされており、今後特に弱い SOC を有する者の保持・増進を助ける要因として、身体活動や精神的成長の健康行動習慣に着目していくことが有用であると考えられる。

(3) **高齢者の SOC はどうしたら保持・強化されるのか**

高齢者の SOC の関連要因や健康推進ライフスタイルの交互作用効果の結果から、高齢者が生き生きと生きていくための SOC を保持・強化するには、た

とえ慢性の疾病や障害、退職などのストレスフルな状況があったとしても、自らの健康意識を高くもち、経済的問題が生じないように留意し、さらに人生に目的をもって目標に向かって努力するといった「精神的成長」や、他人への思いやりを素直に表現し、人に心配事を相談するなどの「対人関係」、および適度に身体を動かすなどの「身体的活動」が日々の生活に取り込まれることが重要であると考えられる。

また本研究対象が社会参加をしている高齢者に限定されていたことから、高齢者のSOCが保持・強化される前提として、社会とつながる、いわゆるコミュニティに属していることが重要な要素となっている可能性が考えられる。コミュニティに属することは汎抵抗資源（GRRs; generalized resistance resources）の活用でもあり、クーン（Khoon-Kiat, T.）の統合レビュー研究[22]では、コミュニティにおいて汎抵抗資源にアクセスできる高齢者は、強いSOCや比較的良好な健康状態やQOLを有する可能性が高いと結論づけられている。また、高齢者の汎抵抗性資源を開発し、活用する介入研究にも取り組むべきだと提案している。ちなみに介入研究は、介入効果の評価を目的とするもので、なかでもRCT（Randomized Control Trial; 無作為比較試験）は、介入効果への主観的・恣意的評価のバイアスを避けるため、介入群と対照群（非介入群）を母集団からランダムに割りあて、二重盲検法（被験者も研究者に介入群と対照群がどちらであるかわからない）で両者を客観的に比較し評価することを特徴としている。

このように高齢者の介入研究が期待されるなか、クーンによって、健康生成論をベースとする高齢者のSOC向上のためのセルフケアプログラムであるREAP（Resource Enhancement and Activation Program: 資源の充実と活性のプログラム）が紹介されている[23]。このREAPは、身体的ウェルビーイング、心理社会的ウェルビーイング、身体活動、およびモチベーションの四つに分類された24の活動を1週間に2回ずつ12週間で実施するよう構成され、参加者はできる限りすべての活動に参加するが少なくとも12の活動に参加しなければならないものである。また12の活動のうちの六つの活動は、SOCにおける処理可能感と有意味感の促進を目的とした中核活動である。これらの活動は、状況判断の際に人生の肯定的な見方を促進することに重点が置かれ、現在の政策や利用可能なコミュニティ資源を強調し、個人の生活と健康のためにどのようにそれらを

集めることができるかを提案し、モチベーションの見直しや自律性と人生の目的意識を得るための対応戦略の検討を含むものとなっている。

クーンはさらに、このREAPによる健康生成的セルフケアプログラムの実現可能性を評価するために、シンガポールのシニア活動センターから募った65歳以上の地域高齢者64名を、無作為にREAP介入群32名と対照群32名に割りあて、12週間のフォローアップを行った。その結果、プログラム終了時に、介入群は対照群と比較して、SOC-13尺度（F = 8.029、p = 0.006）、把握可能感（F = 5.004、p = 0.029）、処理可能感（F = 4.733、p = 0.033）、およびWHO QoL尺度（WHO Quality of Life scale）の心理的健康（F = 5.425、p = 0.023）で、有意な改善を示したと報告している[24]。

これらより、高齢者のSOC、とりわけ把握可能感と処理可能感においては、コミュニティにおける意図的な健康生成的アプローチによって、その保持・強化の実現可能性が見えてきたといえる。

2） SOCの高い高齢者の生き方とは

アントノフスキーは、SOCによって老いても生命力あふれる人生を生きる可能性が開かれるとしている。では、その高いSOCを有する高齢者とは一体どのような人たちで、どのような生き方をしているのだろうか。人はすべての人生経験を思い起こすことはできないが、それまでの経験を選択し、自分の生き方をストーリー化して語ることはできる。ストーリー化とは、過去と現在の出来事、そして未来に予測されることを時間軸のうえに順序よく配列させて、生きる生活世界に意味を与え、構造化することである[25]。人間は誰しも自らのSOCによって生活世界の境界が決定づけられている。したがって、高いSOCの高齢者の生き方は、彼らの境界の内側で展開されるストーリーから理解することができる。

(1) 調査目的と方法

高いSOCを有する高齢者はどのような人生経験をしているのか、またそれらはどのような意味構造をもたらす生き方をしているのかを、彼らのストーリーから明らかにすることを試みた。調査は、通常の社会生活を営んでいる60歳以上の高齢者188名（男性73名、女性115名）のなかから最も高いSOC得点を

表11-2 ケースのSOC得点と生活状況

	A氏（70歳・男性）	B氏（75歳・男性）
SOC	60点／65点満点（得点率92％）	55点／65点満点（得点率85％）
健康状態	健康状態はきわめて良好。良質の素材による手作り料理や定期的な人間ドックで健康管理している。生活は自然体。痴呆防止に10年日記をつけ始めて4年である。	長生きするために毎日午後は歩き、健康状態良好。90歳まで生きられるようにと、日記を書きはじめて5年である。
生活状態	本人と妻（67歳）、母親（92歳）、娘と息子夫婦孫2人の計8人家族。住まいは、息子家族と2世帯住居。土・日曜日は、全員が20帖以上ある居間で一同に会し団欒する。週に2回のエアロビクスダンスと若い頃からのコーラスを夫婦で楽しんでいる。仕事はこれまで一貫して行ってきた建築関係での仕事の能力が買われ、定年退職後も新たな職場で週2日活躍している。経済的には公的年金もあり余裕がある。	本人、妻（67歳）と2人暮らし。隣接して娘夫婦が住んでいる。8人兄弟の長男に生まれ、人間関係の対処が自然に身についた。小学校の教諭となり、校長になった。現在は教育評論家、食生活改善推進委員として活動する一方で、若い頃から好きだったダンスをしている。今は社交ダンスのアマチュアのインストラクター、市のダンススポーツ協会会長も務めている。経済的には公的年金により普通。妻が体力的に劣ってきたので家事をしている。
精神状態	3年前から始まった母親の軽度の痴呆と起居動作での要介助の負担があるが、週に2回デイサービスに参加させて、自分たちの息抜きの時間を作っている。基本的には楽観的。楽しみは奥さんとのエアロビクスと時折出かける旅行。	自分の体験を踏まえた"個"育てに関する教育小説を書いていることが唯一の楽しみである。考えて文章を書くことが僕のしたいこと。

注）SOCスケール13項目5件法、レンジは13〜65点

示し、かつ調査に同意してくれた2名を対象に、インタビューを行った。インタビューでは、中園の生活史分析表[26]による健康史・生活史・精神史の枠組みを部分的に活用した。活用にあたってはその内容を埋めることを第一義的目的とはせず、語り手が発するひとまとまり（一区切り）のストーリーを尊重し、質問等で遮らないよう配慮した。インタビューは原則2名で行い、本人の承諾を得て録音し全逐語録を作成した。分析は4人の研究者によって経験を枠づける意味のまとまりで区切り、対象者のストーリーと研究者側の解釈から一連のテーマを引き出すという系統的・主題的分析[27]を行った。前後の文脈から推察された著者の解釈には（ ）を付した。なお事例のプライバシー保護のため、個人を特定するような名称・特徴は変更した。

(2) 結果

SOCの高い高齢者の人生経験と生き方の特徴

今回インタビューに応じてくれた高齢者は70歳と75歳の男性2名で、SOCスケールスコアの率はそれぞれ92％、85％というきわめて高いSOCの持ち主であった（表11-2）。彼らの人生における経験や生き方の特徴には多くの共通点が見られた（表11-3、11-4）。彼らは、親や学問はもちろん、宗教や社会な

表11-3 SOCの高い高齢者の人生経験の特徴

経験の特徴	語　り
親から学ぶ経験	素直に親父の生き方を見ていた…物づくりが好きになったのは親父のお土産がきっかけでよく誉められた…母は人と同じことはしない人だった（A氏）。 僕のお父ちゃんは自分の考えをもっていた…私は怒られたことがない（B氏）
奇跡の経験	旅先のウィーンで…奇跡を経験した（A氏）。私には運があります…（B氏）。
宗教から学ぶ経験	信者ではないけど、僕の幼児体験のなかにはキリスト教的な感覚が基本的に入っている。映画とか、歴史的なものが全部つながってきている。建築も…（A氏）。 宗教はやっていないけど13歳の頃から…仏教の本はずいぶん読んだ…生きていく上で学ぶものがあればという宗教心をもっています（B氏）。
勉強の経験	小学のときから成績は良かった、勉強は嫌いじゃない、大学卒（A氏）。 基本的に勉強は大好きですね、師範学校の付属高等科を出た（B氏）。
社会参加の経験	痴呆の母親を週に2回デイサービスに参加させて、私たちは週に2回のエアロビクスダンスを楽しんでいる（A氏）。 若い頃から好きだった創作ダンスが好きで、…今は社交ダンスをやっている（B氏）。
支援を得る経験	退職して10年経った今でもあのときAさんに指導してもらったおかげでといわれ、今の仕事につながっている…子分には人気がある…娘はT病院と直接つながっているので何かあると頼めるし、息子の嫁さんもまじめな堅実な人だし、何かあったって安心だよね（A氏）。 教え子たちがよくクラス会をやってくれる…娘はつぼを押さえたマッサージをしてくれ、隣には下の娘がいてくれ、心配ないですね（B氏）。
権限をもつ経験	法律の規制がまだ緩やかだった頃、僕は建築主事という立場で基準法を判断することができた。職務権限は基準法に限っては建築主事。自分が責任とるといえば裁判で負けたって良いわけだから（A氏）。 小学校の校長を16年間していた（B氏）。
一貫した経験	物のないところから作ることが基本的に好きだった。今の模型ではなくて焚き木から薪からその辺におっこっている木を削って船にするとかね。中学校のときは模型の軍艦を何にもない焚き木から作って大砲が動く魚雷発射が動くものすごい作品（を作った）。それがすごく気にいって戦後造船科に進みたいと思ったが（戦争に負けたことで）日本の船はもうだめだろうから建築デザインも商船デザインと変わりはないと（思って）建築の道を選んだ。（大学卒業は）建築界が不況のときだったから設計事務所（の採用）がなく市役所に入った。最初20年間の指導行政許認可のところは嫌でしようがなかったが本来やりたかった設計や計画者の立場になって相手の計画をより良くしようと考え乗り切った。その結果次の住宅計画のところでそれまでの経験が生かされた。指導行政と住宅行政を両方やっていたがゆえに今日の公団との仕事でつながった。今の楽しみは外国旅行も建築とか考古学的なものを狙ってく（A氏）。 僕は社交ダンスが好きでさかのぼると…舞踊的要素は13歳のとき…鉄砲を担いで歩かされたとき…（歩き方が良いと）誉められた。…軍隊に入ったときも将校に10点もらった。それで23歳の頃…師範学校の文化祭でモダンダンスの発表を見てやってみたいと思った。…E先生が講習してくれ個性的で創作的で、人の真似をしないで生み出す、教育そのものだなって惚れ込んで一生懸命になった。それが僕の考えを左右してモダンダンスや創作ダンス（と教育）一貫して"個育て"が流れている。60歳過ぎたら社交ダンスをやろうと決めていた。教育評論をやっていて地域に溶け込むには社交ダンスが一番いいかなと思って。そして定年を終えてから今も…3年前にアマチュアの指導員をとった。そして"個育て"つまり個性を育て才能を伸ばすことについて考えているんです（B氏）。
一貫性のある未来の展望	定年したらどういうふうな生活するかという講習会があるけど、あほじゃないかと思う。今までの延長線上で良いと思っている。10年日記が何回書けるか。あと3冊は書こうと思っている。100歳まで生きるよ（A氏）。 考えて文章をつくることをして90まで生きるよ（B氏）。

表11-4　SOCの高い高齢者の生き方の特徴

生き方の特徴	語り
周到に生きる	（自宅は）玄関二つの二世帯住宅となっていて3階建てのバリアフリー（母親と自分たち夫婦と娘息子夫婦）。最終的にどういうふうなバリエーション（家族構成）になっても（部屋の使い方は自由自在で）良い。娘が結婚しようと思えば2階と3階を独立させれば良い。つまり3軒が入る。（お風呂・台所）予備配管もしてある。消費税が5％になる寸前の9月30日に契約した。（資金は）僕と娘と息子の3人で金融公庫から分散して借りた。土地そのものは何年か前に生前贈与し、今は6対4になっている。上をやるときに息子と娘に300万ずつ贈与。無税で1回だけは（贈与）できる。ここから上はもちろん息子の名前で…こっちは娘と僕と50：50に。そうすると相続対策みんな終わりいつ死んでも良い（A氏）。
人々や社会のために生きる	喧嘩や怒ることがあんまりない。ストレスとして捉えないんだね。（人からも）ストレスなんてなさそうといわれる。（ストレスとならないのは）相手の立場を考えようと思ってね、そうするとギャンギャンいってくるのがよくわかるんですよ。課長のとき「馬鹿課長帰れ」といわれても…お前らガタガタ言ったって結局は俺のいうとおりになるんだからと心の中では思っていた。だいたい公共事業への反対というのはその事業の反対ではなくて諸々の市役所に対するアンチが反対しているわけですよ。…だから「対応策をこう考える。誰もやったことはないけれど制度としてやる（ことができる）。俺は市長の代理で市長がいったと同じ」（と説明すると）納得してもらえた。（その結果喜ばれ）白い壷をもらった。僕には（こうなる結果が）見えていた。だって今までの設計とは全然違った新しいスタイルですごいのが建ったから、しかも家賃は安いからね。（反対されても前例がなくても）住んでいる人にとってそれがベターだからですよ。財源的な裏もだいたいあったからできる。自分でもようやったと思う（A氏）。 校長になった最初の年、T小学校の校舎増築の話があった。ちょうど運動会をやりながら僕は（校舎を）まっすぐに伸ばすとよいと直感的にそう思った。しかし教育委員会はまったく反対のほうに伸ばすというわけですよ。そうしたら校庭がぐっと狭くなってしまう。でPTAに呼びかけたりしてもたいへんですよ。…ほかとも比較しながらで（自分の説明が）説得力があった。…（結局）自分のアイデアどおりにさせてもらった。この前（学校に）行ったら直線コースが100M以上あるんですよ。子どもが走りやすいんですよ。良かったか悪かったかは歴史が証明してくれる。子どものためにやるんです（B氏）。
強い意志と自我をもって生きる	僕は居住者のこれからの生活スタイルのために必要だと思うことは…たとえ部長や局長にいわれても「やると約束したからやる」と喧嘩した。最後に局長に必要ないといわれ、それなら手を引くというと次の日その局長は異動、（僕は）勝った。何カ国か自分のお金で外国の住宅事情を見に行ったこともある。前例がないといわれたが「前例がないからやる」といってね。（A氏）。 仮説をたてて職員会議で自分の意見を出す。もし受け入れられなくても、じゃもうちょっと時間をかける。自分の考えていることは論理的に正しいし支持する人はいる。自分なりの骨組みを持っていってそれを大事にするわけです。やたら変えない。結局自分をどこまで信じられるかということと周りのことと絡めながら自分の正しい考えが良いと思ったらコツコツと出していく。すると皆もそれでいいと。どんどん新しい考えを入れて自分なりのものをつくっていこうと…（B氏）。
苦難の経験を肯定的に再構築する	最初は住宅指導行政の許認可だった。嫌で嫌でしょうがなかった。でもそのなかで、自分が本来やりたかった設計や計画書の立場だから、相手の身になって考えた。そうしたら住宅指導行政からまったく反対の立場である（本来やりたかった）事業建築系の配属となった。そこで初めての試みだった市営住宅建て替え事業を遂行することになり住民の強い反対にあった。（でも僕は）住まいに関する住宅指導行政をやっていた建築関係法律関係の両方から住まいの難しい問題も解決することができる。結果的に両方やっていたがゆえに、今日の公団との仕事（相談役）でもつながっている（A氏）。 校長時代の様々な問題には校長時代にいろんな難問を抱えていたけど、まずイライラしたことない。楽しくてしようがないといったら語弊がありますけど（B氏）。
自分らしく生きる	母親（痴呆）は歩けなくなりましてね、トイレの始末もできないんですよ、便まみれになってね…でも週末は母を囲んで家族一同集まり、フランス語の歌を歌っていますよ。たまには母をショートステイに預け、僕は建築屋ということもあって、建築とか考古学的なもの、遺跡関係を狙って世界を旅行する。週に2回母をデイサービスに参加させてエアロビクスを（妻と）楽しんでいる（A氏）。 妻が体力的に劣ってきたので家事をしている。自分の体験を踏まえた"個"育てに関する教育小説を書いていることが唯一の楽しみ。考えて文章を書くことが僕のしたいこと（B氏）。

どあらゆるものから学び、その経験を活かして自らの考えや意見を発揮する場を得ていた。なおかつ、人生を揺るがしかねない課題にも動じることなく成功体験を重ね、人生経験を肯定的に捉え、さらに20年、30年先の未来においても首尾一貫させて見通していたのである。これらはまさにアントノフスキーがSOCの形成に必要だと述べている、一貫性、バランスのとれた負荷、結果形成への参加における良質な人生経験にほかならなかった。

しかも彼らの生き方は、決しておのれ中心ではなかった。彼らは強い意志と自我をもっていたが、その意志と自我は、彼らの体験世界にかかわるあらゆる人々や社会への調和を願い、調和していくことが根幹をなしていたのである。たとえ苦難があっても世界との調和を志向し、そのなかで彼らは彼らなりの人生を創造し、自分らしさを大切に楽しみながら生きていたといえよう。サクセスフルエイジング（successful aging）[b]は、SOCによってプラスの影響を受けているという[28]。まさに彼らのような生き方をいうのかもしれない。

3. 高齢期をどのように生きるか

わが国民は長寿を手に入れたものの、寝たきりや虚弱、認知症などによって生活に支障をきたす人は少なくなく、今やどのように高齢期を生きるかが重要な課題となっている。

このことをアントノフスキーに影響を与えたエリクソン（Erikson, E.）の老年期の発達課題でいえば、常に環境との相互的なかかわり合いのなかで一貫した視点をもち、生き生きした力動的バランスの統合である[29]。一方健康生成論の立場でいえば、常にストレッサーから内的・外的に刺激を受けながら「健康―健康破綻」の連続体上の位置を保ち、より健康の極側にシフトさせることであろう。また、エリクソンは晩年、80歳代から90歳代に第九の発達段階を提唱し、身体が着実に自律性を失っていくにつれて自尊心と自信が崩れ、希望と信頼はもはや確固たる支柱にはならず、絶望を追い出すために信仰と適切な謙譲が唯

---

[b] サクセスフルエイジングとは、1961年ハヴィガースト（Havighurst RJ）によって、病理のプロセスとして捉える老いとは区別されて、個人の満足感と幸福感、いろいろな社会集団との間の満足感のバランスに着目したエイジングとして紹介された。

一の道になるとしている。そして、これら失調要素を甘受することこそ、老年的超越性への接近の成功だとし、物質的・合理的から神秘的、超越的に視点を移し、メタファー（隠喩）的な見方になるとしている[30]。このことをSOCの理論枠組みで整理するならば、主要な活動が失われ、死が接近するという人の人生に最も重要な領域の境界すら狭めざるをえないことを意味する。つまり、生物学的に割りあてられた寿命のごくごく最後にいたっては、様々な喪失への処理可能感や、この先を見通すといった把握可能感はもはや意味をなさず、唯一残された有意味感のみが老年的超越性への接近の鍵となっているものと考えられる。高齢者におけるSOCは、自己超越、回復力、人生の目的との間で有意に正相関し[31]、スピリチュアリティとも有意に正相関したことが報告されている[32]。また、SOCは意味がないこととの間に負相関し[33]、特にSOCの有意味感が、高齢者の生活満足度に及ぼすスピリチュアリティへの影響に間接効果をもたらした[34]という。

　これらより、高齢期をどのように生きるかという重要な問いの答えには、SOCに支えられた生活があり、特に寿命のごくごく最後にいたっては、有意味感をもち続けることがアントノフスキーがいう生命力あふれる人生を生きることになるのではなかろうか。スピリットとは「人生に意味や方向づけを与えるもの」であり、スピリチュアルに良好な状態とは「生きがいを感じて意欲的、前向きに生きている状態である」[35]という。老いという病理的衰退的変化を超えて、今ここに生きていることに感謝し、日々の生活にささやかな意味を見出し、スピリチュアルに生きてゆくことは、何よりものSOCの魅力であるといえよう。

（本江　朝美）

【引用文献】

1) Antonovsky A.: *Unraveling the mystery of health: How people manage stress and stay well*, Jossey-Bass Publishers, San Francisco, 1987. 山崎喜比古, 吉井清子（監訳）: 健康の謎を解く：ストレス対処と健康保持のメカニズム, 有信堂, 東京, 2001.
2) 井上信次, 熊谷忠和, 下田茜.: 生きていることの有意味感：ハンセン病当事者のライフストーリー分析から. 川崎医療福祉学会誌 Vol. 25, No.2, 301-306, 2016.
3) 福島直子, 尾島喜代美, 中野博子.: 乳がん経験者が心身ともによりよく生きるプロセ

スに関する研究：Antonovsky の健康生成論の視点から．心身健康科学，9(2), 103-111, 2013.
4) 戸ヶ里泰典, 山崎喜比古, 中山和弘, ほか．：13項目7件法 sense of coherence スケール日本語版の基準値の算出．日本公衆衛生誌, 62(5), 232-237, 2015.
5) Nilsson K, Leppert J, Simonsson B, et al.: Sense of coherence (SOC) and psychological well-being (GHQ): Improvement with age. *Journal of Epidemiology and Community Health*, 64(4), 347-352, 2010.
6) Lövheim H1, Graneheim UH, Jonsén E, Strandberg G, Lundman B.: Changes in sense of coherence in old age - a 5-year follow-up of the Umeå 85+ study. *Scandinavia Journal of Caring Sciences*, 27(1), 13-19, 2013.
7) 田原孝．：臨床におけるカオスの応用．バイオメカニズム学会誌, 19(2), 105-116, 1995.
8) 井庭崇, 福原義久．：複雑系入門．NTT出版, 東京, 2-11, 1998.
9) 本江朝美, 鈴木恵, 岩淵正博, ほか．：ケア者のセルフヒーリングにおける生体カオス性と自律神経活動．ヘルスサイエンス研究, 21(1), 15-24, 2017.
10) 本江朝美, 鈴木恵, 辻田幸子, ほか．：ケア者のためのセルフヒーリングの有用性：生体カオス性や自律神経活動と Sense of Coherence との関係から．日本看護科学学会第36回学術集会, 2016.
11) 本江朝美, 山田牧, 平吹登代子, ほか．：我が国における60歳以上の活動的高齢者の Sense of Coherence の実態と関連要因の探索．日本看護研究学会雑誌, 26(1), 123-136, 2003.
12) Lutgendorf SK, Vitaliano PP, Tripp-Reimer T, et al.: Sense of coherence moderates the relationship between life stress and natural killer cell activity in healthy older adults. *Psychology and Aging*, 14(4), 552-563, 1999.
13) 小川幸恵, 中村裕之, 長瀬博文, ほか．：生活習慣病危険因子に関わる Health locus of control, Sense of Coherence を中心とした心理社会的因子についての構造的分析．日本衛生学雑誌, 55, 597-606, 2001.
14) Hassmen P, Koivula N, Uutela A.: Physical exercise and psychological well-being: a population study in Finland. *Preventive Medicine*, 30(1), 17-25, 2000.
15) Kamwendo K, Hansson M, Hjerpe I.: Relationships between adherence, sense of coherence, and knowledge in cardiac rehabilitation. *Rehabilitation Nursing*, 23(5), 240-245, 251, 1998.
16) Kark JD, Carmel S, Sinnreich R, et al.: Psychosocial factors among members of religious and secular kibbutzim. *Israel journal of medical sciences*, 32(3-4), 185-194, 1996.
17) Gallagher TJ, Wagenfeld MO, Baro F, et al.: Sense of coherence, coping and caregiver role overload. *Social Science & Medicine*, 39(12), 1615-1622, 1994.
18) Pender NJ.: *Health Promotion in Nursing Practice Third Edition*. Appleton & Lange, New York, 1996. 小西恵美子（監訳）．：ペンダーヘルスプロモーション看護論．日本看護協会出版会, 東京, 79-112, 1997.
19) Susan NW, Diane MH.: Psychometric evaluation of the health-promoting lifestyle profile II. College of Nursing University of Nebraska Medical Center, Unpublished manuscript.
20) 山崎喜比古, 高橋幸枝, 杉原陽子, ほか．：健康保持要因 Sense of Coherence の研究（1）SOC日本語版スケールの開発と検討．日本公衆衛生雑誌, 44(10), 243, 1997.
21) 高山智子, 浅野祐子, 山崎喜比古, ほか．：ストレスフルな生活出来事が首尾一貫感覚（Sense of Coherence: SOC）と精神健康に及ぼす影響．日本公衆衛生雑誌, 46(11), 965-973, 1999.

22) Khoon-Kiat T, Vehvilainen-Julkunen K, Wai-Chi Chan S.: Integrative review: Salutogenesis and health in older people over 65 years old. *Journal of Advanced Nursing*, 70(3), 497-510, 2013.
23) Khoon-Kiat T, Sally Wai-Chi C, Vehviläinen-Julkunen K.: Self-care program for older community-dwellers: protocol for a randomized controlled trial. *Central European Journal of Nursing and Midwifery*, 5(4), 145-155, 2014.
24) Khoon-Kiat T, Sally Wai-Chi C, Vehviläinen-Julkunen K.: A salutogenic program to enhance sense of coherence and quality of life for older people in the community: A feasibility randomized controlled trial and process evaluation. *Patient Education and Counseling*, 99(1), 108-116, 2016.
25) Francis JT.: *Social work treatment: interlocking theoretical approaches*. Fourth edition, The Free Press, New York, 1996. 光本秀仁（監訳）.: ソーシャルワーク・トリートメント下巻. 中央法規, 東京, 160-191, 1999.
26) 中園康夫.: ヒバクシャ（被爆者）と相談援助制度 NGO 国際シンポジウムにおける「生活史調査」を中心として. 四国学院大学論集, 39, 119-135, 1977.
27) ケン・プラマー, 原田勝弘, 下田平裕身, ほか.: 生活記録の社会学. 光生館, 東京, 1991.
28) Brooks JD.: Salutogenesis, successful aging, and the advancement of theory on family caregiving. McCubbin HI, Thompson EA, Thompson AI, et al. (eds.).: *Stress, coping, and health in families: sense of coherence and resiliency*. SAGE Publications, Thousand Oaks, 227-248, 1998.
29) Erikson EH, Erikson JM, Kivnick HQ.: *Vital involvement in old ase*. W.W.Norton & Company, New York,1986. 朝長正徳, 朝長梨枝子（訳）.: 老年期、生き生きしたかかわりあい. みすず書房, 東京, 152, 1990.
30) Erikson EH, Erikson JM.: *The life cycle completed*. W.W.Norton & Company, Inc., New York, 1997. 村瀬孝雄, 近藤邦夫（訳）.: ライフサイクル、その完結. みすず書房, 東京, 181-190, 2001.
31) Nygren B, Alex L, Jonsen E, et al.: Resilience, sense of coherence, purpose in life and self-transcendence in relation to perceived physical and mental health among the oldest old. *Aging & Mental Health*, 9(4), 354-62, 2005.
32) Stefanaki IN, Shea S, Linardakis M, et al.: Exploring the association of sense of coherence, and spiritual and religious beliefs in a rural population group on the island of Crete, Greece. *International Journal of Psychiatry in Medicine*, 47(3), 207-230, 2014.
33) Van S M, Dittmann-Kohli F.: Meaninglessness in the second half of life: the development of a construct. *International Journal of Aging and Human Development*, 47(2), 81-104, 1998.
34) Cowlishaw S, Niele S, Teshuva K, et al.: Older adults' spirituality and life satisfaction: a longitudinal test of social support and sense of coherence as mediating mechanisms. *Ageing & Society*, 33(7), 1243-1262, 2013.
35) 山崎喜比古, 朝倉隆司（編）.: 生き方としての健康科学, 有信堂, 東京, 4, 1999.

第12章　思春期のSOC

　思春期は、一般的にわが国の小学校高学年から高校生の時期を指し、中学生の前半までが思春期の前期、中学生の後半からが思春期の後期とされている[1]。第二次性徴の発現や自我同一性の確立に向けた成長と発達を経験する思春期において、青少年は、生活環境や対人関係等の変化に直面しながら心身の健康を保とうとしている。思春期のSOCは、健康の維持や増進に対してどのような働きかけをするのだろうか。また、思春期のSOCはどのような様相を示すのだろうか。

1. 思春期におけるSOCと健康

　本項では、はじめに、思春期の青少年がSOCをどのように抱いているか考える。続いて、ストレス対処と生活習慣の形成に着目し、思春期のSOCと健康の関係を整理して考えていく。

1) 思春期の青少年が抱くSOC

　SOCは把握可能感、処理可能感、有意味感によって構成され、自分が生活している世界に対する見方や向き合い方を表す。したがって、SOCは自分を取り巻く環境や他者とともに築く生活を俯瞰して捉えることを導き、自分が生きている毎日を方向づける感覚である。SOCは、養育者をはじめとした周囲の人々や環境との相互作用により、乳幼児の頃から育まれている。例えば、乳幼児が空腹や排泄による不快感あるいは一人ぼっちになった不安感や寂しさを表現したときに、お世話をしてもらえることやそばに寄り添ってもらえることは、乳幼児に安心を与え、安定性や一貫性のある感情をもたらし、把握可能感

の形成を促すとされている。また、子どもがそれぞれの発達に応じて物事をこなせるようになることは処理可能感を、子どもが求めたように周囲の反応を得て心を満たす経験は有意味感の形成をもたらすものである。

　このようにして SOC の形成が促され思春期にいたったとき、SOC はどのように抱かれるのだろうか。SOC のような抽象的な感覚を理解することは12歳頃から可能になるため[2]、思春期に差し掛かる頃にはSOCの構成概念に沿った感覚を得ることができる。例えば、把握可能感は物事のなりゆきや取り組みに見通しをもつことに、処理可能感は自分の成長や生活に必要な課題あるいは困難に対処する方法を考えることにつながる。そして、達成することや達成できたことに有意味感を覚え、変化の多い思春期に適応していく。乳幼児期や学童期の前半に安心や安全を覚えることを基盤として育まれてきたSOCは、思春期になると、生活場面において自らの選択や判断を左右する感覚として意識されるようになる。

2) 思春期の健康

　思春期における SOC と健康の関係を論じるにあたり、思春期の健康について整理したい。アントノフスキーが述べるように、思春期の青少年は、成長の過程で心身の発達と生活環境や対人関係の劇的な変化を経験する[3]。一定の経験は健やかな成長に必要となるため、経験の質や意味を受け止めて発達や変化に適応できることが望ましい。健康生成論では、困難な出来事や状況にしなやかに対処し、自分の置かれている環境に適応することが健康な状態を導く[4]。したがって、青少年が心身のバランスを保って生活するうえでは、心身の発達と生活環境や対人関係にストレッサーとなる状況が生じたときにも、自分のなかで意味づけをすることができ、周囲の助けを得ながら対処し、適応できることが望ましい。

　また、思春期は生活習慣の形成を目指す時期である[5]。社会、学校、地域、家庭における取り組みにも見られるように、好ましい生活習慣の形成は、思春期の心身の健康を保つうえで重要である[6]。青少年は、周囲の支援を得ながら自分の健康管理に必要な行動を選択して実施し、心身の状態と生活環境を整え、自ら健康な生活を創り出していく。

これらのことから、思春期のストレス対処および生活習慣の形成と SOC の関係を整理することにより、健康生成論の視点から思春期の健康を保持あるいは増進するアプローチを考えることができる。

3) 思春期のストレス対処と SOC

思春期の大きなストレスとして、家族や友人との間に葛藤や不和を抱えることが挙げられる[7]。これらには、青少年の思考や行動を方向づける発達的特性、家族関係をはじめとした家庭環境、所属している組織や集団との関係、生活している社会や文化の価値観等の要因が関連している[8]。ストレスへの対処が滞ると、心身に不調や諸症状が現れ、自他に危険を伴う問題行動に発展することや健康を損なうことがある。一方で、適応することを目指して対処を進めると、不調や諸症状の表出を軽減あるいは回避して、健康状態を保つことができるだろう。このようなストレス対処は、成人同様、SOC が機能することにより遂行される。つまり、形成された SOC が葛藤や不和の把握と理解を導き、自分自身あるいは周囲に助けを求めることを促進する。そこで、思春期に体験するストレッサーの一端を捉え、SOC が高い児童や生徒がどのようにストレス対処を進めるのか見ていくこととする。

(1) 思春期のストレッサー

筆者は、ある年度の3学期に、日本の一地域の小学校4年生から6年生が日頃のどのような出来事にストレッサーとしての緊張や苛立ちを感じているか質問したことがある。回答が多かった出来事は、学校の行事や学級活動、授業の場面で起こり、自分の言動に対する友人や学校の先生の反応と、その反応をめぐる友人や先生との不和であった。これらにくわえ、家庭やその他の活動場面において、養育者やきょうだい等の間に生じた不和が挙げられていた。

とりわけ友人間での出来事がストレッサーとして多く取り上げられたことは、友人関係に発達的な変化が見られる思春期の特徴といえる。例えば、5年生と6年生のストレッサーの一つに、友人に自分の秘密を明かされた出来事があった。小学校高学年の頃から、友人関係は、行動を共有する関係から人格的な尊敬により結びつく関係に変化するため[9]、秘密が守られなかったことに信頼感の形成が阻害され、不和が生じたと推測できる。

また、対人間に生じる出来事ではなく、自分ができないことやわからないことに苛立ちを感じている回答も見受けられた。このような感情は、自己概念の形成に伴う自己の能力の認知に関連し、自分にとって重要な領域において客観的な比較や位置づけを行うことで生じるものである。これらが否定的な感情となるか、あるいは鼓舞するような感情となるかは個人によって異なる。

　他方、ストレッサーに対処することによって、ストレッサーが生じた環境や他者との関係、さらには生活世界への適応が促される。したがって、ストレッサーは苛立ちや緊張をもたらすだけでなく、対処を経ることによりSOCの形成・向上につながる良質な人生経験を導く[3]。

(2) SOCが高い児童や生徒のストレス対処

　アントノフスキーは、SOCが、ストレス対処の過程でストレッサーを定義すること、問題の感情的要素と手段的要素を明らかにすることに関与すると述べている[4]。このことから、高いSOCの青少年は、把握可能感によって緊張を生む出来事に対する感情の変化を自覚し、出来事の重要性や統制の必要性と可能性を考えることができる。そして、処理可能感や有意味感の働きかけによって、重要であり統制する必要があると判断した出来事について対処方法を考え、家族、友人、学校の先生をはじめ信頼する他者に助け求めながら対処を試み、緊張による負荷を軽減あるいは解消する。また、首尾よく対処した経験は困難な出来事を乗り越えた糧となり、その出来事が肯定的に意味づけられることや自分の対処に自信を得ることをもたらし、有意味感の向上につながる可能性がある。

　例えば、日本の一地域の小学校4年生から6年生に、学校生活の場面でストレッサーを抱えた際にどのような対処方法をとるか尋ねたたところ、高いSOCの男子児童は周囲の者に助けを求めて相談すること、高いSOCの女子児童は一人きりにならないことを選択し、これらの行動によって心身にかかる負荷を低減させていることがわかった[10]。この研究では、ストレッサーの重要性や統制感については確かめていないが、高いSOCの高学年児童が学校生活に関するストレッサーを抱えた際には、それらを一人で抱え込まず、対処しようとする傾向にあると考えられる。また、海外の中学生と高校生を対象とした研究において、高いSOCを有するスペインの生徒は、学業に関するストレッサー

に対処する過程で生じる負荷を低減して心身の健康状態を保持していることが報告されている[11]。したがって、SOC の高さがストレッサーによって及ぼされる影響を緩和し、適応状態をもたらしている。

その一方で、日常生活では、完全に解決できない出来事や対処が難しい出来事も起こりうる。そのため、出来事の捉え方を変えることや出来事に意識を向けないことも、苦痛を軽減する適応的な対処となる。

4) 思春期の生活習慣と SOC

思春期あるいはさらにその先の健康状態を良好に保つうえでは、好ましい生活習慣の形成が重要であり、とりわけ、思春期に自立して習慣づけることが望まれる。そこで、生活習慣と SOC の関係から、SOC によって促される思春期の健やかな生活を考えていく。

(1) 共変関係にある生活習慣と SOC

好ましい生活習慣は、自分の心身の状態や生活環境を踏まえ、健康の維持や回復につながる生活行動を選択し、継続することで形成される。このような判断、選択、継続は、それぞれ把握可能感、処理可能感、有意味感が関与して方向づけていると考えられる。また、形成された生活習慣は、一貫性のある行動であるとともに環境や状況の変化に応じて調整することが必要となるため、生活習慣を形成する経験や調整する経験の積み重ねは SOC の形成を導くだろう。このように、生活習慣と SOC の形成は相互に影響を及ぼしあう関係にある。

(2) SOC と関連して形成される生活習慣

アントノフスキーは、SOC は望ましい健康関連行動の選択を促すことを示唆している[4]。例えば海外では、南アフリカの 8 年生の生徒（平均年齢14歳）において、SOC の向上が 1 日 2 回の歯磨きの実施に関与すること[12]、また、ポーランドの13歳の生徒では、SOC を高める教育的介入が、余暇活動における主体的な身体活動の頻度を増やす一端となること[13] がそれぞれ報告されている。したがって、SOC の向上により自分の健康を保つ行動が促されたことが明らかになった。

他方、日本の高校生では、主に 1 年生と 3 年生で、十分な睡眠時間を確保すること、栄養バランスを考慮した食事を摂取すること、朝食と夕食を規則的

にとることができる生徒ほど SOC が高いことが示されている[14]。また、小学校5年生と6年生では、就寝時刻が決まっていることと、歯磨きを1日1回以上行っていることが SOC の高さと関連し（歯磨きを1日に1回よりも、2回あるいは3回以上行うほうがさらに SOC が高い傾向にある）[15]、生活習慣の形成と SOC の関係が示されている。

思春期の生活習慣と SOC の間に好循環が生じるとするならば、家庭や学校あるいは地域が一体となり、青少年が好ましい生活習慣を形成できるように働きかけることは、生活習慣の形成とともに SOC の向上をもたらし、青少年が自らの生活環境に適応し健康な生活を創出することを導くだろう。一方で、生活環境によって形成や改善が望まれる習慣に違いがあると考えられるため、必要性や重要性を見定めて生活習慣の定着を図ることが望ましい。

2. 思春期における SOC の形成

1) 思春期の SOC の変動

アントノフスキーは、形成の途上にある思春期の SOC は、未熟かつ不安定で心理的あるいは社会的な要因の影響を受けやすく、大きく変動する可能性があることを指摘している[3]。集団の傾向として観察された SOC の変動について、日本では、小学校4年生から6年生の高学年期1年間の SOC は男女いずれにおいても変化が見られないこと[16]、中学校3年間の SOC は男子において3年生の時点で1年生よりも低下すること[17]、高校3年間の SOC は男女いずれにおいても1年生の間は低下し、1年生の3学期から2年生の1学期に変曲点を迎え、3年生にかけて向上する傾向があること[18]が報告されている。海外において、フィンランドの青少年では SOC は15歳以前に安定する可能性があること[19]、スイスの高校生では SOC が高いほど変動が少ないこと[20]等が観察されている。

このように、国内外の特定集団における SOC の様相が観察されているものの、これまでのところ、思春期を一貫した変動の傾向は捉えられていない。観察する集団や手法を精査し、思春期の SOC を継続して測定することによる慎重な検討が望まれる。

2) 思春期の SOC の形成を促す要因

　健康生成モデルに示されている汎抵抗資源は、SOC を育む人生経験を提供する要因として SOC の形成に関与している。対人間でやりとりされるソーシャルサポートは SOC の形成に影響を及ぼすと考えられているが、思春期では誰からのどのようなサポートが SOC の向上に関連するのだろうか。

　例えば、日本の高校生[21]では、男女ともに、父親と母親から情緒的サポートを、くわえて女子では母親から手段的サポートを得られることが SOC の向上に関連すると示されている。また、祖父母と別居していても、祖父母から何らかのサポートを得ていると感じられること、すなわち、祖父母との心理的なつながりが SOC を育むうえで重要であることも示されている。そして、学校生活の場面では、友人や先生からサポートを得られることが望ましく、これらは、自分が周囲の生徒や先生から受容されていると感じることや、学校に対する所属感を介して SOC を高めるとされている。

　また、日本の小学校 4 年生から 6 年生[22]では、友人から 1 学期と 2 学期に情緒的サポートを得られること、学校の先生から 1 学期に情緒的サポートを、2 学期に手段的サポートを得られること、また、父親から 2 学期に手段的サポートを得られることが、その後の学期の SOC を高める可能性が示されている。関連の見られたサポートの内容を踏まえると、1 学期と 2 学期を通じて、友人に日頃の様子を理解してもらえることや悩みや不満を聞いてもらえることは、信頼や共感を得る関係の構築をもたらすだろう。また、1 学期に学校の先生に悩みや不満を聞いてもらえることは、進級した児童が新たな学級生活に対する向き合い方やかかわり方を見出すことにつながり、くわえて 2 学期には、学校生活の場で児童が物事の取り組みに失敗した際に手助けを得られることが望ましい。さらに、2 学期に父親から日頃の様子を理解してもらえることは、学校行事等における児童の経験や気持ちを整理する助けになるだろう。これらの知見は、調査を実施した学校の行事やクラス編成等による影響を受けていることも考えられるが、児童が環境の変化や新たな体験をするときに得るサポートの積み重ねが SOC の向上に関与することが示唆されている。

　また、日本の小学校 4 年生から 6 年生においては、SOC と汎抵抗資源の双方向の因果関係が検証され、ソーシャルサポートが SOC の向上を促すことと、

> **Box12-1　ソーシャルサポート**
> 　社会的関係（他者との結びつき）のなかでやりとりされる心理的あるいは物質的な支援を指している。健康によい行動の選択、実行、維持を助ける働きや、ストレス対処の過程でストレッサーがもたらす影響を緩和する働きがある。サポートの内容によって整理され、本章で紹介した研究では以下のサポートを取り上げている。
> **情緒的サポート（安心や共感を得られるサポート）：**
> あなたに元気がないと、すぐに気づいてはげましてくれる。
> あなたが悩みや不満を言っても、いやな顔をしないで聞いてくれる。
> ふだんから、あなたの気持ちをよくわかってくれている。
> **手段的サポート（具体的な情報や手助けを得られるサポート）：**
> あなたが何か悩んでいるときに、どうしたらよいか教えてくれる。
> あなたが何か失敗しても、そっと助けてくれる。

SOCが豊かなソーシャルサポートの獲得に作用することが示された[16]。したがって、SOCを高めるうえで、まずは豊富なソーシャルサポートを得られる環境が重要になるだろう。

3）思春期のSOCを高める経験

　アントノフスキーは、意思決定の場に参加した経験や、肯定的な意味をもつ経験によってSOCが形づくられることを説明している[3]。例えば日本の高校生では、小学生のときに、友人と遊ぶ場面、学校で学級活動をする場面、家庭で進路に関する話し合いをする場面において意思決定への参加経験があったことや、小学生と中学生の時にスポーツが得意であったこと、良好な友人関係を築けたこと、いじめられた経験がなかったことが高校生の時点でのSOCの高さに関連すると報告されている[23]。このような知見から、過去の経験やその意味を捉え直すことが現在の生活に対する向き合い方や方向づけにつながり、高いSOCを導いていると考えられる。また、中学生の男子では、運動部活動において好成績を出したことや実力が伸びたことがSOCの向上に関連するとされている[24]。運動部では、生徒が得意とする種目や活動に取り組んでいると考えられるため、自分にとって重要な活動において成功した経験が肯定的な意味をもち、SOCを高めることに関与している可能性がある。

3. 思春期におけるSOCの測定

思春期のSOCを測るうえでは、青少年の文章の読解力や理解力を含め、測定の目的に応じた尺度を用いることが望ましい。本項では、年少者や児童・生徒を対象としてこれまでに開発されてきた尺度を概説するとともに、「児童用SOCスケール日本語版」の解説を添える。

1) 幼少の子どもから中学生を対象としたSOCの測定尺度

海外では、1995年にMargalitが、幼少期から思春期の子どもを対象とした尺度としてChildren's Sense of Coherence Scale（CSOC）を開発したことが紹介されている[25]。また、2001年にはTorsheimらが、小学校高学年から中学生を対象とした尺度としてThe age-adapted SOC-13を開発した[26]。成人を対象とした13項目版の尺度に基づき、質問文をより平易な文言で表現し、5件法で回答を求める尺度である。わが国では、2009年に坂野らが、13項目5件法からなる「児童用SOCスケール日本語版」を提示した[15]。その後、引き続き坂野らがいくつかの質問文に修正を加え、より回答を得やすい尺度として整えた（表12-1）[16]。なお国内外において、高校生には成人を対象とした尺度が用いられているようだ。

2) 児童用SOCスケール日本語版の解説

わが国では、修正を経た「児童用SOCスケール日本語版」を用いて、SOCの理論や仮説を検証する研究が行われている。研究が始められた当初から、筆者らは、本尺度の質問内容の意図や解釈を確認し見解を共有してきた。そこで、特に解釈に留意を要する質問項目について解説を添える（表12-2）。

3) 思春期の青少年に適用するSOCの測定尺度

わが国において思春期の青少年のSOCを測定する際には、いずれの尺度を用いることがよいだろうか。小学校高学年児童については、前述した「児童用SOCスケール日本語版」を用いて測定することが妥当であろう。高校生につ

表12-1　児童用 SOC スケール日本語版

①	あなたは自分のまわりで起こっていることがどうでもいいという気持ちになることがありますか？				
	まったくない 1	めったにない 2	ときどきある 3	よくある 4	とてもよくある 5
②	あなたは、これまでに、よく知っていると思っていた人が、思ってもみなかった行動をしてビックリしたことはありますか？				
	まったくない 1	めったにない 2	ときどきある 3	よくある 4	とてもよくある 5
③	あなたは、あてにしていた人にがっかりさせられたことはありますか？				
	まったくない 1	めったにない 2	ときどきある 3	よくある 4	とてもよくある 5
④	将来のあなたは、日々の出来事をどのように感じながら過ごしていると思いますか？				
	まったく楽しくない 1	あまり楽しくない 2	まあまあ 3	楽しい 4	とても楽しい 5
⑤	あなたは、不公平なあつかいを受けているという気持ちになることはありますか？				
	まったくない 1	めったにない 2	ときどきある 3	よくある 4	とてもよくある 5
⑥	あなたは困ったとき、どうすればよいのかわからないと感じることがありますか？				
	まったくない 1	めったにない 2	ときどきある 3	よくある 4	とてもよくある 5
⑦	あなたは、毎日の出来事をどのように感じながら過ごしていますか？				
	まったく楽しくない 1	あまり楽しくない 2	まあまあ 3	楽しい 4	とても楽しい 5
⑧	あなたは自分の気持ちや考えがまったくわからないと感じることがありますか？				
	まったくない 1	めったにない 2	ときどきある 3	よくある 4	とてもよくある 5
⑨	あなたは、ほんとうなら感じたくないような感情をもってしまうことがありますか？				
	まったくない 1	めったにない 2	ときどきある 3	よくある 4	とてもよくある 5
⑩	どんな強い人でも、ときには「自分はダメな人間だ」と感じることがあるものです。あなたは、これまで「自分はダメな人間だ」と感じたことがありますか？				
	まったくない 1	めったにない 2	ときどきある 3	よくある 4	とてもよくある 5
⑪	あなたは、今、何が起きようとしているのかはっきりとわからない、という不安な気持ちになることがありますか？				
	まったくない 1	めったにない 2	ときどきある 3	よくある 4	とてもよくある 5
⑫	あなたは毎日やっていることにはほとんど意味がないと感じることはありますか？				
	まったくない 1	めったにない 2	ときどきある 3	よくある 4	とてもよくある 5

⑬	あなたは、自分でわけがわからない行動をしてしまうのではないかと不安になることはありますか？
	まったくない　　めったにない　　ときどきある　　よくある　　とてもよくある 　　1　　　　　　　2　　　　　　　3　　　　　　4　　　　　　5

※質問紙を作成するときに、漢字にルビをふることも検討するとよい。

表12-2　児童用SOCスケール日本語版の解説

■把握可能感

②	あなたは、これまでに、よく知っていると思っていた人が、思ってもみなかった行動をしてビックリしたことはありますか？ →「よく知っていると思っていた人」とは、「自分がよく理解していたと思う身近な人」を指している。そのような人に対して、「この人は、こんな人だったのか」と自分の理解とは異なる面に気づき驚かされた感覚がどのくらいあるかを質問している。
⑥	あなたは困ったとき、どうすればよいのかわからないと感じることがありますか？ →困ったときの対処や解決方法がわからないのではなく、何が起きているのかわからない、どうしようと焦る気持ちになるばかりで考えが及ばない状態になることがどれくらいあるかを質問している。
⑧	あなたは自分の気持ちや考えがまったくわからないと感じることがありますか？
⑨	あなたは、ほんとうなら感じたくないような感情をもってしまうことがありますか？ →「ほんとうなら感じたくないような感情」とは、「自分はかけがえのない大切な存在である、と感じる気持ちを傷つけられるような感情」を表し、ある出来事や他者に対して抱く否定的、消極的、後ろ向きな感情（悲しい、さびしい、つまらない等）のさらに根底にある感情を表している。このような感情を持たざるをえない状況や経験がどのくらいあるかを質問している。
⑪	あなたは、今、何が起きようとしているのかはっきりとわからない、という不安な気持ちになることがありますか？

■処理可能感

③	あなたは、あてにしていた人にがっかりさせられたことはありますか？ →「あてにしていた人」とは「頼ることができ、信頼していた人」や「自分をサポートしてくれると受け止めていた人」を指し、そのような人に対して抱いていた期待がかなわなかったことがどのくらいあるかを質問している。
⑤	あなたは、不公平なあつかいを受けているという気持ちになることはありますか？ →「不公平なあつかい」とは「正しく評価されない」ことを表し、日々の生活のなかでこのように感じることがどのくらいあるかを質問している。
⑩	どんな強い人でも、ときには「自分はダメな人間だ」と感じることがあるものです。 あなたは、これまで「自分はダメな人間だ」と感じたことがありますか？
⑬	あなたは、自分でわけがわからない行動をしてしまうのではないかと不安になることはありますか？ →自分の感情を抑えきれず、パニックになってしまいそうだと感じることがどのくらいあるかを質問している。

■ 有意味感

①	あなたは自分のまわりで起こっていることがどうでもいいという気持ちになることがありますか？ →日々の生活のなかで起きる出来事に対して、興味や関心をなくしてしまうことがどのくらいあるかを質問している。
④	将来のあなたは、日々の出来事をどのように感じながら過ごしていると思いますか？
⑦	あなたは、毎日の出来事をどのように感じながら過ごしていますか？ →「毎日の出来事」は「この1カ月での日々の出来事」を指し、それらについて、どのくらい楽しいと感じながら過ごしているかを質問している。
⑫	あなたは毎日やっていることにほとんど意味がないと感じることはありますか？ →日々の生活のなかで、家庭や友人などの自分を取り囲む人々とかかわることに意味を感じないことがどのくらいあるかを質問している。人々とのかかわりのなかで、誰かのためになることや自分の行いに意味があることを感じられるかどうかを問う内容である。

いては、本書の第2章で示したように、成人を対象とした13項目5件法の尺度の信頼性と妥当性が確認されていることから、同尺度の利用が候補の一つとなる。中学生については、成人を対象とした13項目7件法の尺度を用いた研究が発表されていること[17]を踏まえると、成人を対象として作成された質問の意味を読み取り、回答のイメージをもって答えることが可能と考えられる。成人を対象とした尺度を用いることによって、例えば、SOCの値を成人と比較することや、中学生から成人後まで追跡してSOCを測定し発達的変化を捉えることができるのではないだろうか。他方で、小学校高学年の頃から追跡する場合には、児童用の尺度を用いることも選択肢の一つとなるだろう。思春期を通じてSOCを測定することや思春期を含めた各世代のSOCを測定すること、また、他世代のSOCと比較検討することも含めて測定や比較の目的を考慮し、児童や生徒の回答状況を踏まえて尺度を選択することが望ましいといえるだろう。

4. まとめ

本章ではまず、思春期にSOCがどのように抱かれるか述べてきた。続いて、思春期の日常生活におけるストレス対処の過程と生活習慣の形成にSOCが関与することを説明し、青少年のSOCが考え方や行動のとり方にどのように関

連し、健康の維持や増進を導いているか整理した。次に、国内外の児童や生徒におけるSOCの変動を紹介し、現段階では、思春期を一貫したSOCの変動傾向はまだ捉えられていないことを指摘した。また、思春期のSOCの形成に関与するソーシャルサポートの源や内容とSOCの向上を促す経験を示し、学校や家庭での働きかけを考えた。そして、思春期のなかでも、特に中学生のSOCを測定する尺度については、検討して選択する必要があることを述べた。

　思春期におけるSOCの機能や形成の特徴について、今後はさらに、思春期を通じて、あるいは思春期を含めて長期にわたり追跡し、集団の特性を踏まえて発達的変化を捉えることが望ましいと考える。このような取り組みにより、アントノフスキーの理論にさらなる進展を導くような知見を得ることができるのではないだろうか。

（朴峠　周子）

【引用文献】

1) 厚生労働省．：思春期のこころの発達と問題行動．https://www.e-healthnet.mhlw.go.jp/information/heart/k-03-002.html（2018年6月10日アクセス可能）
2) 丸野俊一．：第6章 認知．武藤隆，高橋惠子，田島信元（編）．：発達心理学入門Ⅰ：乳児・幼児・児童．東京大学出版会，東京，82-107，1998．
3) Antonovsky A．：5章 SOCは生涯どのように発達するか．健康の謎を解く：ストレス対処と健康保持のメカニズム［Unraveling the mystery of health: How people manage stress and stay well］（山崎喜比古，吉井清子〈監訳〉）．有信堂，東京，103-148，2001．
4) Antonovsky A．：6章 対処の成功と健康への道．健康の謎を解く：ストレス対処と健康保持のメカニズム［Unraveling the mystery of health: How people manage stress and stay well］（山崎喜比古，吉井清子〈監訳〉）．有信堂，東京，149-187，2001．
5) 近森けいこ，川畑徹朗，西岡伸紀，ほか．：思春期のセルフエスティーム，ストレス対処スキルと運動習慣との関係．学校保健研究，45（4），289-303，2003．
6) 内閣府．：平成30年版子供・若者白書．第2章全ての子供・若者の健やかな育成第1節　自己形成のための支援1日常生活能力の習得．http://www8.cao.go.jp/youth/whitepaper/h30honpen/pdf_index.html（2018年10月15日アクセス可能）
7) 小澤永治．：思春期における不快情動への態度とストレスの関連．心理学研究，81（5），501-509，2010．
8) 平石賢二，河野荘子，笠井清登，ほか．：思春期における発達と問題行動．教育心理学年報，57，264-272，2018．
9) 遠藤純代．：第10章 友だち関係．武藤隆，高橋惠子，田島信元（編）．：発達心理学入門Ⅰ：乳児・幼児・児童．東京，東京大学出版会，161-176，1998．
10) 朴峠周子，武田文，浅沼徹，ほか．：小学校高学年児童におけるストレス対処力（SOC）とストレス対処方略との関連．民族衛生，81(2)，45-55，2015．

11) García-Moya I, Rivera F, Moreno C.: School context and health in adolescence: The role of sense of coherence. *Scandinavian Journal of Psychology*, 54(3): 243-249, 2013.
12) Ayo-Yusuf OA, Reddy PS, Van Den Borne BW.: Longitudinal association of adolescents' sense of coherence with tooth‐brushing using an integrated behaviour change model. *Community Dentistry and Oral Epidemiology*, 37(1), 68-77, 2009.
13) Bronikowski M.: Is sense of coherence needed to keep youth physically active? *MEDICINA DELLO SPORT*, 63(4), 465-483, 2010.
14) 小手森麗華, 横山由香里.: 第4章 高校生の生活習慣とSOC. 山崎喜比古, 戸ヶ里泰典(編).: 思春期のストレス対処力SOC：親子・追跡調査と提言. 有信堂, 東京, 79-91, 2011.
15) 坂野純子, 戸ヶ里泰典, 山崎喜比古, ほか.: 児童用SOCスケール日本語版開発の試み. 学校保健研究, 51(1), 39-47, 2009.
16) 朴峠周子, 武田文, 戸ヶ里泰典, ほか.: 小学校高学年における首尾一貫感覚（Sense of Coherence; SOC）の変化およびソーシャルサポートとの因果関係：1年間の縦断調査から. 日本公衆衛生雑誌, 58(11), 967-977, 2011.
17) 荒木田美香子, 高橋佐和子, 青柳美樹, ほか.: 中学生の精神的健康状態とその要因に関する検討：第一報 3年間の縦断調査. 小児保健研究, 6, 667-679, 2003.
18) 戸ヶ里泰典.: 第2章 思春期のSOCは形成途上にある. 山崎喜比古, 戸ヶ里泰典(編). 思春期のストレス対処力SOC：親子・追跡調査と提言. 有信堂, 東京, 39-57, 2011.
19) Honkinen PL K, Suominen S, Helenius H, et al.: Stability of the sense of coherence in adolescence. *International Journal of Adolescent Medicine and Health*, 20, 85-91, 2008.
20) Buddeberg-Fischer B, Klaghofer R, Schnyder U.: Sense of coherence in adolescents. *Social and Preventive Medicine*, 46(6), 404-410, 2001.
21) 横山由香里.: 第5章 高校生を取り巻く人間関係とSOC. 山崎喜比古, 戸ヶ里泰典(編). 思春期のストレス対処力SOC：親子・追跡調査と提言. 有信堂, 東京, 93-107, 2011.
22) 朴峠周子, 武田文, 浅沼徹, ほか.: 小学校高学年児童のストレス対処力（SOC）に影響を及ぼすソーシャルサポート源と内容. 日本健康教育学会誌, 20 (Suppl.), 138, 2012.
23) 戸ヶ里泰典.: 第6章 小・中学生時の経験は高校生のSOCに関係するのか. 山崎喜比古, 戸ヶ里泰典(編). 思春期のストレス対処力SOC：親子・追跡調査と提言. 有信堂, 東京, 109-123, 2011.
24) 細川麻, 武田文, 朴峠周子.: 中学生の運動部活動とストレス対処能力に関する検討. 日本健康教育学会誌, 17 (Suppl.), 81, 2009.
25) Margalit M, Efrati M.: Loneliness, coherence and companionship among children with learning disorders. *Educational Psychology*, 16(1), 69-79, 1996.
26) Torsheim T, Aaroe L, Wold B.: Sense of coherence and school-related stress as predictors of subjective health complaints in early adolescence: interactive, indirect or direct relationships? *Social Science and Medicine*, 53(5), 603-614, 2001.

第13章　労働者のSOC

1.　働く人々とSOC

「職業人生」で私たちは、様々なストレスを経験する。特に近年は、雇用形態や就業体制が大きく変容し、人間関係の希薄化が指摘されるなど、多くのストレッサーが労働者の心身を蝕んでいる。「過労死＝KAROSHI」は日本のサラリーマン社会の不名誉な代名詞として世界中に知られ、「過労自殺」をする人も後を絶たない。長時間労働削減への動きも進められているが、万全とは言い難い

本章では職場のストレッサーが心身に及ぼす影響を理解し、SOCが働く人々の健康にどのような役目を果たすのか？　働くことはSOCにどのような影響を及ぼすのか？　を考え、理想的な働き方・働かせ方へのヒントを模索する。

1)　あなたの職場のストレッサーは何ですか？

(1)　長時間労働が過労死・過労自殺に与える影響

「職場のうつ」。こんな言葉が時代のキーワードになって久しい。「自分もうつになってしまうのではないか」と不安を感じたり、実際にうつ症状を訴える部下や同僚の対応に追われている人も少なくないだろう。労働者のメンタルヘルスの低下は、バブル崩壊後顕著になった。従来の日本型雇用形態（年功序列、終身雇用性など）に代わって欧米の成果主義が導入され、グローバル化、企業のスリム化、あるいは経営不振から脱却するためのリストラ策などが行われたことが引き金になっている。

世界保健機関（WHO）の報告書によると、うつ病の人は世界総数推計で3億

2,200万人に達し、10年間で18％以上増加した（2015年時のデータに基づく）。地域別ではアジア・太平洋地域で世界全体の約48％を占め、アメリカ地域は約15％、欧州地域は約12％だった。国別推計でアジア地域を見ると中国が約5,482万人と際立って多く、次いで日本が約506万人、フィリピンが約330万人で、日本はうつ病に悩む人が多い国の一つである。年齢別では55〜74歳の発症率が高かった。女性はどの世代でも男性よりも発症率が高い[1]。

うつ病は最悪の場合自殺につながることがある。職場のそれは「過労自殺」である。過労死も過労自殺も「過労」による死であることに変わりないが、過労死が長時間労働と直結するのに対し、過労自殺はその他のストレス要因の影響が大きく、長時間労働はあくまでも引き金である。

過労死が日本で問題になり始めたのは、いわゆる働き世代の「突然死」がきっかけだった。1970年代の石油ショック期に、中小企業の管理職層で心筋梗塞発症が増加。1980年代に入ると、サラリーマン・労働者が突然、脳・心臓疾患で命を失うという悲劇が多くの職場で発生するようになった。

過労死と長時間労働の因果関係は国内外を含め複数の研究で示唆されてきたが、キビマキ（Kivimäki, M.）らが60万人以上のデータを平均8.5年追跡した結果、冠動脈疾患のリスクは週当たりの労働時間が35〜40時間の人に比べ55時間以上の人で13％高くなることがわかった[2]。さらに脳卒中リスクは、約53万人、平均7.2年の追跡期間の解析により、週35〜40時間の人に比べ55時間以上の人では33％高く、その関連は喫煙、飲酒、身体活動、高血圧、高コレステロール血症などの他の心血管リスク調整後も確認された[2]。また、「週労働60時間以上・睡眠6時間未満」になると心筋梗塞のリスクは4.8倍に跳ね上がるとの報告もある[3]。

一方、過労自殺は「仕事による過労・ストレスが原因となって自殺に至ること」で、多くの場合、うつ病などの精神障害に陥った末の自殺である。長時間労働をするなかで、"overwork"、すなわち「自分の能力的、精神的許容量を超えた業務がある」という自覚が高まると、重い責任、過重なノルマ、達成困難な目標設定などにより精神的に追いつめられ、うつ病などの精神障害を発症してしまうのだ。過去10年で10倍も増えた過労自殺（未遂者も含める）をなくすには[4]、長時間労働の是正だけでなく、「職場のストレス要因」も除去しなけ

ればならない。

　このような深刻な状況は日本だけではない。フランスや韓国でも過労自殺は問題になっており、ILO（国際労働機関）が欧米5カ国の調査をまとめた「職場のメンタルヘルス報告書」では、労働者のメンタルヘルスは危機的状況にあるとし、企業側は生産性の低下、利潤減など費用負担の増加などを報告している[5]。

(2) 「うつ」につながる危険性のある職場とは？

　職場のどのような心理社会的要因が、労働者のメンタルヘルスを低下させるのか？

　この答えを探ろうと、医学、心理学、社会学、経営学等の分野で多くの研究者たちが研究を重ね、メンタルヘルスを低下させるいくつかの心理社会的要因の存在が確かめられてきた。これらの環境要因はいずれも慢性的なストレッサーで、抑うつやバーンアウト、ワークモチベーションの低下、欠勤などにつながる。また、心臓疾患のリスクを高めるリスクファクターとなることも報告されている。代表的なものを以下に示す。

① 仕事の要求度（job demand）
・仕事量が膨大にある、短時間で仕事をこなさなければならない、残業や休日出勤をしないと終わらない、精神的な集中が必要とされる、極度の緊張を強いられる、責任が重い

② 裁量度（job control）
・仕事上の意思決定を任されていない、発言権がない、自己の能力を発揮できない、自己の能力を向上する機会がない、自分のペースで仕事ができない、体調が悪くても休むことができない

③ 同僚や上司との関係（social relations）
・個人的な相談ができる上司や同僚がいない、社員同士の風通しが悪い、困ったときサポートしてくれる上司や同僚がいない、気軽に話せる上司や同僚がいない

④ 職務保障（job insecurity）
・雇用形態が不安定である、給与の保証がない、会社の将来に不安がある、リストラされる不安がある、労働条件が不安定、有給休暇や産休等が取れない

⑤ 職場への影響力（influence at work）

- 仕事に自分の意見が反映されない、職場に自分の影響力がほとんどない
  ⑥　組織風土（organizational climate）
- トップの方針が合わない、社内独自の風習や文化に嫌気を感じる、男女差別がある

(3)　求められるばかりで、自由がない！　求められても、自由がある！

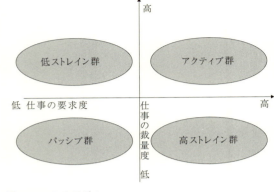

図13-1　JD-C モデル

職業性ストレス研究の第一人者であるMITのカラセック（Karasek, R.）教授は、仕事の要求度と裁量度の組み合わせによって、職場で感じるストレスの度合いが変わってくるとしJD-Cモデルを提唱した[6,7]。JD-Cモデルは、高ストレイン群（高デマンド−低コントロール）・アクティブ群（高デマンド−高コントロール）・低ストレイン群（低デマンド−高コントロール）・パッシブ群（低デマンド−低コントロール）の四つのグループに分類される（図13-1）。

- 高ストレイン群→最もストレスを感じやすい

　仕事上の要求が高く、裁量権が少ない職場。最も危険な状態。

- 低ストレイン群→ストレスが少ない

　仕事の要求度が低く、裁量権が高いためストレスがほとんどない。しかし、要求が少ないためやりがいを感じられない場合がある。

- アクティブ群→やりがいを感じる

　仕事上の要求が高いが、十分に裁量権があるため、活気に満ち、仕事にやりがいを感じる。

- パッシブ群→退屈

　要求度も裁量権も少ない職場。退屈な職場である。

(4)　たいへんでも助けがあれば大丈夫！

　低ストレイン群であっても、職場の人間関係が悪いと多大なストレスを感じることがある。一方で、高ストレイン群でも、良好な人間関係に助けられる

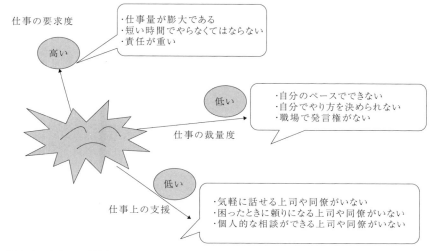

図13-2　カラセック拡大モデル

ことがあるだろう。そこでジョンソンとホールはJD-Cモデルに職場における社会的支援の要因を加え、「要求度－コントロール－社会的支援モデル（カラセック拡大モデル＝Karasek's extended model）」を提案した[8]（図13-2）。このモデルでは、仕事の要求度が高く、裁量権が低く、かつ社会的支援の少ない職場で最もストレスや健康障害が発生しやすいとした。これまで行われた実証研究では、特に虚血性心疾患の有病率および死亡率が高くなることが報告されている。仕事上の悩みに「人間関係」を挙げる労働者は多く、特に上司と部下とのつながりが欧米に比べ親密な日本では、職場でのサポートの欠如は大きなストレッサー要因となる。

(5) 働けど、働けど……

　JD-Cモデルやカラセック拡大モデルが職場環境要因のみに着目したのに対し、個人の特徴も考慮したのがERIモデル（努力―報酬不均衡モデル）である。これは、ドイツの社会学者セグリスト（Siegrist, J.）によって提唱されたモデルで、仕事上の努力とそれによって得られる報酬のバランスが崩れると、心理的苦痛が引き起こされるとしている[9]。「努力しているのに報われない」状態が続くと、それが慢性ストレッサーとなる。誰もが容易に想像できる一般の感覚に近いモデルである。

ERIモデルでは報酬を次の三つに分類している。
① 金銭などの経済的報酬
② 他者からの尊敬などの心理的報酬
③ 昇進などの仕事（キャリア）の機会

このうち「他者からの尊敬」には、上司からのねぎらいの言葉なども含まれる。気楽に声をかけ合い、互いを尊重できる風通しのいい職場が労働者にとって重要であるとする点は、カラセック拡大モデルとの共通項といえるだろう。また近年、高度プロフェッショナル制度など、いわゆるホワイトカラーエグゼンプションの導入が進められているが、長時間労働の懸念に加え努力と報酬＝金銭などの経済的報酬のアンバランスをもたらす可能性があると懸念されている。

2) 職場でSOCが果たす役割とは？

(1) ストレスに対処する能力としてのSOC——SOCが高い人ほどよく眠れる？

1日の3分の1あまりを仕事に費やす労働者にとって、仕事ストレスとの向き合い方は重要である。うまく対処しないと職務満足感が低下するだけでなく、プライベートな時間にまで悪影響が及び、生活の質が低下する恐れがある。「ストレス（ストレッサー）に対処する能力としてのSOC」は、働き方や仕事ストレスにどのような働きをするのだろうか？

① SOCが高い人は欠勤が少ない？——直接効果（main effect）（図13-3）

直接効果とは、SOCの高低によって労働者の健康状態やウェルビーイングが変わってくることをいう。SOCの高い人ほど仕事上の疲労感が少ない[10-12]、バーンアウトを起こしにくい[11,13,14]、職務満足感が高い[10,15]などが先行研究で確かめられている。

アルベルトセン（Albertsen, K.）らは、52の企業で働く労働者を対象に横断的な調査を行い、SOCが抑うつや不安（emotional stress）、頭痛・腹痛などのストレス関連症状（somatic stress）だけでなく、欠勤など（behavioral stress）も予測すると報告している[16]。また、カリモ（Kalimo, R.）らが労働者を対象に1986年から1996年の10年間の追跡調査を行った調査では、SOCの高い人は低い人に比べ10年後の精神健康が良好で、SOCがどんなストレッサー要因よりも強く10年後の状態に影響したとしている[17]。

第13章　労働者のSOC　213

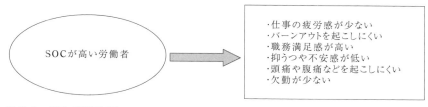

図13-3　SOCの直接効果

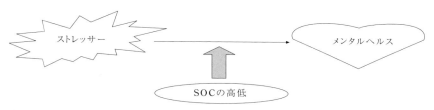

図13-4　SOCの緩衝効果

　SOCの高い人は低い人に比べ仕事でのストレスを感じづらいため[16,18]、精神健康を良好に保ちながら働くことができる。SOCの高い人は、「元気に、長く、休むことなく働くことができる人」と言い換えることが可能なのだ。
　②　SOCの高い人は他人の力を借りるのが上手？──緩衝効果（moderating effect）（図13-4）
　緩衝効果とは、同じようなストレッサーに遭遇してもSOCの高低によって心身への影響が異なる効果をいう。
　バルテラ（Vartera）らは先に述べたJD-Cモデル4群各々におけるSOCの高低とメンタルヘルスとの関連を検討した[19]。その結果、要求度の高いアクティブ群ではSOCがストレッサーを弱める働きをすることが示され、SOCの高い人ほど欠勤が少なかった。一方、仕事上の要求度の低いパッシブ群ではSOCと欠勤日数の間に相関関係は認められなかった。また、富山の公務員2,080名を対象にJD-Cモデルを用いた調査では、ストレッサーの多い環境でSOCによる影響が顕著になることが示されている[20]。この調査では、まず最初にどの群の対象者が不眠傾向にあるのかを調べ、高ストレイン群の睡眠の質が他の3群に比べ統計的に有意に低いことを確かめた。そして、SOCの高低によって睡眠の質が異なるかどうかをストレイン群内で検証し、SOCの低い人ほど不眠傾向にあることを明らかにしている。

このようにストレッサーの多い環境ほど、SOCの高低による影響が現れやすい。言い換えれば、SOCはストレッサーが生じて初めて機能する能力であり、まさしく「ストレスに対処するための能力」であることを裏づける結果である。また、アルベルトセンらはSOCの高い人ほど職場の良好な人間関係がストレスを軽減する傾向が高いとしており[16]、SOCの高低が対処資源の効用にまで影響するのは興味深い。SOCの高い人は困難に出会ったときに他者のサポートを素直に受け入れ、ストレスに柔軟に対処しているのだろう。

ストレッサーを緩衝する効果は性別、あるいは職種によって異なる可能性が高いとされている。例えば、キビマキ（Kivimäki）らが男性の一般企業に勤める管理職を対象に行った調査では緩衝効果が認められず[21]、フェルト（Feldt, T.）は男性の技術者にだけわずかな効果が認められたと報告している[10]。しかしながら、このような基本属性の違いによるSOCの緩衝効果の実証研究は少なく、今後さらなる検討が期待されている。

③　SOCは働く人の精神健康にどの程度の影響力を持つのか？

職場にはさまざまなストレッサーが存在するが、SOCは働く人たちの精神健康にどのようなプロセスを経て影響するのだろうか。東京大学健康社会学教室の研究グループ（代表：山崎喜比古）が国内の医療IT産業従事者1,388名を対象に行った調査では、次の2点が明らかになっている[22] [a]。

【精神健康に与える影響】（図13-5）
・精神健康に対しては、労働職場ストレス度、職場風土の良好度、SOCのうち、労働職場の影響力が最も強く（図中①）、次いで職場風土の良好度（図中②）と働く人個々人のSOC（図中③）が同程度に強く影響していた。
・精神健康は労働職場ストレスが高いほど悪く（図中①）、職場風土良好度の高い職場で働いている人ほど（図中②）、また、SOCの高い人ほど（図中③）、精神健康は良いという関係にあった。

【ワークモチベーションに与える影響】（図13-6）
・ワークモチベーションに対しては、労働職場ストレス度、職場風土良好度、

---

[a]　①労働職場ストレス度は得点が高いほどストレスを感じている。②職場風土は職場の人間関係の良好度で得点が高いほど良好。③精神健康は得点が高いほど精神健康が悪い。④ワークモチベーションは得点が高いほどワークモチベーションが高い。

SOCのうち、職場風土の良好度の影響力が最も強く（図中①）、次いでSOCが強く（図中②）、労働職場ストレス度は3番目であった（図中③）。

・職場風土の良好度とSOCは高いほどワークモチベーションは高く（図中①および②）、労働職場ストレス度は高いほどワークモチベーションは低かった（図中③）。

上記の結果から、精神健康度の維持・向上には第一に労働職場に由来する過度のストレッサーとストレスの軽減、第二に職場風土の良好度の向上、第三にSOCの向上がきわめて重要であり、ワークモチベーションに関しては、職場風土良好度とSOCの向上が肝要だといえるだろう。

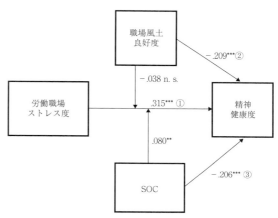

図13-5　精神健康に与える影響

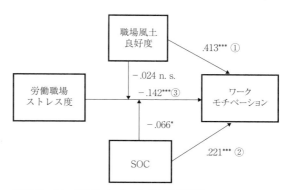

図13-6　ワークモチベーションに与える影響

(2) 対処資源を動員する能力としてのSOC——職場環境を変えるSOC？

職場にあるのは、ストレッサーばかりではない。様々なストレスに対処し、働く人々の職務満足感や仕事上のQOLを高める汎抵抗資源＝ストレス対処資源も存在している。

例えば、新しいプロジェクトリーダーに任命され責任ある仕事を任されたとしよう。残業や休日出勤、新たな知識習得のための勉強など、仕事への要求度が高まり、心身に大きな負担がかかることが予想される。しかし、リーダーと

表13-1 職場の汎抵抗資源と慢性ストレッサー（汎抵抗資源欠損）

	慢性ストレッサー（汎抵抗資源欠損） ←→	汎抵抗資源
仕事の要求度	高い	低い
仕事の裁量度	低い	高い
上司や同僚からの支援	得られない	得られる
雇用形態	不安定	安定
職場への影響力	ない	ある

しての裁量権を与えられたことで、仕事へのモチベーションが高まり、仕事にかかわることに満足感を感じるに違いない。このケースではプロジェクトリーダー＝高い裁量権を与えられることが、仕事の要求度の高さ＝ストレッサーに対峙するための汎抵抗資源となっている。

では、ほかにはどのようなストレス対処資源があるのだろうか？

労働者のメンタルヘルスに悪影響を及ぼす環境要因＝慢性ストレッサーと対比させて考えてみよう（表13-1）。

このように慢性ストレッサーとなる環境要因がポジティブに左右した場合、それはストレッサーに対峙するための汎抵抗資源となる。職場の慢性ストレッサーは汎抵抗資源が欠損している状態と捉えられる。労働者のメンタルヘルスを低下させてしまう職場とは、ストレスに対峙するための汎抵抗資源が欠損した職場なのだ。

アントノフスキー（Antonovsky）博士の理論に従えば、SOC はストレス対処資源（汎抵抗資源）を動員する能力でもある[23]。

では、本当に SOC の高い人ほど、社内で良好なネットワークを築いているのだろうか？ SOC の高い人ほど、仕事での裁量権を得ているのだろうか？ SOC の高い人ほど職務への影響力をもっているのだろうか？ 高い SOC をもつ人は低い人に比べ、職場における困難＝ストレッサーを乗り越えるために汎抵抗資源を動員する能力に長けているのだろうか？

① 社内サポートと新卒社会人の SOC

新卒社会人を対象に入社前から入社半年後まで追跡調査を行った河合らの縦断研究では、入社前の SOC が高い人ほど、入社後に効果的な社内ネットワークを構築していたことが確かめられている[24]。社内ネットワークは、仕事に役に立つ情報を得るための情報的ネットワーク（Informational network）と社外で

も交流のある友好的ネットワーク（Friendship network）の二つの機能で構成されている。SOC の高低は、特に情報的ネットワークの構築に影響が強かった。

　社内ネットワークは、新卒社会人が新しい環境で仕事を覚え、環境に適応し、初期キャリアを構築していくプロセスにおいて重要な汎抵抗資源である。役割が曖昧な新卒社会人は「どうしたらいいのかわからない」といった仕事上の困難に遭遇する。また、事務的な作業を与えられがちなため、仕事に意味を見出すのも難しい。そんなときに大きな役目を果たすのが情報的ネットワークである。特に、最初に出会った上司の存在はその後のキャリア人生に大きな影響を与えるとされており、いかに機能的なネットワークを構築するかがキャリア構築の鍵となる。

　一方、友好的ネットワークは、同僚や入社年度の近い社員との、いわゆる「気の許せる人間関係」で、このような仲間がいるとストレス発散につながる。一緒に過ごすなかで、職場で遭遇したモヤモヤを聞いてもらったり、ときには相手の愚痴を聞くことで「自分と同じだ！」といった感覚を得て、ホッとすることができる。

　また、この調査では情報的ネットワークが入社してなるべく早い時期に構築されるストレス対処資源であるのに対し、友好的ネットワークは時間や馴れが必要であることも明らかになっている。

　② 職場への影響力と SOC

　カリモとヴォリ（Kalimo & Vuori）は、SOC の高い人ほど社内のサポートをうまく得、自分の意見を職場に反映する影響力をもっていることを明らかにした[25]。同時に、SOC の高い人ほど、職務満足感だけでなく人生における満足感も高かったことが示されている。

　どんなに必死に働いても、どんな意見を述べても、相手にされなかったり無視されるとやる気も失せてしまう。しかし、自分の意見や行動が周りに影響を与え、自分自身で決定できる要素があると、会社の一員であるという安心感が得られ仕事へのモチベーションが高まる。社内サポートと職場への影響力、どちらもストレス対処資源だが、自分の意見が影響を与えるから、周囲からサポートが得られるのか？　あるいは、周囲のサポートを得ることで、自分の意見が仕事に影響を与えるようになるのか？　その因果関係は明らかではない。とは

いえ、カリモとヴォリの結果は、SOC の高い人の「元気の謎」の一部を解明しているといえるだろう。

　この研究では SOC と職場環境要因を同じ時点で測定しているため、社内サポートと職場への影響力をもっていることが SOC を強くしていると考えることもできる。つまり、「SOC の高い人ほど〇〇なのか？」それとも、「〇〇だから高い SOC が形成されるのか」といった「鶏が先か？　卵か先か？」議論を避けるためには、二つのタイムポイントで調査を行う縦断的な研究が必要となる。そこで、二つの時点で同じ質問票を用い、メカニズムを検討したフェルトらの研究を次に紹介する[26]。

③　組織風土と SOC

　フェルトらは、フィンランドの労働者を対象に 3 年間の追跡研究を行った[26]。彼らは二つのタイムポイントで同じ質問用紙を用いて SOC と職場環境要因を測定し、因果関係を検討した。その結果、SOC の高かった人は低かった人に比べ、3 年後の会社の組織風土をポジティブに評価していたことが明らかになった。ここでの組織風土とは、困難な仕事を達成するために同僚からサポートが得られたり、逆に自分が同僚を助けるようなオープンな雰囲気、共同体制が整っている職場かどうかといった「会社の良好な人間関係」を意味している。また、この研究では同時に仕事の裁量権に対する SOC の影響も検討したが因果関係は認められなかった。

　以上の先行研究から見えてくるのは、ストレス対処資源を動員する能力としての SOC は、人間関係が軸となる資源に効果的だということだ。自分だけでは乗り越えられないような困難に遭遇しても、サポートしてくれる同僚や先輩社員がいれば乗り越えられる。これらは日常の何気ない会話やつき合いのなかで構築される人間関係であり、SOC の高い人はヒューマンスキルの高い可能性がある。また、「ストレスに対処する能力としての SOC」のパートで述べたように、SOC の高い人ほど良好な人間関係をうまく利用して、ストレッサーに対処することも示されており、SOC の高い人とは――「一人でがんばり続ける」のではなく、周りを巻き込み「他者の力を借りる」能力の高い人――と、位置づけることができるだろう。

3) 上司の資質は部下のSOCに影響するのか？

(1) 職場環境はSOCを高めるのか？

　SOCがその人を取り囲む環境によって形成されることは、第3章でも触れているが、職場での経験や職場環境もSOCの形成に強く影響する。30歳以降SOCは安定するとされているが、その安定性については確定的ではなく、アントノフスキー博士も職業人生での経験は30歳以降も変化しうる可能性を含んでいると指摘している[23]。汎抵抗資源で満たされている質のいい職場環境はSOCを高め、質の悪い職場環境はSOCを低下させる。職場における心理社会的要因、特に職場への影響力（influence at work）、職務保障（job insecurity）、組織風土（organizational climate）、上司との関係性（leadership relations）などがSOC形成に影響を与える重要な要因であるとされている。また、最初の就労経験は強い影響力をもつことも指摘されている。

　件の国内の医療IT産業従事者を対象に行った山崎らの調査では、SOCが良好な職場風土によって高められる一方、労働職場ストレッサー度によってSOCは脅かされないことが確かめられた[22]。これはSOCのストレス対処力としての定義と理論に整合するものである。

(2) 人事異動でSOCは変わるのか？

　同じ職場にいても、人事異動などで仕事内容だけでなく人間関係や職場環境が変わってしまうことがある。経済の悪化、国際状況の変化などによって会社自体が変容を迫られることもあるだろう。自分を取り巻く職場環境が変わったとき、個人のSOCはどのような影響を受けるのだろうか？

　組織や職場の変化がSOCに与える影響を検討した先行研究は非常に少ない。唯一、フェルトらが219名のフィンランドの労働者を対象に1年間の職場環境要因（influence at work, job insecurity, organizational climate, leadership relations）の変化との関連を分析している[27]。その結果、組織風土（organizational climate）と上司との人間関係（leadership relation）が良くなった組織に属していた労働者のSOCが向上していたことがわかった。この調査における組織風土とは、主に同僚との人間関係である。したがって、1年間という比較的短期の調査結果ではあるが、職場での人間関係が敏感にSOCに影響する要因であると結論づけることができるだろう。また、その他の環境要因の変化との関連は認められ

なかった。しかしながら、それは検証期間の問題と捉えられる。つまり、もう少し長いスパン（3年後、5年後など）で検討を行えば、SOCに影響する可能性は否定できない。

(3) 働きがいのある職場とは？

アントノフスキー博士は「調和している物事や、満足いくように説明される未知のことや、秩序だったパターンを繰り返し職場で経験することは把握可能感を強める」とし、「価値観の共有や、集団の帰属意識、明確な規範的な期待がある『一貫した集団』のなかで経験を積み重ねていくことで、直面した出来事を秩序だった明瞭な情報として自分で説明できる感覚が養われるようになる」としている[23]。そして、一貫した職業集団になるための根本に位置するものとして、「職務保障」を挙げている。一貫した集団とは、「共通の価値観とルールをもつ集団」と解釈することができる。共通のルールには、将来に不安を抱くことなく安心して働ける雇用保障に加え組織の経営方針や組織文化がある。つまり、安心して働けるだけでなく、「夢・目的」を共有できる組織がSOCを高める組織といえるだろう。

また、「社会的に価値ある意思決定への参加」という経験は、人が仕事に有意味性を感じる源である。意思決定への参加の経験は、職場への影響力や仕事への裁量権をもつことではじめて実現する。自分の意見や考えが組織の決定につながれば、達成感と自分の存在意義を痛感できる。さらに、所属している組織が社会から尊敬や名声を受けるものであれば「自分のやっていることは意味がある」と、誇らしく感じるであろう。

アントノフスキー博士は、社会的に尊敬されるイスラエル陸軍のSOCが一般の市民のSOCより高かったことについて、「イスラエル陸軍の士官訓練生は選別された集団であり、優れた健康状態にある人々であったことも高得点の理由として考えられるが、それだけでなくイスラエル陸軍の仕事が社会的に尊敬される仕事であり、イスラエルの人たちを守るという共通の高い目的意識をもっていることが、高いSOCを生み出している」と述べている[23]。

SOCを高める職場とは一言でいうならば、「働きがいが感じられる職場」である。最近は、仕事に働きがいを見つけられずに転職を繰り返したり、職場にうまく適応できずにニートになる若者も少なくない。就職する前に「どのよう

な経営理念をもった会社」なのか、自分はそこで「何をやりたい」と考えているのかなど、就職先の職場環境も含めじっくり吟味し、キャリアへの準備を行うことが順調にキャリアを重ねるためにも、高いSOCを形成するうえでも重要であろう。

(4) 人間らしい仕事とは？

近年「ディーセント・ワーク (Decent Work)」という概念が注目されている。これは「権利が保障され、十分な収入を生み出し、適切な社会的保護が与えられる生産的な仕事」を意味し、1999年のILO（国際労働機関）総会で「ILOの活動の主目標（Decent Work for All）」として掲げられた[28]。

ディーセント・ワークでは「働きがいのある人間らしい仕事」があることを基本とし、その仕事は「権利の確保、社会保障の確保、社会対話の確保、自由と平等の保障、生活の安定」の五つの条件を満たしている必要がある。すなわち、人間としての尊厳を保てる（あるいは誇りをもって）働ける労働・職場と解釈でき、「健康職場 (Healthy organization)」を目指すことでもある。

「健康職場」とは、逆説的にいえば、職場に過度のストレッサーがなく、あるいは本質的な安全化が図られているために、ストレス解消法に熱心に取り組んだり不断に細心の注意を払ったりする必要のない職場で[7, 29]、企業側は単に「うつをなくす」ことだけにとらわれるのではなく、労働者が「元気に、長く、働き続ける」ための資源を備える取り組みも必要である。これまでの労働者のストレス研究は、ストレッサーに焦点が置かれてきたものがほとんどだが、今後は、組織の汎抵抗資源やSOCを高める組織とは、どんな組織なのか？といったことに焦点を置いた研究の積み重ねが期待されている。

（河合　薫）

2. 看護職・福祉職のSOC

この節では、看護・福祉の領域で働く専門職のSOCについて、1)SOCは看護職・福祉職の職務ストレスやメンタルヘルスを予測・説明できるのか、2)どのような要因が看護職・福祉職のSOCと関連があるのか、3)SOCは看護職・福祉職の患者への態度・援助にどのような効果や影響があるのか、について焦

点をあてる。

1) SOCは看護職・福祉職の職務ストレスやメンタルヘルスを予測・説明できるのか

(1) 看護職・福祉職はストレスフルな仕事である

患者や障害者、高齢者のケアに従事するスタッフのストレスやメンタルヘルスの深刻さが報告されている。その背景には、労働時間の長さや夜勤や交代勤務などの労働条件の過酷さが指摘されている。イギリスの保健医療機関（NHS）のスタッフは一般住民よりも精神疾患罹患率が高い[30]、他の専門職に比べ患者に接する専門職は患者の身体的・感情的ニーズにさらされ、より高いストレス状態にある[31]と報告されている。アメリカではムース（Moos）ら[32]の、ヘルスケアスタッフは他の職種に比べ、職務満足や支援や自由度（autonomy）、役割の明瞭さ（role clarity）への評価が低いという報告がある。

(2) これまでのバーンアウト（burnout）研究

フロイデンバーガー（Freudenberger）ら[33]が施設スタッフのバーンアウト（burnout）を提唱して以来、専門職のバーンアウトに関心がもたれてきた。マスラーク（Maslach, C.）とパイン（Pine）[34,35]は「身体的、情緒的に疲弊し、否定的な自己概念や消極的な職務態度へと発展し、クライアントへの関心や感情を喪失した状態」と定義した。さらに、マスラークとジャクソン（Maslach & Jackson）[36]は情緒的疲弊感（emotional exhaustion）、脱人格化（depersonalization）、個人的達成感（personal achievement）の三つの下位概念から構成されるMBIモデルを提示した。

保健福祉領域のバーンアウトに関連する要因として患者の特性が報告されている。例えば、精神科領域のソーシャルワーカー（N=128）の情緒的疲弊感と脱人格化は症状の重い患者への巻き込まれ（involvement）の程度と関連がある[37]、ヒューマンサービス専門職（N=245）の専門職と患者との関係の認知、すなわち「専門職は患者よりも立場が上である」「専門職の立場が恵まれていない」と感じていることが、専門職の1年後の情緒的疲弊感と関連があった[38]などがある。

次に、バーンアウトにかかわる労働職場の要因として、アーチズ（Arches）[39]は、

275人のソーシャルワーカーのデータを階層的重回帰分析した結果として、組織特性（autonomyの欠如と財政状況の影響）が情緒的疲弊感に影響していたと報告している。また、ベンザールとマイケル（Ben-zar & Michael）[40]は、249人の女性専門職（ソーシャルワーカー、看護師、心理職）の情緒的疲弊感と脱人格化は、仕事で新しいことに挑戦する機会が少ない、自由裁量度が低いなどの職務特性と関連があったと報告している。

武田（Takeda）ら[41]の日本の福祉事務所のソーシャルワーカー（N=189）を対象にした研究では、三つの領域（three job type）別にバーンアウト者の分布を調査した結果、公的扶助担当者（32.9％）、高齢者と障害者と母子家庭の公的扶助担当者（29.0％）、公的扶助でない高齢者と障害者と母子家庭への支援担当者（15.2％）で高いバーンアウト者の割合が異なっていた。

ターミナルケアに従事するスタッフのバーンアウトに関する研究では、役割葛藤やストレスが多く、バーンアウトの危険性がある[42]、精神科の看護師を対象とした研究で、心理的なサポートやスーパーヴィジョンがないことと高いバーンアウトが関連するという報告がある[43]。

その一方で、緩和ケア病棟のスタッフの心理的ストレス（ディストレス）は、それほど高いレベルでないという報告がある[44]。緩和ケア病棟の医師の精神疾患発症率やバーンアウトレベルは他の専門職に比べて低い[45]、緩和ケア病棟の看護師と助産師の心理的ストレスは、他部門の看護師のストレスよりも低い[46]という報告などがある。これらの結果は、ホスピスのような病状が深刻で患者の死に日々直面している職場環境で働くことが、そのままケアワーカーのストレス認知や心理的負担に結びつくわけではないことを示唆している。

(3) SOCは、看護職・福祉職のバーンアウトを説明、予測できるのか

ベーカー（Baker）ら[47]はイギリスのソーシャルワーカー78人のSOCとMBIモデルとの相関分析を行った。その結果、高いSOCの人に情緒的疲弊感と脱人格化が低く、個人的達成感が高いことが明らかになった。また、ギルバー（Gilber）[48]は102人の医療福祉領域のソーシャルワーカーを対象に、重回帰分析によりSOCと情緒的疲弊感と個人的達成感との関連性を報告している。さらに、SOC下位概念の処理可能感が情緒的疲弊感を予測し、有意味感が個人的達成感を予測するとしている。

ツレビス（Tselebis）ら[49]がギリシアの看護師79人を対象に行った調査でもSOCとMBIの3因子との間には相関があり、低いSOCを有する人に抑うつ（Beck Depression Inventory; BDI）の傾向が見られた。レイノロイソン（Leino-Loison）ら[50]によるフィンランドで失業中の看護師183人を対象に行った調査では、SOCが低い人は失業後に精神健康度（General Health Questionnaire; GHQ）が悪化する傾向が見られた。

これらの結果はいずれも、SOCがソーシャルワーカーや看護師のバーンアウトおよび精神健康度を説明あるいは予測することを示唆している。

2) どのような要因が看護職・福祉職のSOCと関連があるのか

先行研究によると、SOCの高さと関連があった要因として、結婚している[47]、職位が高い[47]、失業していない[50]、失業中であっても世帯収入が多い[50]、35歳以上の看護大学の教員で自由裁量度が高いこと[51]などが報告されている。これらの結果は、SOCが社会的地位や経済状況と関連がある可能性を示唆している。

(1) 看護師のSOCと労働と生活環境の認知

フィンランドの477人の看護教員を対象に行った調査の結果、SOCのレベルによって、労働負荷（授業、実習指導、その他の教育）やネガティブストレス、仕事の喜び、労働生活と余暇生活のバランス、能力の自己評価、職場の雰囲気など職場環境要因の認知と自覚症状や健康の自己評価、服薬状況に違いが見られた[51]。すなわち、高いSOCの看護教員ほど、教育の労働負荷とやりがいを強く認識し、仕事と余暇生活のバランスもうまくできていると認識し、自分の能力への評価も高い。一方、SOCスコアの低い教員は、ネガティブなストレスを強く感じ、心身不調の自覚症状を感じる傾向にあった。

香港の公衆衛生に従事する看護師20人を対象にした7日間で1日6回の生活日誌を記録する調査[52]では、記録時点の行動、目標達成とコントロールの認知、多重役割の遂行状況とそのときの気分（うれしい、いらいらする、満足した、憂うつな、落ち着いている、苦痛な、など16領域）を把握した。相関分析の結果、高いSOCを有する人ほど日々の活動に対する目標達成感とコントロール感が強い傾向が見られた。さらに、SOCの高い群（11人）と低い群（9人）との間で多

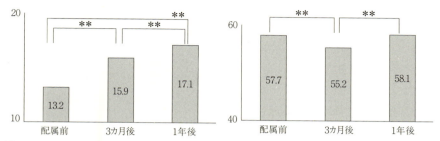

図13-5　GHQ スコアの平均値の変化（**p＜0.01）　　図13-6　SOC スコアの平均値の変化（**p＜0.01）

重役割遂行時の感情に差があるかどうかを比較した。その結果、SOC 高群は低群に比べて多重役割遂行時の気分が肯定的であり、逆に SOC 低群は、否定的であることが明らかになった。

これら先行研究は、SOC がケアワーカーの労働職場環境や役割に対する認知を肯定的、積極的にする機能があることを示唆するものである。

(2) 看護師の職務特性と SOC

日本における調査[53]では、NICU の看護師と母子病棟の看護師との間でSOCと精神的不調のスコアに違いがあった。この背景には、NICU の職務特性（患者とのコミュニケーションが得にくい、ケアの効果が実感しづらいなど）が、看護師の SOC に影響を及ぼしている可能性が考えられる。

(3) 新人看護師の配属前の SOC は配属1年後のメンタルヘルスの悪化を予測できるのか

著者らは[53]、都内の病院に就職した新人看護師181人を対象に調査を行った。

図13-5は、一元配置の分散分析および多重比較により3時点の GHQ スコアの平均値を比較した。その結果、配属前と3カ月後、3カ月後と1年後、配属前と1年後の間に、統計的に有意な差が見られた。GHQ は得点が高いほど精神健康が不調であるので、新人看護師の精神健康度が、配属前に比べて徐々に悪化している傾向が見られる。図13-6は、新人看護師の SOC を、配属前、3カ月後、1年後の平均値で表したものである。一元配置の分散分析および多重比較により、配属前と3カ月後、3カ月後と1年後の間に統計的な有意差が見られた。しかし、配属前と1年後の間には差が見られなかった。このことは新しい職場への配属という大きな生活の変化によって、新人の SOC が一時的に変動しても、1年後には、またもとの水準に戻るという傾向を表している。

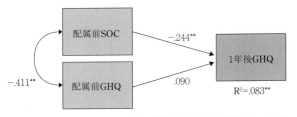

図13-7 配属前のSOCと配属後の精神健康度との関連性(**p＜0.01)

この傾向は、先ほど図13-5のGHQの3時点で徐々に悪化した変化とは明らかに違う。では、この違いは何を意味するのか。GHQは、労働負担を反映した「健康状態」を測定しているのに対して、SOCは、青年期までに形成され、一度形成されると、その後は、一時的な変動があっても、大きな変化はしない。つまり、SOCは、比較的安定した「個人の能力や特性」を把握する概念である。アントノフスキー[54]は、SOCは青年期（20代）までに形成され、その後は大きく変動しないとしている。さらに、環境の変化により一時的に変動することはあっても時間の経過によりもとのベースラインに戻るとしている。この結果は、この仮説を支持するものといえる。

図13-7は、配属前のSOCが、配属1年後の精神健康度（GHQ）に関連があるのかを分析した結果である。これは配属1年後のGHQ得点を従属変数とし、配属前のSOC得点とGHQ得点を独立変数として重回帰分析を行ったものである。その結果、①配属前のGHQ得点と配属1年後のGHQ得点とは関連が見られなかった、②配属前のSOC得点が高い者ほど、配属1年後のGHQ得点は低い傾向が見られた。つまり、配属前のSOCが高い人は、配属1年後の精神健康度が良好であるという結果が明らかになった。以上の結果から、縦断研究の手法でSOCが「健康状態を測定する概念」ではなく「個人の能力や特性」を測定する概念であること、配属前のSOCが、1年後の精神健康度を予測できることが明らかになった。

3) SOCは看護職・福祉職の患者への態度・援助にどのような効果や影響があるのか

(1) 看護師のSOCと患者の苦痛・痛みの評価

ホールロードとラーソン（Hall-Lord & Larsson）[54]がスウェーデンの看護師（Registered nurses）71人と看護学生（student nurses）184人の合計255人を対象に

した研究では、患者の痛み（pain）や困難（distress）の評価が、病状、年代などの患者側の特性と経験年数やSOCなどの看護師側の要因によってどのように異なるのかについて検証した。患者の事例は年代、性別、疾患のタイプが異なる3事例（事例A：43歳の急性期の男性、事例B：91歳の急性期の女性、事例C：67歳の慢性期の男性）が提示された。患者の苦痛の程度の評価は看護師のSOCにより違いが見られた。すなわち、高いSOCの看護師は急性期（事例A、B）の患者の痛みと困難を低く評価する傾向があった。この理由として高いSOCの看護師は、患者の痛みや苦悩に耐える力および患者を取り巻く環境を肯定的に評価する傾向が示唆される。一方、慢性期の患者（事例C）の痛みと苦悩については高く評価する傾向が見られた。このことは、慢性期の患者の長期にわたる療養生活の状況を急性期の状況よりも困難性が高いと判断し、その困難により共感したためであると考えられる。

　SOCがケアのパフォーマンスに及ぼす機能については、今後の研究課題である。

(2) スピリチュアリティとSOC

　WHO（世界保健機構）は1998年の理事会において健康の概念に身体的、精神的、社会的に加えてスピリチュアルな側面が重要であるという考え方が示され、スピリチュアリティの重要性が広く認められるようになった。メイヤー（Meyer）[55]はスピリチュアリティを「内的平和の経験と人生に意味と目的を供給するもので、他者との内的つながりや自然環境への関心などで表現される」としている。

　緩和ケアにおいては、単に患者の病状や社会的な状況を整えるだけではなく、患者や家族が真に望んでいることに配慮して、死に向かいつつもウェルビーイングであり続けること、QOLを高めることが重要であることから、スピリチュアリティの問題の解決は、心身の問題や社会的問題の解決と同様に重要な課題であると指摘している。近年、看護領域でスピリチュアリティに関する研究が見られる[56]。ポストホワイト（Post-White）ら[57]は、32人のがん患者を対象にインタビュー調査を行い、スピリチュアリティは希望（Hope）を支える概念であり、人生の意味を見出すというスピリチュアリティの概念は、SOCの不可欠な構成要素であるとしている。また、ギブソン（Gibson）[58]は、アフリカ系

アメリカ人とヨーロッパ系アメリカ人の乳がん患者を対象にした調査の結果、SOC とスピリチュアリティ、希望とスピリチュアリティの間で強い相関が見られ、スピリチュアリティと抑うつの間でも強い関連が見られた。これらの関連に人種の違いはなかった。この結果はサンプル数が少ないという制限があるものの、SOC がスピリチュアリティと精神的な健康に影響を及ぼしている可能性を示唆するものである。

(坂野　純子)

【引用文献】
1) Depression and Other Common Mental Disorders. World Health Organization 2017.
2) Kivimäki M, Jokela M, Nyberg ST, et al.: Long working hours and risk of coronary heart disease and stroke: a systematic review and meta-analysis of published and unpublished data for 603, 838 individuals. *Lancet*, 386, 1739-1746, 2015.
3) Liu Y, Tanaka H, The Fukuoka Heart Study Group.: Overtime Work, Insufficient Sleep, and Risk of Non-fatal Acute Myocardial Infarction in Japanese Men. *Occup Environ Med*, 59, 447-451, 2002.
4) 「過労死等防止対策白書」
5) International Labor Organization.: Mental Health in the Workplace. http://www.ilo.org/public/english/employment/skills/disability/papers/ (Jun 1, 2006 accessed).
6) Karasek R.: Job demand, job decision latitude, and mental strain: implications for job redesign. *Administrative Science Quarterly*, 24, 285-308, 1979.
7) Karasek R, Theorell T.: *Healthy work*. Basic Books, New York, 1990.
8) Johnson JV, Hall EM.: Job strain, work place social support, and cardiovascular disease: A cross-sectional study of a random sample of the Swedish working population. *American Journal of Public Health*, 78, 1336-1342, 1988.
9) Siegrist J.: Adverse health effects of high-effort/low-reward conditions. *Journal of Occupational Health Psychology*, 1, 27-41, 1996.
10) Feldt T.: The role of sense of coherence in well-being at work: analysis of main and moderator effects. *Work and Stress*, 11, 134-147, 1997.
11) Gilber O.: Relationship between burnout and sense of coherence in health workers. *Social Work in Health Care*, 26, 39-49, 1998.
12) Hanse JJ, Engstrom T.: Sense of coherence and ill health among the unemployed and re-employed after closure of an assembly plant. *Work and Stress*, 13, 204-222, 1999.
13) Baker M, North D, Smith DF.: Burnout, sense of coherence an sources of salutogenesis in social workers. *Journal of Human Behavior*, 34, 22-66, 1997.
14) Palsson MB, Hallberg IR, Norberg A, et al.: Burnout, empathy, and sense of coherence among Swedish district nurses before and after systematic clinical supervision. *Scandinavian Journal of Carting Science*, 10, 21-26, 1996.
15) Soderfeldt M, Sorderfeldt B, Ohlson CG, et al.: The impact of sense of coherence and high-demand/low-control job environment on self-reported health, burnout and

psychopyhsiological stress indicators. *Work and Stress*, 14, 1-15, 2000.
16) Albertsen K, Nielsen ML, Borg V.: The Danish psychosocial work environment and symptoms of stress: the main, mediating and moderating role of sense of coherence. *Work and Stress*, 15, 241-253, 2001.
17) Kalimo R, Pahkin K, Mutanen P, et al.: Staying well or burning out at work: work characteristics and personal resource as long-term predictors. *Work and Stress*, 17, 109-122, 2003.
18) Ryland E, Greenfeld S.: Work stress and well-being: an investigation of Antonovsky's sense of coherence model. *Journal of Social Behavior and Personality*, 6, 39-54, 1991.
19) Vartera J, Pentti J, Uutela A.: The effect of objective job demands on registered sickness absence spells: Do personal, social and job-related resources act as moderators? *Work and Stress*, 10, 286-308, 1996.
20) Nasermoaddeli A, Sekine M, Hamanishi S, et al.: Job strain and sleep quality in Japanese civil servants with special reference to sense of coherence. *Journal Occupational Health*, 44, 337-342, 2002.
21) Kivimäki M, Kalimo R, Topponen S.: Sense of coherence as a modifier of occupational stress exposure, stress perception, and experienced strain: a study of industrial mangers. *Psychological Reports*, 83, 971-981, 1998.
22) 「医療 IT 産業従事者の労働職場環境調査：健康職場づくりに向けて【調査報告書】」東京大学健康社会学・健康教育学同窓ネット，2012.
23) Antonovsky A.: *Unraveling the mystery of health: How people manage stress and stay well*. Jossey-Bass Publishers, San Francisco, 1987. 山崎喜比古，吉井清子（監訳）：健康の謎を解く：ストレス対処と健康保持のメカニズム．有信堂，東京，2001.
24) 河合薫，山崎喜比古．：新卒社会人の入社後半年間のメンタルヘルスとその関連要因に関する追跡研究：大学の就職準備教育と新入社員への社内サポート体制への示唆．平成14年度修士論文集，東京大学大学院医学系研究科，2003.
25) Kalimo R, Vuori J.: Work factors and health: the predictive role of pre-employment experiences. *Journal of Occupational Psychology*, 64, 97-115, 1991.
26) Feldt T, Kivimäki M, Rantala A, et al.: Sense of coherence and work characteristics: a cross-lagged structural equation model among managers. *Journal of Occupational and Organizational Psychology*, 77, 323-342, 2004.
27) Feldt T, Kinnunen U, Mauno S.: A mediational model of sense of coherence in the work context: a one-year follow-up study. *Journal of Organizational Behavior*, 21, 461-476, 2000.
28) Report of the Director-General "Decent Work - International Labour Conference 87th Session 1999"（ILO）．
29) Cooper CL, Cartwright S.: Healthy mind; healthy organization. A proactive approach to occupational stress. *Human Relations*, 47, 455-471, 1994.
30) Wall TD, Bolden RJ, Borril CS, et al.: Minor psychiatric disorder in NHS trust staff: occupational and gender differences. *British Journal of Psychiatry*, 171, 519-523, 1997.
31) Haynes CE.: Measures of perceived work characteristics for health services research: Test of a measurement model and normative data. *British Journal of Health Psychology*, 4, 257, 1999.
32) Moos RH, Shaeffer JA.: Health care work environments. In Baum A, Newman D, Weinman J, et al. (eds.).: *Cambridge Handbook of Psychology, Health and Medicine*. Cambridge University Press, Cambridge, 1997.

33) Freudenberger HJ, Atreudenberger HJ.: Staff burn-out syndrome in alternative institutions. *Psychotherapy Reserch and Practice*, 12(1), 73-82, 1975.
34) Maslach C.: Characteristics of staff burnout in mental health settings. *Hospital & Community Psychiatry*, 29(4), 233-237, 1978.
35) Maslach C, Pines A.: Burn-out syndrome in day-care setting. *Child Care Quarterly*, 6, 2, 100-113, 1997.
36) Maslach C, Jackson SE.: The measurement of experienced burnout. *Journal of Occupational Behavior*, 2, 99-113, 1981.
37) Acker GM.: The impact of clients' mental illness on social workers' job satisfaction and burnout. *Health and Social Work*, 24(2), 112-119, 1999.
38) van Dierendonck D, Schaufeli WB, Buunk BP.: Burnout and inequity among human service professionals: a longitudinal study. *Journal of Occupational Health Psychology*, 6(1), 43-52, 2001.
39) Arches J.: Social structure, burnout, and job satisfaction. *Social Work*, 36(3), 202-206, 1991.
40) Ben-Zur H, Michael K.: Burnout, social support, and coping at work among social workers, psychologists, and nurses: the role of challenge/control appraisals. *Social work in health care*, 45(4), 63-82, 2007.
41) Takeda F, Ibaraki N, Yokoyama E, Miyake T, Ohida T.: The relationship of job type to burnout in social workers at social welfare offices. *Journal of Occupational Health*, 47(2), 119-125, 2005.
42) Whippen D, Canellos G.: Burnout syndrome in the practice of oncology: results of a random survey of 1000 oncologists. *Journal of Clinical Oncology*, 9, 1916-1920, 1991.
43) Berg A, Hallberg IR.: Effects of systematic clinical supervision on psychiatric nurses' sense of coherence, creativity, work-related strain, job satisfaction and view of the effects from clinical supervision: a pre-post test design. *Journal of Psychiatric Nursing and Mental Health Services*, 6(5), 371-381, 1999.
44) Vachon MLS.: Staff stress in hospice/palliative care: a review. *Palliative Medicine*, 9, 91-122, 1995.
45) Ramirez AJ, Graham J, Richards MA, et al.: Mental health of hospital consultants: the effect of stress and satisfaction at work. *Lancet*, 16, 724-728, 1996.
46) Mallet K, Price H, Jurs S, et al.: Relationships among burnout, death anxiety and social support in hospice and critical care nursing. *Psychological Reports*, 68, 1347-1359, 1991.
47) Baker M, North D, Smith DF.: Burnout, sense of coherence and sources of salutogenesis in social workers. *Psychology*, 34, 1, 22-26, 1997.
48) Gilbar O.: Relationship between burnout and sense of coherence in health social workers. *Social Work in Health Care*, 26(3), 39-49, 1998.
49) Tselebis A, Moulou A, Ilias I.: Burnout versus depression and sense of coherence: study of Greek nursing staff. *Nursing & Health Sciences*, 3(2), 69-71, 2001.
50) Leino-Loison K, Gien LT, Katajisto J, et al.: Sense of coherence among unemployed nurses. *Journal of Advanced Nursing*, 48(4), 413-422, 2004.
51) Harri M.: The sense of coherence among nurse educators in Finland. *Nurse Education Today*, 18(3), 202-212, 1998.
52) Shiu AT.: The significance of sense of coherence for the perceptions of task characteristics and stress during interruptions amongst a sample of public health nurses in Hong Kong: implications for nursing management. *Public Health Nursing*, 15(4), 273-280,

1998.
53) 米山万里枝, 坂野純子 : 新人看護婦におけるストレス対処能力 (SOC) と精神健康度との関連性. 東京大学大学院ライフ研（シニア）第 6 回研究会資料, 2007.
54) Hall-Lord ML, Larsson BW.: Registered nurses' and student nurses' assessment of pain and distress related to specific patient and nurse characteristics. *Nurse Education Today*, 26(5), 377-387, 2006.
55) Meyer CL.: How Effectively Are Nurse Educators Preparing Students to Provide Spiritual Care?. *Nurse Educator*, 28(4), 185-190, 2003.
56) Baldacchino D, Draper P.: Spiritual coping strategies: a review of the nursing research literature. *Journal of Advance Nursing*, 34(6), 833-841, 2001.
57) Post-White J, Ceronsky C, Kreitzer MJ, et al.: Hope, spirituality, sense of coherence and quality of life in patients with cancer. *Oncology Nursing Forum*, 23(10), 1571-1579, 1996.
58) Gibson LM.: Inter-relationships among sense of coherence, hope, and spiritual perspective (inner resources) of African-American and European-American breast cancer survivors. *Applied Nursing Research*, 16(4), 236-244, 2003.

第14章　今後の課題

　本書ではSOCにかかわる理論ならびにSOC研究の対象者をもとに章を構成し、各章内で研究上の到達点についてもわかりやすい解説とともにそれぞれのテーマに関する研究課題についても触れてきた。しかし、各章のテーマ・内容の根底に共通する課題があるようにも見受けられる。

　そこで本書の最後にあたって、ストレス対処・健康生成力概念SOCに関する研究・実践上の課題について、あらためて章組の枠を越えて、別の視点から整理、提示したい。

1. 健康生成論的な発想法やアプローチの普及・適用

　SOCは、強烈なストレッサー（stressor）や持続する逆境（adversity）に直面させられながらも、耐えて心身の健康を保持するばかりか、それを成長・発達の糧に転化して生き抜いている人々や彼らが共通にもつ力や強さに目を向けるという健康生成論的な発想に基づいて見出された一連の概念の中核概念である。このような人生においてまれにしか、あるいは少数の人々しか直面しない強烈なストレッサーや境遇ばかりではなく、人生や人々にあまねく存在するストレッサーや不運・不幸に対して、上手に対処し、少しずつでも成長・発達を遂げていく、まさにそのようにして生きていく営みとそれを推進する力といった人々と人生のポジティブな側面に光をあてたり働きかけたりするのが健康生成論的な発想法でありアプローチ（接近方法）である。

　SOCの出自領域であるストレス研究分野を見ても、発病や健康破綻、家族崩壊などをもたらした要因の探究を目指す疾病生成論的アプローチの研究が依然として圧倒的多数であり、それをもたらした要因であるストレスフルイベン

トに直面させられても、それに負けず打ちのめされず、崩壊を免れているばかりか、よりよく生きることへと向かうことができている人々とその要因の解明を目指す研究はまだまだ少数である。

　また、病い体験（illness experience）の研究分野においても、慢性疾患を抱えることは症状に悩まされること以外に、自己や人生に様々な困難がもたらされることを意味する、病むとはどういうことなのかを記述解明する研究がほとんどである。しかし、そうした様々な困難に日々対処し、病いとともに生きていこうとしている、病いある人生の再構築を図る営みとその成否を分ける要因にはあまり光があてられてこなかった。健康生成論的アプローチは、病いある人生の大変さの理解と軽減を目指してきた従来の科学に加え、病いある人生の再構築を応援する科学を拓いてくれることが期待できる。

　このほか、障害者福祉研究、家族特にいわゆる病人家族・障害者家族や遺族研究などにおいても然りである。健康生成論的な発想法やアプローチの普及と広範な研究と実践分野への適用が期待される。

（山崎　喜比古）

2. SOCを向上させる要因探索とプログラムの開発

1）健康生成論とSOCに関する研究の今後

　健康生成論ならびにSOCに関する研究の今後の課題の大きな柱の一つは、本書の各著者の言葉にもあるように、SOCの向上のためのプログラムの開発、SOCを強く育む環境整備の方策、にある。エリクソン（Eriksson, M.）とリンドストロム（Lindsröm, B.）[2]のシステマティックレビュー、および本書第5章で見てきたように、SOCがストレス対処力機能、ならびに健康保持機能を有していることは明白になってきている。このSOCの高低を規定する要因や変動を促す要因の探索、SOCを高める介入方策の開発、つまり健康生成モデルにおける左半分の部分の解明が残された課題の一つである。

2）SOCの形成・発達・向上の要因の探索

　第3章ならびに第9章で見たように、SOCの形成・発達においては成育環

境と汎抵抗資源とが大きくかかわる。例えば、家庭における親の養育態度、出身家庭の社会経済的地位が大きくかかわることがわかってきた[3-5]。また、思春期ならびに成人後においても良好な心理社会的な生活環境の認知がSOCの向上にかかわること[6-8]がわかっている。

そこで、SOCの高低を規定し、上昇的変化を促す要因としてのより具体的な心理社会的環境の同定が必要である。例えば、職場環境においては、上司のリーダーシップのある職場であったり、失業の恐れがない職場であったり、学校では教師や生徒から受け入れられている（と思う）こと、など、より詳細な状況を明らかにすることが必要である。これは、SOCの本質にある三つの感覚（把握可能感、処理可能感、有意味感）に直接働きかける人生経験になりうる環境知覚である一方で、それぞれの感覚が働くことで知覚できた環境でもある。いわばSOCにきわめて近い知覚であって、抽象度の高いSOCがより具体化されたものと解釈することもできるだろう。

こうした検討通じてSOCの形成や向上を促す環境であることが同定された場合、その環境整備に向けた取り組み、つまり、SOCそのものを向上させることにつながる取り組みを実施することが可能である。これには研究的な介入プログラムの開発だけではなく、職場改善や教育現場の改善など、業務レベルでの活用も期待できる。介入研究のみならず、実践報告や事例研究などの報告の蓄積が期待される。

3）多種多様な介入プログラムの開発の必要性

SOCを向上させることは、生活経験に基づいた世界観や人生観を変更させることに近い。したがって例えば一度や二度のカウンセリングでは期待できず、介入者は長期的にかかわり続けなければならない。また、良好な経験を必要とするために、経験につながる生活環境（家庭・地域・職場・学校等）そのものの変更も必要となる。したがって、明らかにされているSOCの形成・発達につながる要因を踏まえて、SOCを向上させるための、家庭・地域・職場・学校づくりという観点からの介入プログラムの開発が必要であろう。また、こうしたSOC向上に向けた介入プログラムは、必ずしも独善的で画一的なものではなく、プログラムの参加者自身の価値観や嗜好性に基づいて選択できるような

多種多様なプログラムが必要である。例えば、SOCにある三つの下位要素別アプローチによるプログラムや、その人、その時間、その場所に合わせたような内容など、多角的に多様な介入プログラムを開発し、展開していくことが期待される。

3. SOC の臨床的な活用に向けて

1) SOC の向上につながった症例報告を蓄積していく

臨床場面における対象者把握・アセスメントの目的でクライアントのSOCスケールスコアを算出し、SOCの高低を踏まえたうえで援助計画に生かすということは、一見可能であるかのように見える。しかしながら、低いSOCの人に対してどのような支援、介入プログラムが有効であるかというエビデンス（科学的根拠）は皆無なのが現状である。したがって、現段階では援助者の知識と経験と技術に頼らざるをえない状況である。そこで、低いSOCを有するクライアントに対して、保健医療福祉分野における援助はどのようにかかわり、その後のクライアントの変化はどのようなものであったかについて、症例報告を積み重ねていくことが必要であろう。そして蓄積された症例報告を総合することによる介入プログラムを開発していく作業もまた重要であろう。

2) SOC スケールの活用と開発の必要性

介入プログラムの評価にせよ、事例研究における対象者の評価にせよ、SOCスケールの活用は必須である。筆者らが実施した13項目版SOCスケールならびに3項目版SOCスケールの全国調査結果による標準得点を踏まえて評価すること（一例としては平均を50点、標準偏差10点の偏差値換算にして用いること）[3,9]は、SOCの高低の絶対評価につながり有用であるといえる。

現在使用されているSOCスケールであるSOC-13あるいはSOC-29の信頼性と妥当性は概ね問題ないとされている[10]。しかし、筆者らが研究をするなか、SOCスケールの日本語内容の難解さについて繰り返し指摘をされてきた。日本語訳が悪い、とか、もう少しわかりやすい言葉で項目が表現できないか、という意見が多くあるのも事実である。アントノフスキーが作成したSOCスケー

ルは、ナラティブデータをプールした項目を用いた多項目スケールではない。第2章で見たように、五つの軸を設定し、各軸には三つのファセットを設定することで、$3^5 = 243$の組み合わせにより項目を用いるという演繹的な方法で作成された。しかも、属性やシチュエーションによらず人類共通に使用可能であることを念頭に作成された尺度である。したがって、人間の生活・人生に関するきわめて抽象的な問いとなっているため、簡単であるという人もいれば難しく感じる人もいる。これを具体的なレベルに落とし込むとなると、人種や文化のみならず、地域や世代など様々な要素により適用に制限が生じる。つまり必ずしも訳の問題ではなく、尺度の適用可能な範囲を広げるため、抽象化した表現にとどめていることが、難解という感想が生じる最大の理由であるといえよう。

　このことを逆手にとると、帰納的に、あるいは具体的なレベルに落とし込んだ形で、対象者の範囲を限定する形でSOCスケールを開発することは可能である。実際に第9章で見たように児童向けSOCスケールがある。ほかにも例えば、後期高齢者向けなど、発達段階別にも作成することも可能であろう。あるいは、がん患者向け、終末期患者向け、統合失調症患者向け、など患者の種類によっても区別して評価できる尺度を作成することも可能であろう。一般と比較することが目的ではなく、SOCの向上に向けた取り組みの評価の目的であれば、こうした様々なシチュエーション別にSOC評価法があるほうがよいのではないだろうか。

　また、現行のSOCスケールは古典的テスト理論をベースに作成されたもので29項目が最大の項目数となっている。しかし、項目反応理論を活用したSOC評価を検討していくことも課題である。少なくとも、先ほどのファセットアプローチで産出された組み合わせである243通りの項目プールを作成したうえで、項目パラメータを算出し、測定、評価を行っていくことも可能である。今後さらに精緻かつ正確なSOCの評価を行っていくうえではこうした取り組みもまた必要になってくるといえよう。

3）　スクリーニングツールとしてのSOCスケールの活用可能性

　SOCは客観的・主観的な健康や、発達・環境への適応状態の予測力を有し

ていることがわかっている。このことから、SOCスケールをスクリーニングツールとして用いることも可能ではある。例えば、低いSOCを有することで、ひきこもりやドロップアウトが生じる危険性を有していることから重点的に見守りや支援を行っていく、という対応を考えることができる。この際に二つの課題が考えられる。一つは、何を予測するか、という点、もう一つは何を支援するか、という点である。

　何を予測するか、については、きわめて複雑な現象か単純な現象か選択を迫られる。高いSOCを有することによってもたらされるのは、健康生成論の健康、つまり、健康―健康破綻連続体の健康の極に近づくことである。この健康生成論における健康は、疾病生成論的な健康とは大きく異なり、近年新たに提示された健康の定義である「適応しセルフマネジメントする能力」[11]に近い。人間はきわめて多岐にわたる環境に適応し、様々な側面でセルフマネジメントをしているため、SOC自体はあらゆるものを予測しうる。しかし、もし特定の現象のみを扱うのであれば、もう少し具体的なツールでもよいのではないだろうか。例えば引きこもりの予測やメンタルヘルスの予測についてはすでにいくつかツールが提案されている。

　また、スクリーニングにより該当者となった者に対して、何を支援すればよいのか、支援方策の存在がスクリーニングと同時に必要となる。しかし簡単には支援方策を提示することはできないし、最終目的をどこに据えるのかを明確にしておく必要もある。例えば、SOCによってある社員のドロップアウトの見込みが高いことが明らかとなった場合、例えばドロップアウトしないような見守りやサポートネットワークの構築の支援を行ったとして、その後は何もってその結果を評価していくのだろうか。SOCを向上させ、今後スクリーニングにかからないようにすればよいことなのだろうか。整理が必要になるだろう。SOCの向上につながる介入プログラムの提供、向上が見込めるケアの提供など、一定のエビデンスに基づいた支援的介入をセットで検討・導入することが必須となるだろう。

　他方、入試や人事採用にSOCを使用したいと考える学校・企業があるかもしれない。高いSOCである人が多いことは、その学校側や企業側が求める生産性に寄与するかといえば必ずしもそうではないことに注意する必要があろ

う。例えば、高い SOC の人は複雑で面倒な仕事を挑戦と見なす場合と、その仕事を自己の関心外に追いやり回避する場合と少なくとも二つが考えられ、どちらになるかは SOC スコアだけでは判断はできない。したがって、SOC は、既存の人事考課の指標にあるていど影響を及ぼすことはあっても、人事考課指標そのものとしては不向きであるといえる。なお、SOC スケールは研究・教育目的以外の使用は原則として認められていない。

　SOC はその人が生き生きと生きることができる源となる力であり、スピリチュアルに健全な生を表す概念の一つといえる。いわば人権として重要なのであって、SOC の高さに投資することで短期的にはそれ以上の利益の回収を見込めるとは限らない。したがって、保健、医療、福祉をはじめとする臨床分野において介入プログラムの開発とそのエビデンスの蓄積が期待されている。

4. SOC の機能・効果に関する検証

　ここまで SOC の形成・発達に関する介入プログラムの開発と、臨床的な活用に向けて話を進めてきたが、同時並行して、SOC の機能・効果に関する検討のうち、まだ十分でない課題もある。

　第 3 章で触れたように、SOC とナチュラルキラー細胞（Natural Killer Cell; 以下 NK 細胞）活性との関連性を実証した研究のうちの一つは、ストレッサーと NK 細胞の関係を緩和するという内容であった。アントノフスキーはパーソナリティと NK 細胞活性との関係についての研究成果を述べたうえで、SOC が高いことにより NK 細胞活性も高い状態を維持でき、健康状態の維持につながっているという仮説を述べている[1]。

　非特異的免疫である NK 細胞の活性状態と発がんに関してはかなりのエビデンスが蓄積されている一方で、急性ストレッサーや慢性ストレッサーを多く経験した人で NK 細胞活性が下がるという報告も多く見られている。したがって、がんの死亡率に対し強力な予測力を有する SOC は、ストレッサーと NK 細胞活性そしてがん罹患のメカニズムにおいてどのようにかかわってくるのか、今後の検討が期待される。

　また、自律神経系の活性、内分泌系の活性と SOC との関係について、第 5

章で概観したが、まだ十分なエビデンスがあるとはいえない状況である。少しずつ検討がされつつあるが、副交感神経系の活性や、コルチゾル濃度との関連については今後さらなる検討が必要と考えられる。そのほかにも中枢神経系の機能とSOCとの関係について、例えばSOCが高い人における感覚は大脳機能と密接な関連をもつことが推察される。しかしながらSOCが高い人における中枢神経機能の特徴や、関連性についてはこれまでにまったく明らかになっていない現状である。

このように、SOCから疾患発生の間の神経的・生理学的メカニズムにおいてどのようなプロセスでどのように機能しているのか、どこに作用しているのか、その解明はほとんど行われていない状況にある。この点もまた今後の課題といえよう。

5. 集団レベルのSOCの検討

SOC概念は健康生成モデルにおいては個人レベルのものであったが、例えば地域レベルで考えた場合、その地域が直面したストレッサーに相当する難題をその地域が有するストレス対処能力を駆使して処理するということは十分に考えられる。実際にアントノフスキーは集団レベルのSOCが存在することを、社会学者デュルケイムや組織社会学の理論に基づいて提言し[1]、集団のSOCが個人の健康に影響する可能性に言及している（p206）。さらに、パーリン（Perlin, L.）の集合ストレッサー（Collective stressor）概念[12]に言及し、集合体全体が直面する問題には個人のSOCよりも集団のSOCがより重要であると述べている（p208）。

その一方でアントノフスキーは、集団のSOCを考える場合におけるいくつかの問題点を挙げている[1]。一つは何を集団と見るかという点である。ここでは、家族や小さな地元の団体、仕事上、交友上の集団、あるいは、開拓者コミュニティ、貧困者のコミュニティを例に挙げている。つまり共通する特徴をもつことで結びついている集合体であることが前提で、集合体の集団意識が存在して初めて集団のSOCについて語ることが可能であると述べているのである。したがって、あまりにも大規模で複雑多様な集合体を集団を単位としたSOC

の適用は難しいとしている (p204)。また、単位とする集合体は、比較的安定し、何年にもわたって持続している社会的状況の一貫性が存在することを、集団のSOCを検討するうえでの前提としている (p204)。

次に、集団におけるSOCの強弱をどのように見るか、という点である。集団の構成員の個々のSOCが全体として高い状態、つまり各人が世界を把握可能で処理可能で有意味と見なし、この認識の高い一致度が見られる際に、集団におけるSOCが高い状態と考えられる。しかし、SOCが弱い状態の定義が難しく、単位とする集団の構成員のSOCスコアの分散が大きい状態、つまり、構成員各人の首尾一貫した世界観にばらつきが大きい状態なのか、SOC値が全体として低い状態、つまり、構成員各人の世界観が全体として首尾一貫としていない状態なのかがわからないと述べており (p203)、アントノフスキー自身も述べているようにこの点は未整理に終わっている。

集団レベルのSOCは、昨今着眼が進む、地域づくりあるいは職場づくり、学校（学級）づくりといったコミュニティエンパワメントの観点からも重要なキーワードになってくると思われる。しかし、上記に示してきたように、まずは、集団のSOCはどのような単位で適用可能なのか、そして集団のSOCの高低はどのように測ればよいのか、理論的な整備と測定方法論の確立を急ぐ必要があろう。近年注目が進む、いわば集団レベルの汎抵抗資源ともいえるソーシャルキャピタル（社会関係資本）との関係性も含めて、今後詳細な分析、検討が期待されよう。

（戸ヶ里　泰典）

【引用文献】

1) Antonovsky A.: *Unraveling the mystery of health: How people manage stress and stay well*. Jossey-Bass Publishers, San Francisco, 1987. 山崎喜比古, 吉井清子（監訳）: 健康の謎を解く：ストレス対処と健康保持のメカニズム. 有信堂, 東京, 2001.
2) Eriksson M, Lindström B.: Antonovsky's sense of coherence scale and the relation with health: a systematic review. *Journal of Epidemiology and Community Health*, 60(5), 376-381, 2006.
3) 山崎喜比古, 戸ヶ里泰典.: 健康生成力SOCと人生・社会. 有信堂, 東京, 2017.
4) 戸ヶ里泰典.: 20～40歳の成人男女におけるsense of coherenceの形成・規定にかかわる思春期及成人期の社会的要因に関する研究. 東京大学大学院医学系研究科博士論文, 2008.

5) Togari T.: Do social factors in adolescence and adulthood foster a sense of coherence? – A 2-year follow-up study of Japanese men and women. *Journal of Open University of Japan*, 33, 27-43, 2015.
6) 戸ヶ里泰典.: 高校生におけるsocの変動とその要因. 思春期学, 33(1), 21-28, 2015.
7) 戸ヶ里泰典.: 小・中学生時の経験は高校生のSOCに関係するのか. 山崎喜比古, 戸ヶ里泰典（編）.: 思春期のストレス対処力SOC. 東京, 有信堂, 109-123, 2011.
8) 戸ヶ里泰典.: 一般成人男性における心理社会的職場特性と精神健康との関係におけるsense of coherenceの媒介効果：JLPS調査データによる3時点cross-lagged modelを用いた検討. 理論と方法 (*Sociological Theory and Method*), 27(1), 41-61, 2012.
9) 戸ヶ里泰典, 山崎喜比古, 中山和弘, 横山由香里, 米倉佑貴, 竹内朋子.: 13項目7件法Sense of Coherenceスケール日本語版の基準値の算出. 日本公衆衛生雑誌, 62(5), 232-237, 2015.
10) Eriksson M, Lindström B.: Validity of Antonovsky's sense of coherence scale: a systematic review. *Journal of Epidemiology and Community Health*, 59(6), 460-466, 2005.
11) Huber M, Knottnerus JA, Green L, et al. How should we define health? *BMJ*. 343(jul26 2), d4163-d4163, 2011.
12) Perlin LI, Schooler C.: The structure of coping. *Journal of Health and Social Behavior*, 22, 337-356, 1981.

改訂版　あとがき

　W・S・モームの自伝小説 "*Of Human Bondage*"（邦題『人間の絆』）にはたいへんに有名な以下の一節がある。
　Money is like a sixth sense without which you cannot make a complete use of the other five.
　私のような研究者には、この "Money" とは、汎抵抗資源の象徴で、"sixth sense" とは SOC に近い感覚を指しているように読める。つまり、汎抵抗資源があることで第六感的なものにつながり、それによりわれわれの五感（＝生）は輝く。この一節はいわば健康生成モデルの縮約なのではないかと。
　しかし、この台詞には文脈があり、画学生であった主人公に対して絵画教師が言い放った台詞である。主人公は育て親である牧師の伯父のもとを離れ、紆余曲折の後に絵画で大成することを夢見てパリで画学生生活を始めるが、生活に困窮するうえ、自身に画家としての芸術的才能があるのかわからない不透明な生活をしていた。そのなかで知己の画学生の自殺を目の当たりにし、苦悶するなか、君には才能はない、という言葉とともに彼に生きる一縷の望みを与えてくれた言葉の一つがこの一節である。これを機に主人公は、哲学書を貪り読み、ダーウィンの「種の起源」にも感銘を受け、一つの境地 "Follow your inclinations…（汝の欲するところを為せ）." に至る。そして彼は囚われていた、不滅の作品を描き画家として成功をする「幸福」や重たい人生の「意味」という幻影からの解放を得る。人生にはそうした確固たる「意味」はないと。そして人生とはペルシャ絨毯の模様意匠のようであって、人それぞれが好みの意匠を織りなしていけばよいと。人生とは大そうなものでもなく、人はそれぞれで、自分は自分である、という新たな人生の幸福と意味を得ることになる。英文学者の中野好夫はこれを一言、臨済禅の「柳は緑花は紅」の境地と評した（"*Of Human Bondage*" というタイトルもスピノザの『エチカ』第4章のタイトルより引用さ

れたものといわれている。『エチカ』では「人間の隷属について」などと和訳されることが多い)。

　最近私がこの一節に思うのは、疾病生成論から健康生成論への転換は、この、かつてモーム自身が若かりし頃に囚われていた、人生の意味、という幻影からの解放に近いのではないか、ということである。例えば病気は治さなければならない、障害は克服しなければならない、というのも幻影なのではないだろうか。病気であっても、障害があっても、モノやカネというと、ある種、俗な印象が付きまとうが、そこにうまく頼れ、あるいは人にうまく頼り、生き生きと輝くことができるのであれば、それでよいのではないか。

　『人間の絆』は今からちょうど1世紀前に執筆された小説であるが、いまだに多くの読者の心を惹き続けている作品である。健康生成論とSOCも同様に、今後50年100年と光を放ち続けるに違いないだろう。本書もそれにあやかり、看護、保健、医療、福祉をはじめ、人文科学系から自然科学系の多岐にわたる領域における健康生成論とSOCに関する研究に携わる方々に対して、長きにわたってその助けになり続けてほしいと、心より願うばかりである。

　本書改訂にあたっては様々な方にお世話になった。まず、SOC研究全国ネットワークメンバーの方々との定例研究会におけるディスカッションは本改訂作業の礎になっている。SOC研究会運営委員であった、井田浩正先生、清水準一先生、高橋ゆかり先生、竹内朋子先生、友常佑介先生、藤島麻美先生、益子友恵先生、御子柴裕子先生、山田恭久先生（五十音順）は本書の事実上の共著者といっても過言ではない。また、SOC研究会に替わって議論の場となった日本公衆衛生学会総会における自由集会ならびにシンポジウム、日本保健医療社会学会ラウンドテーブルディスカッション、日本産業衛生学会の自由集会のそれぞれでお世話になった先生方からは、様々な観点からの話題提供、多くの建設的なコメントを頂いた。なお、初版第12章の執筆者である小林美智子先生は今回の執筆参加が叶わなかったが、初版における先生の執筆内容のエッセンスは本改訂書においても脈々と受け継がれている。以上の先生方はじめ関係したあらゆる先生方にはここに謹んで深く御礼を申し上げる。

　最後に、本改訂書の刊行を支えていただいた有信堂高文社には、筆頭編者で

ある山崎らによる訳書『健康の謎を解く』を皮切りに、その後私たちによる『ストレス対処能力SOC』『思春期のストレス対処力SOC』『健康生成力SOCと人生・社会』を刊行していただき、今現在もなお、日本における健康生成論とSOCの導入と展開という大きな役割を担っていただいている。本改訂版に関しても、初版を改訂したいというわれわれの勝手な思いとは裏腹に原稿が遅滞してゆく状況に辛抱深く向き合っていただき、丁寧な校正・編集とともに温かい激励の言葉をかけていただいた。ここに、社長の髙橋明義氏をはじめとする有信堂高文社社員の皆様に、執筆者を代表して心からの御礼を申し上げたい。

2019年1月吉日

戸ヶ里　泰典

執筆者紹介（五十音順）

石橋　朝紀子　東京大学大学院医学系研究科家族看護学分野　研究生／元 日本赤十字九州国際看護大学　教授　　　　　　　　　　　　　　　　　　　　第10章（共著）

蝦名　玲子　グローバルヘルスコミュニケーションズ　代表／クロアチア・ヘルスプロモーション基金　代表　　　　　　　　　　　　　　　　　　　　　　　　　　第8章

大井　雄一　筑波大学　産業精神医学・宇宙医学グループ　助教／医局長
　　　　　　　　　　　　　　　　　　　　　　　　　　　　第4章—2〜5（共著）

河合　薫　文筆家／健康社会学者　　　　　　　　　　　　　　　　　第13章—1

坂野　純子　岡山県立大学保健福祉学部保健福祉学科　教授　第7章—1、2、第13章—2

笹原　信一朗　筑波大学　産業精神医学・宇宙医学グループ　准教授　第4章—2〜5（共著）

津野　陽子　東北大学大学院医学系研究科保健学専攻　講師　　　　第5章—2、第6章

戸ヶ里　泰典　放送大学　教授　　　　第1章（共著）、第2章、第3章、第4章—1、
　　　　　　　　　　　　　　　　　　第5章—1、第9章—1、2、第14章—2〜5

朴峠　周子　人間総合科学大学人間科学部　講師　　　　　　　　　　　　　第12章

本江　朝美　横浜創英大学看護学部基礎看護学／大学院看護学研究科ケア技術学　教授　第11章

山崎　喜比古　日本福祉大学社会福祉学部　大学院特任教授／元 東京大学大学院医学系研究科健康社会学／健康教育・社会学　教室主任　　第1章（共著）、第9章—3、第14章—1

横山　由香里　日本福祉大学社会福祉学部　准教授　　　　　　第7章—3、第10章（共著）

索 引

人 名

アルビズドッター（Arvidsdotter, T.） 68
アルベルトセン（Albertsen, K.） 212
アルヤーゴン（Al-Yagon, M.） 111, 114
アーロン・アントノフスキー（Aaron Antonovsky） 3
エリクソン（Eriksson, M.） 27, 144, 234
エリクソン（Eriksson, EH.） 44, 189
オレム（Orem, PE.） 163
ガットマン（Guttman, L.） 25
カラセック（Karasek, R.） 210
カリモ（Kalimo, R.） 212, 217
カルフーン（Calhoun, LG.） 139
キビマキ（Kivimäki, M.） 208, 214
クーン（Khoon-Kiat, T.） 184
グロホルト（Grohølt, EK.） 110
コーエン（Cohen, S.） 85
コフート（Kohut, ML.） 64
サーティス（Surtees, PCT.） 82, 84
サギー（Sagy, S.） 47, 114, 138
ズノイ（Znoj, H.） 121
スババルスドッティル（Svavarsdottir, EK.） 110
セグリスト（Siegrist, J.） 211
テイラー（Taylor, JS.） 159
ルネ・デュボス 10
トルシェイム（Torsheim, T.） 35
パーリン（Perlin, L.） 240
ハブロー（Habroe, M.） 113
バンデューラ（Bandura, A.） 69
フーバー（Huber, M） 7, 164
フェルト（Feldt, T.） 28, 154, 214, 218, 219
フォルスベルグ（Forsberg, KA.） 67
ポピウス（Poppius, E.） 79, 82
マスラーク（Maslach, C.） 222
マルガリット（Malgalit, M.） 112
ランゲランド（Langeland, E.） 65, 69
リンドストロム（Lindsröm, B.） 144, 234
ルンドベリ（Lundberg, O.） 33, 47

ア 行

REAP（Resource Enhancement and Activation Program） 184
RCT（Randomized Control Trail，無作為比較試験） 62, 184
アイデンティティ 127
アタッチメント 160
アドヒアランス 90, 92
アルコール摂取 91
安心の感覚 19
ERI モデル（努力―報酬不均衡モデル） 211
生きる力 13, 15
育児ストレス 110
意思決定 200
意思決定への参加経験 48, 49
遺族 120
一貫性 138, 162, 189
一貫性の経験 42, 166
医療 IT 産業従事者 214
医療化 7
医療従事者 149
院内学級 168
ウェルビーイング 31
う蝕 91
うつ病 81, 207
エイズ（AIDS; 後天性免疫不全症候群） 121, 150
AIDS 発症 153, 154
HIV 感染者 121
HIV 感染被害者遺族 121
HIV 陽性者 145, 147, 148
HCV 感染 155
SOC
　SOC 3, 11, 21
　SOC 3 -UTHS 33
　SOC 尺度 12
　SOC-13 28, 32, 236
　SOC スケール 25, 236
　SOC スケールの信頼性と妥当性 27
　SOC-29 28, 32, 236

    SOC の堅い（rigid）人　　　　　17
    SOC の形成　　　　　　　　　　22
    SOC の強い（strong）人　　　　17
    SOC の発達　　　　　　　　　　42
エスノグラフィー　　　　　　　　128
NK 細胞 → ナチュラルキラー細胞
FTT（Failure to thrive）　　　　　　159
炎症性腸疾患　　　　　　　　　　145
エントロピー　　　　　　　　57, 180
老い　　　　　　　　　　　　　　177
overwork　　　　　　　　　　　208
オタワ憲章　　　　　　　　　　　10

カ 行

外的資源　　　　　　　　17, 69, 104
外的リソース → 外的資源
介入プログラム　　　　　　　64, 235
回避的，逃避的あるいは消極的対処　16
カオス　　　　　　　　　　　　　180
学習性の感覚　　　　　　　　　　22
確証的因子分析　　　　　　　　　28
学童期　　　　　　　　　　　　　168
過小負荷と過大負荷のバランス　　　44
家族 SOC（family sense of coherence;
    FSOC）　　　　　　　　　　116
学校所属感覚　　　　　　　　　　49
家庭環境　　　　　　　　　　　　48
家庭環境尺度　　　　　　　　　　112
カラセック拡大モデル = Karasek's ex-
    tended model　　　　　　　　211
過労死　　　　　　　　　　207, 208
看護師　　　　　　　　　　149, 150
看護職　　　　　　　　　　　　　222
間主観　　　　　　　　　　　　　　8
緩衝効果　　　　　　　　　　　　88
肝臓疾患　　　　　　　　　　　　154
冠動脈疾患　　　　　　　　　　　208
キーリソース　　　　　　　　　　150
基準関連妥当性　　　　　　　　　29
キブツ　　　　　　　　　　101, 112
逆境（adversity）　　　　　　　　233
QOL → クオリティオブライフ
旧ユーゴ紛争　　　　　　　　　　128
境界　　　　　　　　　　　　　　133
強制収容所　　　　　　　　　　　127

クオリティオブライフ（Quality of Life;
    QOL）　　　　　　　8, 31, 144, 163
クライアント　　　　　　　　　　236
クロアチア紛争　　　　　　　　　128
クロンバックの α 係数　　　　　　27
経営方針　　　　　　　　　　　　220
経済的安定　　　　　　　　　　　134
結果形成への参加　　　　　　　　189
結果形成への参加経験　　　　43, 165
欠勤　　　　　　　　　　　　　　212
健康
    健康関連行動　　　　　89, 93, 197
    健康─健康破綻連続体　　　77, 238
    健康行動　　　　　　　　　　77
    健康資源　　　　　　　　　　105
    健康職場（Healthy organization）221
    健康促進資源　　　　　　　　105
    健康な生活　　　　　　　　　　8
    健康に生きる力　　　　　　　13
    健康日本 21　　　　　　　　　10
    健康の定義　　　　　　　　　238
    健康要因（サリュタリーファクター）5, 6
健康生成
    健康生成モデル　　　　　　　19
    健康生成論　　　　　　3, 78, 143, 238
    健康生成論的（サルートジェニック）マ
        トリクス　　　　　　　　160
    健康生成論的アプローチ　　6, 234
口腔ケア　　　　　　　　　　　　91
公衆衛生　　　　　　　　　　　　　5
行動能力　　　　　　　　　　　　13
項目反応理論　　　　　　　　　　237
コーピング方略 → 対処方略
国際比較　　　　　　　　　　　　106
個人主義的傾向　　　　　　　　　107
個人的達成感　　　　　　　　　　222
子育てパターン　　　　　　　22, 114
骨髄移植　　　　　　　　　　　　163
古典的テスト理論　　　　　　　　237
孤独感　　　　　　　　　　　　　111
コルチゾル　　　　　　　　　　　240
混沌（chaos）　　　　　　　　　　180
コンプライアンス　　　　　　　　93

サ 行

再構築　123, 148
再テスト信頼性係数　28
裁量度　209
サクセスフルエイジング（successful aging）　189
差別　123
差別・偏見　148
サポートネットワーク　238
サリュタリーファクター → 健康要因
サルトジェニック・カフェ　71
サルトジェニック・トークセラピー・グループ　71
サルトジェニックな考え方　72
GRRs → 汎抵抗資源
GHQ（General Health Questionnaire）　153, 224
CD 4 細胞数　153
JD-C モデル　210
資源理論　102, 150
志向性　11
自己管理　162
自己効力感　50, 69, 91, 104
仕事
　仕事上の喜びや誇り　46
　仕事の自由裁量　45
　仕事の複雑さ　46
　仕事の要求度　209
思春期　44, 56, 136, 194
自尊感情　91, 101
自尊心　189
失業　134
質的研究　148
疾病生成論　3, 78, 143
児童・思春期向け SOC スケール（CSOC-13）　35
児童用 SOC スケール日本語版　201
死亡率　81, 82
社会
　社会階層　45
　社会規範　45
　社会経済的地位　48
　社会参加　181
　社会的孤立　124
　社会的選別　123
　社会文化的背景　103
尺度（スケール、ものさし）　12
尺度標準化　32
集合ストレッサー（Collective stressor）　240
自由裁量度　46
集団主義的傾向　107
集団レベルの SOC　240
受診行動　90
手段的サポート　199
循環器疾患　82
障害児　110
生涯発達　21
情緒的サポート　199
情緒的疲弊感　222
情動中心型対処　16
小児がん　168
情報的ネットワーク　216
職場
　職場環境　50, 51, 219, 235
　職場風土　214
　職場への影響力　209
職務保障　46, 50, 209, 220
処理可能感（sense of manageability）　11, 57, 194
自律神経系　239
自律性　189
鍼灸治療　68
心筋梗塞　208
人事異動　219
人事採用　238
心身症　148
人生経験　39, 59, 185
身体活動　183, 197
心的外傷後ストレス障害（Post traumatic stress disorder; PTSD）　30, 86, 145
心的外傷後成長　138
信頼する他者　137
信頼のおける他者（legitimate others、正統他者）　18
心理社会的ウェルビーイング　88
睡眠時間　197
スクリーニングツール　238
スティグマ　147, 148

250　索　引

ストレス
　ストレス関連症状　212
　ストレス関連成長（stress-related growth）　10
　ストレスプロセスモデル　78, 86
ストレッサー（stressor）　9, 13, 42, 195, 233
ストレングスモデル　10
スピリチュアリティ　190, 227
成果主義　207
生活習慣　194, 198
生活世界　22
成功体験　21, 22, 50
性差　100
成人期　56
精神健康　212
生存曲線　177
セルフエスティーム（self-esteem、自尊感情）　12, 18
セルフエフィカシー（self efficacy、自己効力感）　12, 18
セルフケア　90, 92
セルフケアプログラム　184
Sense of Coherence → SOC
喘息　110, 164
先天性心疾患　148
ソーシャルキャピタル　241
ソーシャルサポート　31, 199
ソーシャルサポートネットワーク　19
組織風土　218
組織文化　220

タ　行

対処
　対処（coping）　16
　対処資源　17
　対処戦略　→　対処方略
　対処方略（coping strategy）　16, 31, 103
代理体験　69
体力　13
脱人格化　222
WHO　7, 10
探索的因子分析　28
短縮版SOCスケール　33
弾力性　→　レジリアンス
地域　102

秩序　180
中枢神経　240
直接効果　212
ディーセント・ワーク（Decent Work）　221
ディス―イーズ（dis-ease）　6
てんかん　110
統御感（sense of control; sense of mastery）　18, 82
統合的ストレスプロセスモデル　85, 86
当事者参加型リサーチ　151
糖尿病　80, 92, 110
同僚や上司との関係　209
トークセラピー　68
都市　103
トラウマ後成長　121
ドロップアウト　238

ナ　行

内的資源　17, 69, 104
内的リソース → 内的資源
内分泌系　239
ナチュラルキラー細胞（Natural Killer Cell; NK細胞）　84, 181, 239
乳がん　145
入試　238
乳幼児　193
人間関係　218
忍耐力　164
ネガティブ感情　85, 87
脳卒中　208
農村　103
脳由来神経栄養因子　84

ハ　行

把握可能感（sense of comprehensibility）　11, 57, 193
perceived positive change　153
ハーディネス　150
バーンアウト　30, 222
働きがい　220
白血病　163
発達課題　44, 56, 168, 189
発達段階　189
歯磨き　198
パラダイムシフト　10

索引　251

バランスのとれた負荷	165, 189
汎抵抗欠損（General Resistance Deficits; GRD）	42
汎抵抗資源（generalized resistance resources; GRRs）	17, 19, 39, 40, 42, 99, 105, 114, 146, 215, 235
PTSD → 心的外傷後ストレス障害	
PTSD 様症状	123
非加熱血液製剤	121
非加熱濃縮血液製剤	150
病気欠勤	81
ファセットアプローチ	25, 26
不安	30, 212
福祉職	222
負のエントロピー	57
不眠	213
文化	99
文化間比較	99, 106
ヘルス・イーズ（health-ease）	6, 8
ヘルスプロモーション	7, 10
ヘルスリテラシー	149
防衛能力	13
ポジティブ心理学	10

マ　行

マッピングセンテンス	25, 26, 62
慢性疾患	234
慢性疾患患者	146
慢性心疾患	79, 145
問題中心型対処	16
薬害	
薬害 HIV 感染患者	151
薬害 HIV 感染生存患者	151
薬害 HIV 感染被害者	144
病い	
病い体験　→　病いの経験	
病いの経験	147, 234
有意味感（meaningfulness）	11, 57, 178, 194
友好的ネットワーク	217
輸入非加熱濃縮血液製剤	121
養育態度	114
幼少期	136
抑うつ	212
予防医学	5

ラ　行

ライフイベント	30
ライフスキル	15
楽観主義	101
楽観性	150
罹患率	79
リスクファクター	6
良質の人生経験（life experience）	21, 22
レジリアンス	10, 136, 166
レスポンススケール	106
労働職場環境	45
労働職場ストレス	88
Locus of Control	30

ワ　行

ワークモチベーション	214
ワールドカフェ	71

ストレス対処力 SOC──健康を生成し健康に生きる力とその応用

2019年2月27日　　初　版　第1刷発行　　　　　　　　　　〔検印省略〕

編　者ⓒ山崎喜比古・戸ヶ里泰典・坂野純子
発行者　髙橋明義　　　　　　　　　　　　　印刷・製本　亜細亜印刷

東京都文京区本郷1-8-1　振替　00160-8-141750
〒113-0033　TEL　(03) 3813-4511
FAX　(03) 3813-4514
http://www.yushindo.co.jp
ISBN 978-4-8420-6593-9

発　行　所
株式会社 有信堂高文社
Printed in Japan

新・生き方としての健康科学	山崎喜比古監修　朝倉隆司編	二九〇〇円
健康生成力SOCと人生・社会——全国代表サンプル調査と分析	山崎喜比古監修　戸ヶ里泰典編	二五〇〇円
ストレス対処力SOC——健康を生成し健康に生きる力とその応用	山崎喜比古　戸ヶ里泰典編	二六〇〇円
思春期のストレス対処力SOC——親子・追跡調査と提言	坂野純子　山崎喜比古　戸ヶ里泰典編	二三〇〇円
健康の謎を解く——ストレス対処と健康保持のメカニズム	A・アントノフスキー著　山崎／吉井監訳	三八〇〇円
HIV感染被害者の生存・生活・人生——当事者参加型リサーチから	山崎喜比古　瀬戸信一郎編	二三〇〇円
地域福祉とコミュニティ	園田恭一著	二三〇〇円
喪失と生存の社会学——大震災のライフ・ヒストリー	樽川典子編	二八〇〇円
現代、死にふれて生きる——精神分析から自己形成パラダイムへ	R・J・リフトン著　渡辺／水野訳	三三五〇円
移民/難民のシティズンシップ	錦田愛子編	四八〇〇円
子育て世代のソーシャル・キャピタル——教育意識と地域・ジェンダー	石川・杉原　喜多・中西著	三〇〇〇円
青少年育成・援助と教育	生田周二　大串隆吉　吉岡真佐樹著	二八〇〇円

★表示価格は本体価格（税別）

有信堂刊

社会教育入門

社会教育入門	大串隆吉 著	一八〇〇円
格差社会を生きる家族——教育意識と地域・ジェンダー	石川・杉原 著	三八〇〇円
中国社会の二元構造と「顔」の文化	喜多・中西 著	三八〇〇円
「永続的ソジョナー」中国人のアイデンティティ——中国からの日本留学にみる国際移民システム	李 明伍 著	五六〇〇円
移動という経験——日本における「移民」研究の課題	伊豫谷登士翁 編	三八〇〇円
移動から場所を問う——現代移民研究の課題	伊豫谷登士翁 編	三八〇〇円
移動を生きる——フィリピン移住女性と複数のモビリティ	小ヶ谷千穂 著	五〇〇〇円
女が先に移り住むとき——在米インド人看護師のトランスナショナルな生活世界	S・M・ジョージ 著 伊藤るり 監訳	三〇〇〇円
ディアスポラのパレスチナ人——「故郷(ワタン)」とナショナル・アイデンティティ	錦田愛子 著	五六〇〇円

★表示価格は本体価格（税別）

有信堂刊